백년목

백년 동안 간직할 목 사용설명서

개정증보판

백 년 목

정선근

1

연땡글링

영미, 범준, 수은, 기량에게

'목 사용설명서'를 내면서…

『백년목』 개정증보판 머리말

2017년 연말에 출판된 『백년목』의 개정판을 준비한 지 어언 2년이 다 되었다. 『백년허리』 개정판을 내면서 적지 않은 고생을 한 터라 『백년목』 개정판은 최소한의 수정과 보충만을 하겠다고 다짐하였다. 그러나 5년 전 원고를 다시 읽다 보니 그대로 출판사에 넘길 수 없는 부분이 수두룩하였다. 『백년허리』 개정판을 내면서 겪었던 극심한 목 디스크 탈출증을 피하기 위해 몸을 사리며 조금씩, 조금씩 틈날 때마다 수정하고 보충하다 보니 예상보다 긴 시간이 흘렀다. 『백년목』 초판이 2023년 1월 절판되고 나서 1년 동안 개정판이 나오지 않은 이유이다. 참고로 필자가 『백년허리』 개정판 작업으로 겪었던 목 디스크 탈출증에 대한 내용은 '속 - 나의 목 디스크 탈출기(백년목 개정증보판 뒷이야기)'에 잘 나온다. 눈물 없이는 볼 수 없는 증례 기록이다.

2년 동안 몸을 사리며 개정판 작업을 한 결과, 추가되는 내용과 그림, 영상 등으로 600쪽이 넘는 분량이 되었다. 한 권의 책에 모두 담을 수가 없어 『백년허리』 개정판과 마찬가지로 **진단편, 치료편**으로 분리하게 되었다. 두 권에 실린 도판의 갯수만 570개가 넘어 440여 개의 도판이 실린『백년허리』 개정판보다 월등히 많다. 문득 의문이 든다. 이것은 그림책인가 글자책인가?

이번 개정판에 보충된 내용 중 가장 중요한 네 가지는 다음과 같다.

첫째, 목 디스크를 찢는 다양한 상황을 체계적으로 구분하여 정리하였다. 대분류로 **한 번의 강한 힘, 작지만 반복적인 힘, 지속적이면서도 은근한 힘**으로 나누고, 목 디스크를 찢는 가장 흔한 원인인 은근한 힘을 '은근힘'이라 부르며 이를 다시 네 가지로 분류하였다. **고개를 스스로 수그리거나 외력에 의해 목이 구부러지는 은근힘, 한쪽으로 고개를 돌리거나 꺾는 은근힘, 한곳을 오랫동안 응시하는 은근힘, 심리적 스트레스 은근힘** 등이다. 자신의 목 디스크에 지속적인 상처를 가하는 은근힘의 종류를 정확히 알면 목 디스크 치유의 실마리는 내 손안에 있다. 1권 진단편의 3장에 추가되었다.

둘째, **목 디스크의 증상 중 가장 중요한 디스크성 통증과 연관통을 초판에 비해 훨씬 깊고 자세하게 다루었다.** 목 디스크가 찢어질 때 디스크성 통증이 생기는 기전, 연관통이 생기는 이유와 특징에 대해 자세한 내용이 추가되었다. 목 디스크에 생기는 상처의 모양도 MRI 영상과 도해를 통해 자세히 설명하였다. 특히, **목 디스크의 내상이 깊어질 때 연관통이 어떻게 변하는지, 두통(頭痛)이나 이명(耳鳴)과 같은 특수 부위 연관통에 대한 내용**은 목 디스크 손상을 더 일찍, 더 정확하게 알아내는 데 큰 도움이 될 것이다. 초판에서 디스크성 통증을 설명하였던 5장 '목 디스크 찢어지는 통증 - 디스크성 목 통증과 연관통'에 덧붙여 **1권 진단편의 6장 '목 디스크 상처의 별난 증상 – 특수**

부위 연관통'과 7장 '목 디스크 상처 자세히 들여다 보기' 등 두 챕터가 추가되었다.

셋째, 목 디스크를 낫게 할 **척추위생**에 대한 내용이 대폭 보완되었다. 허리 디스크의 상처를 치유하기 위해 일상의 매 순간 허리 자세에 신경을 써야 하는 '깨알 같은 척추위생'에 비해 목 디스크 상처는 깨알보다 훨씬 더 대범하게 대처해도 된다. 그래서 **스위스 치즈 척추위생**이다. 여러 장 겹쳐진 스위스 치즈의 구멍이 관통되었을 때 한 장만 살짝 옮겨도 구멍이 막히듯 목 디스크를 찢는 주요 상황 한두 가지만 피해도 해결되기 시작하는 것이 목 디스크 상처이다. 초판에서 척추위생을 다루었던 11장이 **2권 치료편의 13장 '경추 척추위생의 핵심 개념'과 14장 '스위스 치즈 척추위생'으로 증보**되었다. 13장은 척추위생의 원칙을 다루고 14장은 업무, 수면, 이동, 업무 외 활동, 정서적 문제, 운동 등 일상생활의 여섯 영역에서 목 디스크를 보호할 수 있는 방법에 대해 그림과 함께 자세히 설명하였다.

넷째, 목 디스크 관련 운동을 주제로 새로운 챕터가 추가되었다. 초판에는 운동에 대한 설명이 거의 없었기 때문이나. **2권 치료편의 15장 '목 니스크가 운동을 만날 때 - 4마라 4하라'**로 정리하였다. 왜 '4마라 4하라'냐고? 『백년허리』 개정판에서 '3마라 3하라'로 재미를 좀 본 데다 목 디스크에는 맥켄지가 실수로 퍼뜨린 턱 당김 운동이 널리 회자되고 있어 마라가 하나 더 늘었고, 목을 살리려면 나이 들면서 구부러지는 흉추(윗등 척추뼈)의 신전이 중요하기 때문에 하라 운동이 하나 더 추가 되었기 때문이다.

더불어 초판의 의학적 영상, 통증 그림, 설명을 위한 삽화 등도 독자들의 이해를 더 쉽고 빠르게 할 수 있도록 화질도 높이고 삽화 디자인도 업그레이드하였다. 목 디스크 손상에 의해 생기는 증상을 정확히 아는 것이 치료의 첫걸음이므로 **각 증례의 통증 그림을 최대한 많이 실으려고 노력**하였다. 앞서 언급한 대로 1, 2권에 실린 도판만 570개가 넘는다. **다양한 통증 양상을 독자들의 증상과 스스로 비교해 보면 자신의 목 디스크에 생긴 상처를 더 정확히 이해하는 데 도움이 될 것**이다.

1980~1990년대에 중고차 운전을 할 때는 엔진 오일도 찍어 보고, 냉각수, 브레이크액의 수준도 확인할 줄 알아야 했다. 별주부전에 나오는 토끼처럼 사람의 간을 쉽게 떼었다 붙였다 하는 요즘 세상에도 척추와 관절의 문제만큼은 아직도 1980~1990년대의 중고차와 비슷한 상황이다. **척추/관절 문제는 본인이 깊이 알면 알수록 해결이 쉬워진다**는 뜻이다. 목 디스크 증상이 심각하면 할수록 본인이 깊이 알아야만 제대로 해결할 수 있다는 뜻이다. 이를 위해 목 디스크의 상처 때문에 생기는 통증 그림을 가능하면 많이 실었고, 엑스레이나 MRI 영상도 자세히 볼 수 있도록 가능하면 고화질로, 가능하면 큰 도판으로 책에 실었다. 독자들께서는 부디 꼼꼼히 챙겨봐서 **목 디스크의 상처와 그 증상에 대한 깊은 통찰을 가지기 바란다.**

지금까지 20여 년 동안 진료실에서 수많은 환자를 만나고, 2016년부터 백년 시리즈 책을 통해 독자들을 만나고, 2019년부터 유튜브 채널 정선근TV에서 구독자들을 만나면서 뼛속 깊이 사무치게 느끼는 것이 한 가지 있다. **척추 통증에 대한 해결은 척추 통증이 생기는 원인과 그 현상에 대한 깊은 이해와 통찰에서 시작된다**는 것이다. 1년 365일, 매일 24시간 내내 척추 통증의 원인이 되는 상황이 벌어지기 때문이다. **시시각각으로 다가오는 도전을 정확히 이해하고 이를 극복하기 위해서는 척추 통증의 원인과 증상에 대한 깊은 이해와 통찰이 가장 중요한 무기라**고 생각한다. **척추 통증이 잘 낫지 않는 분들에게 '책을 3회 정독하시라'고 강권(強勸)하는 이유이다.**

독자 여러분의 척추 통증에 대한 깊은 이해와 통찰에 이 책이 조금이나마 도움이 되면 더 바랄 것이 없겠다.

백년허리에서 백년목으로

『백년목』 초판 머리말

2015년 연말에 출판된 필자의 책 『백년허리』에 성원해주신 많은 분들께 감사드린다. 예상보다 뜨거운 반응이 놀라울 따름이다. 『백년허리』의 시작은 진료 보조용 설명문이었다. 허리 통증에 대한 뿌리 깊은 오해들을 짧은 진료 시간에 설명하는 것이 불가능했기에 자세하게 글로 써서 환자 분들께 드리자는 마음이었다. 그런 연유로 원고가 부실하여, 여러 출판사의 문을 두드렸으나 선뜻 나서는 곳이 없어 책으로 나올 때까지 3년이 넘는 세월이 걸렸다. 그래서 지금도 『백년허리』를 읽고 도움 많이 받았다는 분들 만나면 제일 반갑다.

이번에 출판되는 『백년목』은 작년 하반기에 시사주간지 《시사IN》에 격주로 연재되었던 글들이 기초가 되었다. 처음에는 10회 연재되었던 글들을 대충 엮어서 단행본 원고로 만들어 보려 했으나 스스로 읽어도 모자란 부분이 많았다. 지면의 한계로 어물쩍 넘어갔던 중요한 이슈들, 예를 들어 '방사통'과 '연관통'의 관계 등을 최대한 완벽하게 보충했다. 그리고 『백년허리』에 포함하지 못했던 척추 디스크에 대한 새로운 사실들도 이번 기회에 포함했다. 찢어진 디스크가 아물어서 낫는다는 연구 결과가 대표적인 사례다. 허리와 목을 지키는 가장 중요한 버팀목으로서의 '척추위생' 개념도 더 확실하고 견고하게 설명하려고 노력했다.

　　먼저 1, 2, 3장은 목 디스크가 손상되는 이유를 설명한다. 2009년도부터 스마트폰 사용이 시작되었고 그로부터 2년 후인 2011년부터 목 디스크 환자가 급증하기 시작한 것은 결코 우연이 아니다. 하루 종일 노트북 컴퓨터와 씨름하는 전문직, 사무직 종사자들의 고된 일과, 스트레스와 우울증, 수면, 운전, 텔레비전 시청 같은 일상생활, 교통사고나 스포츠 손상 등이 어떻게 목 디스크를 파괴하는지를 정리했다.

　　4, 5, 6장은 목 디스크 병의 증상에 대한 내용이다. '방사통'과 '연관통'에 대한 정확한 개념을 알면 목 디스크가 손상될 때 나타나는 기상천외한 증상들을 꿰뚫어 볼 수 있다. 『백년허리』에서 못다 설명한 내용들도 추가되었으니 『백년허리』 독자들은 꼭 이 책을 사지 않더라도 서점 한 켠에 잠시 서서 이 부분 일독을 권한다. 팔, 어깻죽지, 앞가슴과 윗 등, 머리와 얼굴에 애매모호한 통증과 근육 뭉침으로, 오랫동안 영문도 모른 채 고생하는 분들은 5장의 연관통에 대해 꼭 한번 읽어 보는 것이 좋겠다.

　　7, 8, 9장은 목 디스크 병에 대한 진단과 치료 방침의 결정이 결코 간단치 않음을 설명한다. 개념 있는 전문가와 개념 있는 환자가 만날 때 최선의 결과가 보장된다. 아무런 효과도 없는, 해로울 수도 있는, 턱없이 비싼, 각종 혹세무민 치료법들이 이 시대를 풍미하는 복잡한 이유도 짚어 본다.

　　10, 11장은 목 디스크 병을 예방하고 치료하기 위해

독자들이 스스로 해야 할 것들을 알려 준다. 특히 목 디스크 운동에 대한 오해들을 밝힌다. 맥켄지 동작 중에도 잘못된 부분들이 많다는 것은 놀랍다. 목 디스크를 지키는 가장 중요한 개념은 척추위생이다. 척추위생을 지키려는 노력이 운동보다 훨씬 더 중요하다. 허리에도 똑같이 중요하니 『백년허리』 독자들은 이 부분도 읽고 가시는 것이 좋겠다.

『백년허리』와 마찬가지로 『백년목』에 나오는 모든 증례들은 실제 상황이다. 진료실에서 나눈 대화, 환자가 직접 그린 통증 그림, MRI 등 모두 실제 상황에서 조금도 수정 없이 그대로 사용했다. 하나의 적절한 증례를 찾기 위해 서너 시간이 걸린 적도 있었고, 그렇게 시간이 걸리고도 통증 그림이나 MRI 사진이 없어서 눈물을 머금고 사용을 포기한 적도 많았다. 일말의 가감이나 수정 없이 결벽스럽게 실제 증례를 고집 하는 이유는 "**실제는 이론을 경악케 한다.**"라는 진리를 믿기 때문이다.

현재 알려진 이론에 따라 증례를 적당히 수정하면 당장은 그럴듯해 보이지만 훗날 새로운 과학적 사실이 밝혀지면 상충될 수밖에 없다. 그럴듯하게 조작된 증례는 결국 세상을 더 혼란스럽게 만들 것이 분명하기 때문이다. 자신의 이야기와 자료를 고스란히 사용할 수 있도록 흔쾌히 동의해 주신 모든 분께 다시 한번 감사드린다.

끝으로 부족한 원고를 잘 다듬어 출판에 적합하도록 만드느라 애써 주신 (주)사이언스북스 박상준 사장님과 편집부의 노고에 감사드린다. 필자의 졸저가 목 디스크 병으로 고생하는 분들께 조금이라도 도움이 된다면 더할 나위 없이 큰 보람이 될 것이다.

등장 인물 소개

본격적인 논의로 넘어가기 전에 이 책에 자주 나오는 등장 인물들을 소개한다.

목 디스크 이 책의 주인공이다. 두 개의 목뼈 사이에 끼어 있는 물렁뼈. 목의 움직임을 가능하게 해 주고 목뼈 사이의 충격을 흡수하는 역할을 한다. 흔히 '목 디스크 탈출증'이라는 병을 '목 디스크'라고 줄여 부르기도 하지만 엄밀하게 '목 디스크'란 물렁뼈 자체를 가리키는 말이다. 2개의 목뼈 사이에 있으므로 목 디스크의 이름은 위아래 목뼈의 이름을 따서 부른다. 예를 들어 '경추 5-6번 추간판' 혹은 'C5-6 디스크'라고 하면 다섯 번째 목뼈와 여섯 번째 목뼈 사이에 있는 물렁뼈라는 뜻이다. 'C'는 'cervical vertebra'의 첫 글자로 '경추(목뼈)'를 뜻한다. '3-4번 목 디스크', '6-7번 목 디스크'라고 하면, 각각 3번과 4번 목뼈 사이의 물렁뼈, 6번과 7번 목뼈 사이의 물렁뼈를 가리킨다.

섬유륜 목 디스크는 앙금이 들어 있는 찹쌀떡 모양인데 그중 떡 부분에 해당되는 부위다. 목 디스크의 껍질이라 보면 된다. 목 디스크에 압박이 가해지면 섬유륜이 찢어진다. 뒤쪽에 있는 섬유륜, 즉 후방 섬유륜이 찢어질 때 많이 아프고 방사통과 같은 신경 증상이 잘 생긴다.

수핵 찹쌀떡의 앙금에 해당한다. 섬유륜이라는 튼튼한 껍질이 수핵이라는 말랑말랑한 젤리를 품고 있는 것이 목 디스크다. 디스크의 껍질(섬유륜)이 찢어지면 젤리 성분의 내용물(수핵)이 디스크 밖으로 흘러 나간다. 이것이 바로 디스크 탈출증이다.

종판 펑퍼짐한 찹쌀떡의 위아래 편평한 면이다. 목 디스크라는 물렁뼈가 목뼈를 만나는 부위다. 뼈에서부터 디스크로 산소와 영양분을 공급하고 디스크에서 배출되는 노폐물과 이산화탄소를 뼈로 옮겨 제거하는 역할을 한다. 탄성이 높아 디스크에 가해지는 충격을 흡수한다. 디스크에 강한 힘이 걸리면 종판이 깨진다. 목 디스크 손상의 또 다른 모습이다.

후관절(後關節) 아래위로 연결된 두 개의 척추뼈 사이에 있는 관절이다. 척추뼈의 뒤쪽에 있어 후관절 혹은 후방관절이라 부른다. 오른쪽, 왼쪽 하나씩 있어서 두 척추뼈 사이에 두 개의 관절이 있는 셈이다. 디스크를 중심으로 일어나는 척추의 움직임을 조절하고 제한하는 역할을 한다. 디스크의 충실한 조력자이다. 디스크가 손상되고 찌그러들면서 후관절도 같이 손상을 받게 된다.

목 디스크 손상 수핵은 무정형(無定形)의 말랑말랑한 젤리라 손상될 것이 없다. 섬유륜이 찢어지거나 종판이 깨지는 것이 목 디스크 손상이다. 전자가 더 흔하다. 종판이 손상되면 더 많이 더 오래 아프다.

디스크성 목 통증 목 디스크가 손상되어 디스크 자체에서 생기는 통증이다. '방사통(放射痛)'은 수핵이 탈출되어 신경뿌리에서 나오는 통증이므로 서로 구별된다. 디스크성 목 통증은 바로 다음에 설명할 '연관통'을 일으켜 진단을 어렵게 만든다. 피부에 생긴 상처가 저절로 아물듯이 찢어진 섬유륜이나 깨진 종판도 저절로 아물게 된다. 단, 피부의 상처에 비해 매우 오래 걸리므로 치유되는 동안 다시 손상을 가하지 않도록 하는 것이 중요하다. '척추위생'이 중요한 이유다.

연관통(聯關痛) 목 디스크 손상 때 디스크성 목 통증이 생기는데 이때 손상된 목 디스크로부터 멀리 떨어진, 아무런 문제가 없는 부위에서도 덩달아 통증이 느껴진다. 이를 '연관통'이라 한다. 예를 들면 5-6번 목 디스크가 손상되었는데 아무런 문제가 없는 뒤통수에서 두통을 느끼게 된다. 사람마다, 디스크마다, 디스크 손상 부위마다 천차만별의 연관통을 느끼게 된다. 같은 6-7번 목 디스크 손상이라도 어떤 사람은 편두통을 느끼고 어떤 사람은 앞가슴 통증, 어떤 사람은 어금니에서 치통을 느끼기도 한다. 목 디스크 진단을 어렵게 만드는 주범이다. 무고한 근육에서 연관통이 느껴질 때는 근육이 뭉치고, 누르면 아픈 '압통'이 생긴다. 목 디스크가 찢어져서 아플 때 죄 없는 어깻죽지 근육을 주범으로 손가락질하는 오해가 생기는 이유이다.

목 디스크 탈출증 수핵이 섬유륜을 찢고 디스크 밖으로 나가는 것이다. 섬유륜과 종판의 일부가 섞여 나오기도 하지만 탈출되는 덩어리의 대부분은 수핵이다. 뒤쪽 섬유륜을 찢고 수핵이 탈출되면 수핵이 신경뿌리에 묻어 염증을 일으켜 신경뿌리에서 방사통이 생긴다. 탈출이 심하면 팔이나 다리의 근육에 힘이 빠질 수도 있다.

방사통(放射痛) 목 디스크의 내용물인 수핵이 섬유륜을 뚫고 뒤쪽으로 탈출되면 팔로 가는 신경뿌리에 묻어 염증을 일으킨다. 이 신경뿌리의 염증 때문에 생기는 통증이 바로 방사통이다. 신경뿌리의 통통한 부분인 배측신경절은 여러 가지 감각 신경이 합류하는 곳이므로 저림, 뻐근함, 근육 뭉침, 쓰라림 등 매우 다양한 종류의 통증이 나온다. 방사통이 심하면 매우 괴롭다.

경추전만 사람이 앉거나 서 있을 때 목에 생기는 자연스러운 곡선이다. 아기가 태어날 때는 없었는데 목을 가누면서 생기는 곡선으로 목 디스크에 걸리는 충격과 부하를 최소로 낮춰 주는 아주 중요한 곡선이다. 이 곡선이 없어지면 '일자목'이 되고 일자목은 디스크 손상의 원인이자 결과이다.

차례

7 『백년목』 개정증보판 머리말: '목 사용설명서'를 내면서…
13 『백년목』 초판 머리말: 백년허리에서 백년목으로
17 등장 인물 소개

1권 진단편: 내 목 통증 해석하기

1장 백년목과 백년허리
30 허리 아파 고생한 게 엊그제 같은데 이제 또 목 디스크?
32 허리와 목, 다르지만 비슷한 난형난제
37 전만 형제: 요추전만과 경추전만
42 쌍둥이의 척추에서 찾은 비밀
44 백년목 만드는 비법 – 전만 형제 구하기
48 요점 정리

2장 일자목과 거북목
50 어깻죽지가 욱신거려 찾아온 할머니
51 목 디스크는 왜 찢어지나?
53 목 디스크를 찢는 지속적이고도 은근한 힘, 그게 뭔데?
57 고개를 숙일수록 머리는 더 무거워지네!
60 스마트폰과 일자목
63 스마트폰과 컴퓨터
64 컴퓨터와 거북목
66 거부할 수 없는 거북목의 유혹, 몰두 본능
70 박 간호사, 작두 좀 내오시오
72 집 나간 경추전만을 찾습니다
76 요점 정리

3장 생활 속 목 디스크 파괴자들
78 미국 경제가 기침하니 한국 경제는 목 디스크 생기네
81 소파에서 쪽 잠 자던 CEO
83 회장님의 생일선물 – 베개 유감

85	내 텔레비전 보는 자세가 어때서?
86	운전만 하고 나면 심해지는 목 디스크
92	당신 책상에는 컴퓨터 모니터가 오른쪽에 있는 것이 분명해!
98	고개를 한 쪽으로 꺾는 것도 은근한 나쁜 힘!
100	호환, 마마보다 무서운 응시독(凝視毒)
103	한 번의 강한 힘으로 손상되는 목디스크 - 편타손상
106	편타 손상에 대한 전문가들의 편견
108	반복되는 작은 힘으로 손상되는 목디스크 - 스포츠 손상
110	네 가지 은근힘이 이끄는 목 디스크 파괴자들
114	목 디스크 파괴자의 엎친데 덮치는 협공(挾攻)
117	스위스 치즈 효과에서 찾아내는 희망
122	요점 정리

4장 목 디스크 탈출증과 방사통

126	목에서 어깻죽지 거쳐 팔로 뻗어 가는 극심한 고통
128	방사통, 그게 뭔데?
132	믹스터 박사, 그게 끝이 아니야, 시작이었어
133	방사통에 관한 잊혀지면 안될 논쟁: 신경 눌러도 아프지 않던데!
137	스미스 박사의 엽기적 실험: 신경뿌리 누르니 방사통 생기잖아!
140	신경뿌리에 뭐가 있기에?
144	지긋지긋한 방사통, 조물주의 실수인가?
147	지긋지긋한 방사통 - 진화의 축복!
152	디스크 탈출의 경보신호 - 방사통 해석하기
154	방사통이 보내는 메시지 해독(解讀)하기
162	요점 정리

5장 목 디스크 찢어지는 아픔 - 디스크성 목 통증과 연관통

164	뒷목과 뒤통수가 아픈 마초 청년
166	디스크성 통증과 방사통, 뭣이 다른데?
170	디스크성 통증: 디스크가 찢어지니 아프네
173	목 디스크가 찢어져 뒷목이 아픈 디스크성 목 통증

- 173 디스크성 목 통증과 연관통
- 176 연관통이라니? 점점 더 복잡해지네!
- 182 목 디스크를 자극하니 이런 곳도 아프네?
- 186 견갑골 사이가 썩어 들어가는 느낌의 윗등 연관통
- 189 견갑골에 대못이 꽂히는 견갑골 연관통
- 189 찬물에도 순서가 있듯 연관통에도 순서가 있다?
- 191 목 디스크 연관통을 느낄 때 조심해야 할 오해
- 195 요점 정리

6장 목 디스크 상처의 별난 증상 - 특수 부위 연관통

- 198 머리가 아픈데 목 디스크 때문이라고? 경추성 두통 – 특수 부위 연관통!
- 203 귓구멍이 아프고 어금니가 아픈 디스크성 목 통증 - 특수 부위 연관통
- 205 눈이 침침한 디스크성 목 통증 - 특수 부위 연관통
- 207 앞 가슴이 아픈 디스크성 목 통증 – 특수 부위 연관통
- 209 칠흑 같은 한여름 밤에 발생한 경추성 이명(耳鳴) – 특수 부위 연관통
- 213 뒷목이 아프면 어지러워요 – 경추성 어지러움증 – 특수 부위 연관통
- 214 특수 부위 연관통에 대한 최선의 대책
- 218 요점 정리

7장 목 디스크 상처 자세히 들여다보기

- 220 갖가지 연관통을 일으키는 목 디스크 상처는 어떻게 생겼나?
- 221 찢어진 섬유륜 - 목 디스크 내부 상처
- 224 깨진 종판 - 목 디스크 내부 상처
- 224 찢어져서 아픈 디스크, 제거해야만 하나?
- 229 찢어진 디스크, 재활용 안 되겠는가?
- 232 찢어진 디스크 재활용에 대한 반문
- 234 찢어진 디스크의 자연치유
- 238 요점 정리

8장 목 디스크 탈출증과 디스크성 목 통증의 협주곡

- 240 담 결렸다고 찾아온 외과 전임의
- 241 근육 뭉침과 목 디스크의 연결 고리: 연관통
- 246 '담'이란 대체 무엇인가?

- 251　능형근 통증의 추억 1
- 254　능형근 통증의 추억 2
- 257　능형근 통증의 추억 3
- 258　심한 방사통으로 고생하던 의대 교수
- 262　목 디스크 탈출증과 디스크성 목 통증의 협주곡
- 266　방사통과 디스크성 목 통증의 동시 상영
- 269　요점 정리

9장　방황하는 목 디스크 진단

- 272　참으로 어려운 목 디스크 병의 진단
- 273　목 디스크는 심인성이다?
- 277　목 디스크 병을 진단하기 어려운 이유
- 279　만성 통증이라고 도매금으로 넘어가는 목 디스크 병
- 283　근막 통증 증후군 – 너 정말 병(病) 맞니?
- 288　섬유근육통 – 근막 통증 증후군의 온몸 버전?
- 292　외삼촌, 이렇게 한번 해보세요!
- 294　목이냐, 어깨냐? 그것이 문제로다
- 299　목 병과 어깨 병, 이렇게 다른 점이 많은데 왜 헷갈린다는 말인가?
- 306　요점 정리

- 309　『백년목』 초판 뒷이야기: 나의 목 디스크 탈출기
- 313　『백년목』 개정증보판 뒷이야기: 속(續)–나의 목 디스크 탈출기
- 330　참고문헌

백년목

1권 진단편:
내 목 통증 해석하기

1장
백년목과 백년허리

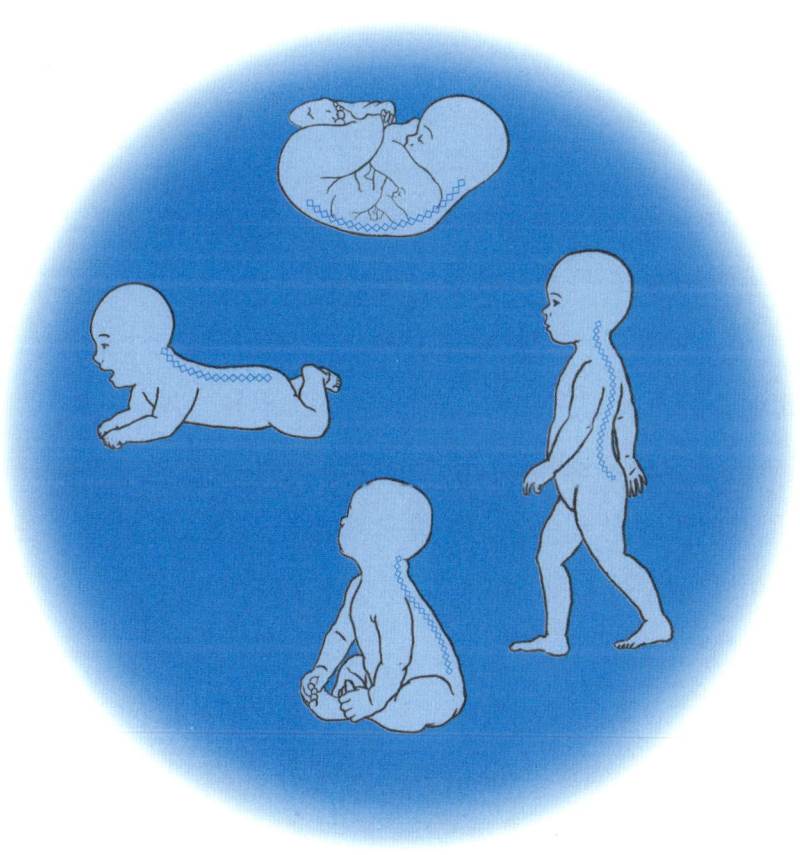

허리 아파 고생한 게 엊그제 같은데 이제 또 목 디스크?

우리 병원의 젊은 교수가 진료실을 찾아왔다. 아주 우울한 표정으로. 오랫동안 허리가 아파 고생하다가 수술을 받은 병력이 있는데 이번에는 목이 문제인가 보다. MRI를 보니 4-5번 목 디스크가 탈출되었고 종판이 손상되어 찌그러진 것이 보인다. 이번에 목 디스크가 손상된 모양이 지난번에 허리 디스크가 손상된 모양과 참 흡사하다[1.1 참조]. 형과 동생이 닮은 것처럼.

"목 디스크 손상으로 보입니다."
"저는 참 재수가 없네요. 허리가 안 좋아서 그렇게 고생을 했는데 이제 또 목 디스크가 문제라니."
"재수 없다는 것이 아주 틀린 말은 아닙니다. 허리가 아파 고생하는 사람들은 목에도 탈이 잘 생깁니다."
"왜 그런 거죠?"
"크게 보면 재수라고 할 수도 있지만 꼭 재수 탓만 할 수는 없어요. 교수님 연구 업적과도 무관하지 않습니다."
"연구 업적이요?"

좀 더 자세한 설명이 필요한 대목이다. 허리 아프다가 목에 고장이 나는 경우는 흔하게 본다. 크게는 두 가지 이유로 허리와 목의 문제가 연관이 되어 있다. 하나는 고칠 수 없는 요인이고 나머지 하나는 스스로의 노력으로 고칠 수 있는 요인이다. 재수가 없다고 한탄만 하고 있을 필요는 없다는 뜻이다.

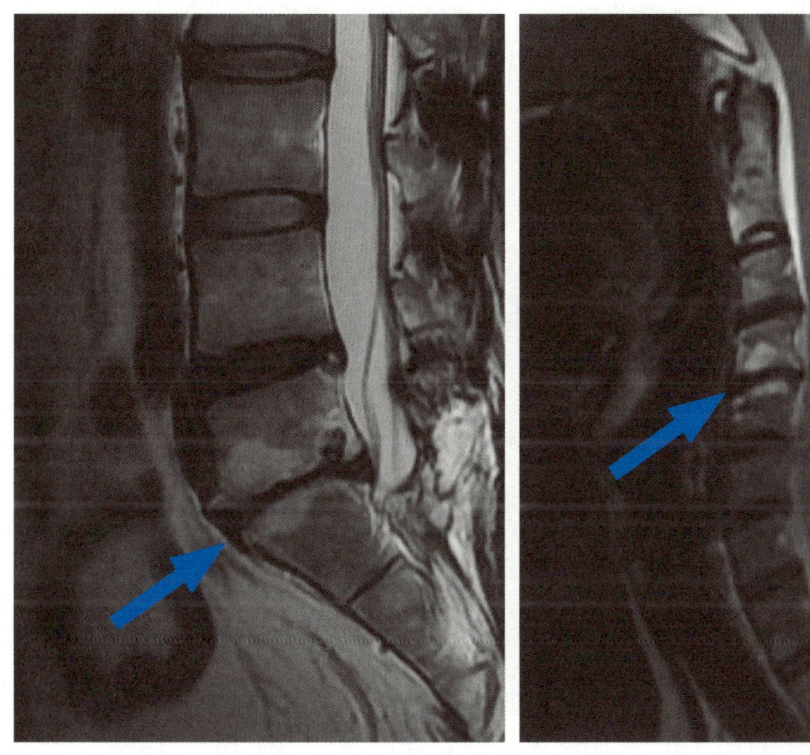

1.1 우울한 표정으로 찾아온 젊은 교수의 허리(왼쪽)와 목(오른쪽) MRI 사진. 왼쪽 그림의 요추 5번-천추 1번 디스크(화살표)가 찌그러지면서 약간 탈출되고 종판이 손상된 모습이 오른쪽 그림의 경추 4-5번 디스크의 손상 모습과 매우 유사하다.

허리와 목, 다르지만 비슷한 난형난제

허리 병과 목 병의 연관성을 알아보기 전에 허리와 목을 한번 비교해 보자. 우리 몸의 기둥인 척추의 일부로 목(경추, 頸椎)과 허리(요추, 腰椎)는 비슷한 점도 많고 다른 점도 많다.

  우선 둘 다 앞쪽에 맷돌같이 펑퍼짐한 원통형의 척추체(vertebral body)가 있다는 점이 비슷하다. 우리 몸을 받쳐 주는 원통들이다. 원통에서 뒤쪽으로 돌기가 나오는 것도 똑같다. 이들 돌기는 아래위 척추뼈들을 인대와 관절(후관절)로 연결해서 척추의 움직임을 조절하는 역할을 한다. 척추체와 척추체 사이에 디스크(추간판)라는 물렁뼈가 끼어 있는 것도 공통점이다**1.2 참조**.

  허리와 마찬가지로 목에서도 디스크라는 구조물이 평생 동안 목뼈에 가해지는 충격을 흡수해 준다. 그래서 목이 아픈 원인의 대부분이 바로 **목 디스크에 손상**을 받기 때문이다. 디스크의 구조도 매우 흡사하다. 속에는 **수핵이라는 말랑말랑한 젤리**가 들어 있고 바깥쪽에는 **섬유륜이라는 딱딱한 껍질**이 겹겹이 쌓여 있다. 쉽게 설명하면 **앙금이 들어 있는 찹쌀떡** 모양과 같다. **조물주가 만들어 준 최고의 충격흡수장치**이다**1.3, 1.4 참조**. 척추뼈와 디스크가 만나는 곳에 종판이라는 경계면(interface)이 있는 것도 동일하다. 물렁뼈에서 뼈로 변하는 부위이다.

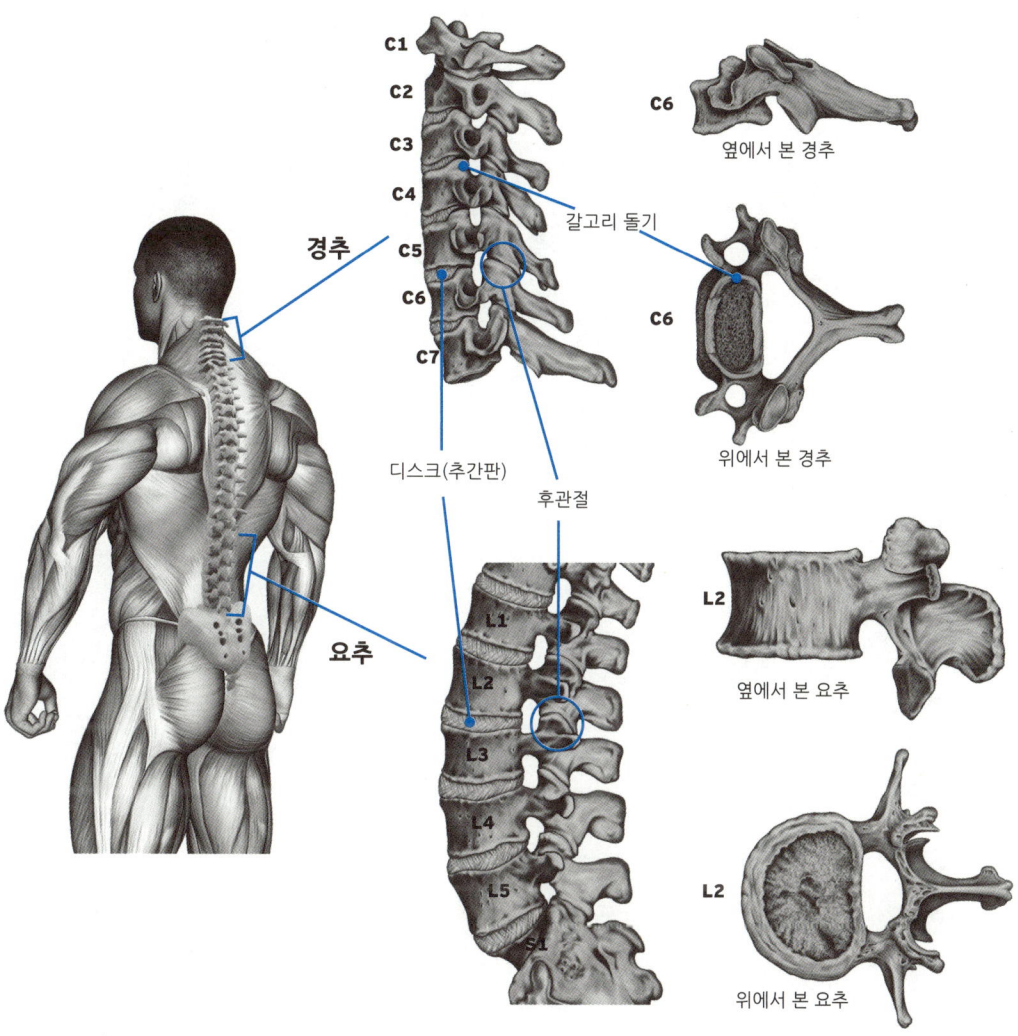

1.2 목의 척추를 경추, 허리의 척추를 요추라고 한다. 경추는 일곱 개, 요추는 다섯 개로 구성되며 앞쪽에 맷돌같이 펑퍼짐한 원통형의 척추체(vertebral body)가 있고 뒤쪽으로 돌기가 나와 아래위 척추뼈를 인대와 관절(후관절)로 연결한다. 척추체와 척추체 사이에 디스크(추간판)라는 물렁뼈가 끼어 있다.

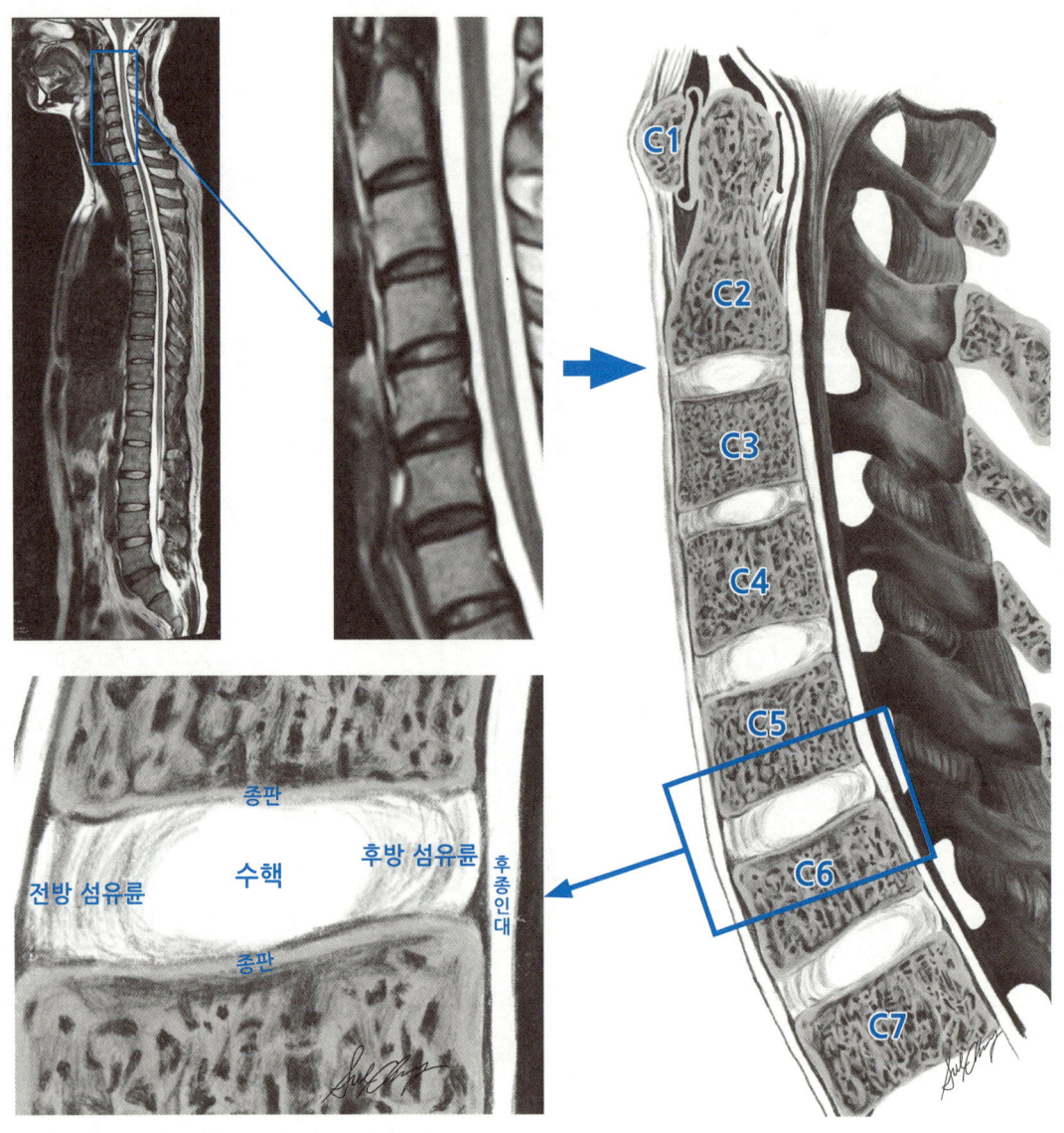

1.3 목 디스크 세로단면(시상면)의 MRI 영상과 도해. 허리 디스크와 마찬가지로 목 디스크도 수핵, 섬유륜, 종판으로 이루어진다. 목 디스크는 허리 디스크에 비해 수핵의 양이 적고 더 뻑뻑하다. 앞으로 이 책의 곳곳에서 목 디스크의 MRI 소견이 자주 나오므로 독자 여러분들은 자세히 봐두는 것이 좋겠다.

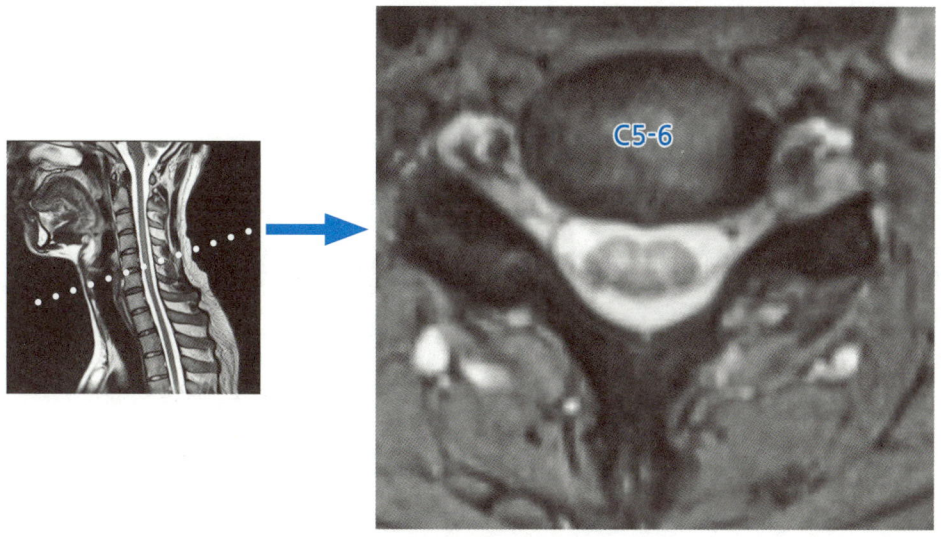

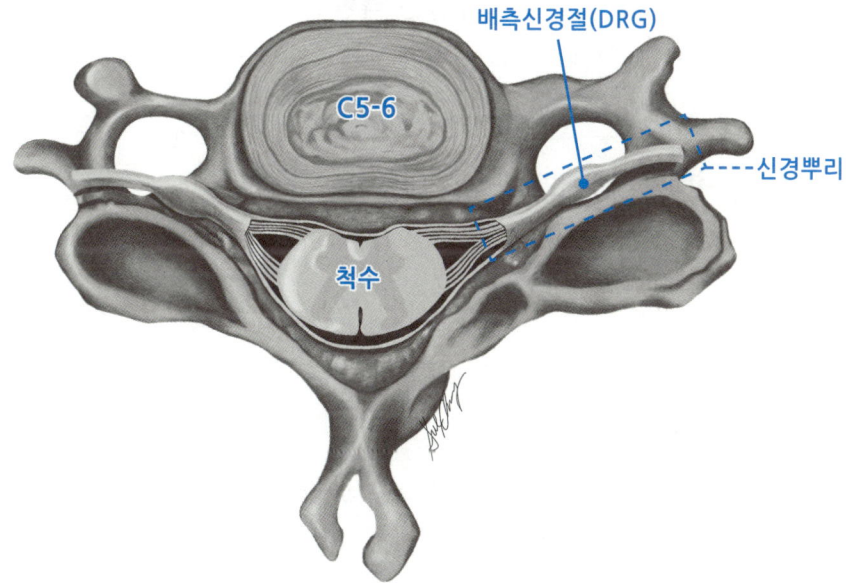

1.4 목 디스크(C5-6) 가로단면(횡단면)의 MRI 영상과 도해. 가로단면에서는 디스크 내부의 수핵, 섬유륜, 신경 덩어리인 척수, 그리고 방사통의 원인이 되는 신경뿌리와 신경뿌리의 일부인 배측신경절과의 관계를 잘 볼 수 있다. 앞으로 이 책의 곳곳에서 목 디스크의 MRI 소견이 자주 나오므로 독자 여러분들은 자세히 봐두는 것이 좋겠다.

목과 허리의 다른 점은 먼저 지탱해야 할 무게가 크게 다르다는 것이다. 목이나 허리 모두 우리 몸의 기둥인데 허리는 상체의 무게 전부를 떠받쳐야 하지만 목은 머리 하나만 받치면 된다. 따라서 허리는 전체 체중의 60퍼센트 정도를 견뎌야 하지만 목은 7퍼센트 정도, 즉 4.5킬로그램 내지 5킬로그램 정도의 머리 무게만 감당하면 된다. 허리 디스크에 비해 목 디스크는 8분의 1 내지 9분의 1 정도의 무게만 지탱하면 된다는 뜻이다. **한마디로 허리는 무게를 견디는 역할을 하고 목은 여러 방향으로 끊임없이 움직이는 역할을 한다**고 보면 된다.

말하거나 밥을 먹거나 하는 사소한 일상생활 동작에도 목은 시시각각으로 자연스럽게 움직인다. 스트레스나 감정의 변화만 있어도 목의 위치가 달라지지 않는가? 세상에 되는 일이 없어 우울하면 고개를 푹 숙이게 되고, 일이 잘 풀려 자신만만하면 고개를 치켜들게 된다. **목은, 잠을 자거나 깨어 있거나 상관없이, 1시간에 600번 정도 움직인다.**[1]

목(경추)의 주된 역할이 '무게의 지탱'보다는 '움직임'이므로 목은 허리에 비해 작지만 더 복잡하고 아기자기한 모양을 가진다. 척추체도 작고 디스크도 훨씬 작다. 목 디스크의 넓이는 허리 디스크에 비해 4분의 1 정도이다. 크기 뿐만 아니라 모양도 약간 다르다. 바깥쪽 껍질, 즉 섬유륜의 두께가 좀 다른데 허리 디스크에 비해 목 디스크는 후방 섬유륜의 두께가 훨씬 더 얇다.[2]

또 목뼈에는 디스크 뒤쪽 옆쪽으로 아래쪽 척추체에서 올라오는 뼈돌기가 있다. 갈고리돌기(uncinated process)라고 부르는데[1.2 참조] 이것은 후관절과 같이 작용하여 서 있는 상태에서 고개를 옆으로 돌릴 때 안정성을 높이고 목 디스크가 옆으로 혹은 뒤쪽 옆으로 탈출하는 것을 막는다. 갈고리돌기에서 디스크 안쪽으로 파고 들어가는 틈이 있다는 것도 특이하다. 서서 고개를 돌리는 동작을 가능케 하는 구조이다. 더 세밀하게 보면 섬유륜이 배열된 각도도 좀 다르고 수핵도 허리 디스크에 비해 더 뻑뻑하다.[1]

이처럼 닮은 듯 조금씩 다른 허리와 목, 요추와 경추 형제한테 무엇보다 중요한 공통점이 있으니 바로 **허리에는 요추전만(腰椎前彎), 목에는 경추전만(頸椎前彎)이라는 전만(前彎) 곡선이 있다**는 것이다.

전만 형제: 요추전만과 경추전만

'요추전만과 경추전만', 어려운 말이다. 서 있는 사람을 왼쪽 옆에서 보면 요추와 경추가 앞으로 휘어진 C자 곡선을 만들고 있다는 것이다[1.5 참조]. 허리뼈와 목뼈가 아름답게 휘어지는 곡선이다. 모양만 아름다울 뿐 아니라 척추 건강에 엄청난 역할을 한다. 허리는 요추전만 상태가 되면 일자 허리에 비해

17배나 강해진다.[3] 목도 마찬가지다. 경추전만이 있어야 앉거나 서 있을 때 머리의 무게가 목뼈의 중심 쪽을 지나게 되어 목 디스크에 걸리는 압력이 최소화된다. '경추전만'이라고 불리는 정상 C 커브가 소실되면 목뼈들이 일직선이 되는 일자목이 된다. **일자목이 되면 목의 움직임은 30퍼센트가량 줄어들고 목 디스크에 걸리는 압력이 많게는 90퍼센트까지 증가된다.**[4] **일자목은 경추전만이 있는 목과 비교해 목 통증을 겪을 확률이 18배나 높다.**[5]

필자는 요추전만과 경추전만을 '전만 형제'라고 부른다. '전만'이라는 돌림자가 있기도 하지만 하나의 몸에서 두 곡선이 순차적으로 생기기 때문이다. 아기가 태어날 때는 척추 전체가 목부터 꼬리뼈까지 하나의 둥근 커브를 이룬다. 아기가 목을 가누기 시작하면서 경추전만이 생기고 좀 더 커서 앉고 서고 걸을 수 있게 되면 요추전만이 생긴다 **1.5 참조**. 덩치는 요추전만이 더 크지만 생기는 시기로 보면 경추전만이 형인 셈이다.

그런데 척추 건강의 기본이 되는 이 '전만' 형제를 나쁘게 보는 시각이 있다. 필자의 전작 『백년허리』에서 자세히 밝혔듯이, 요추전만을 허리 통증의 원인으로 오해하여 이것을 없앤답시고 하는 운동이 바로 허리 통증의 주범이다. 마찬가지로 경추전만도 나쁘다고 주장하는 전문가도 적지 않다. 하지만 전만을 없애는 것은 나쁜 운동이다. **『백년허리 치료편』 9장, '요추전만은 병(病)인가?'**를 참조하라.

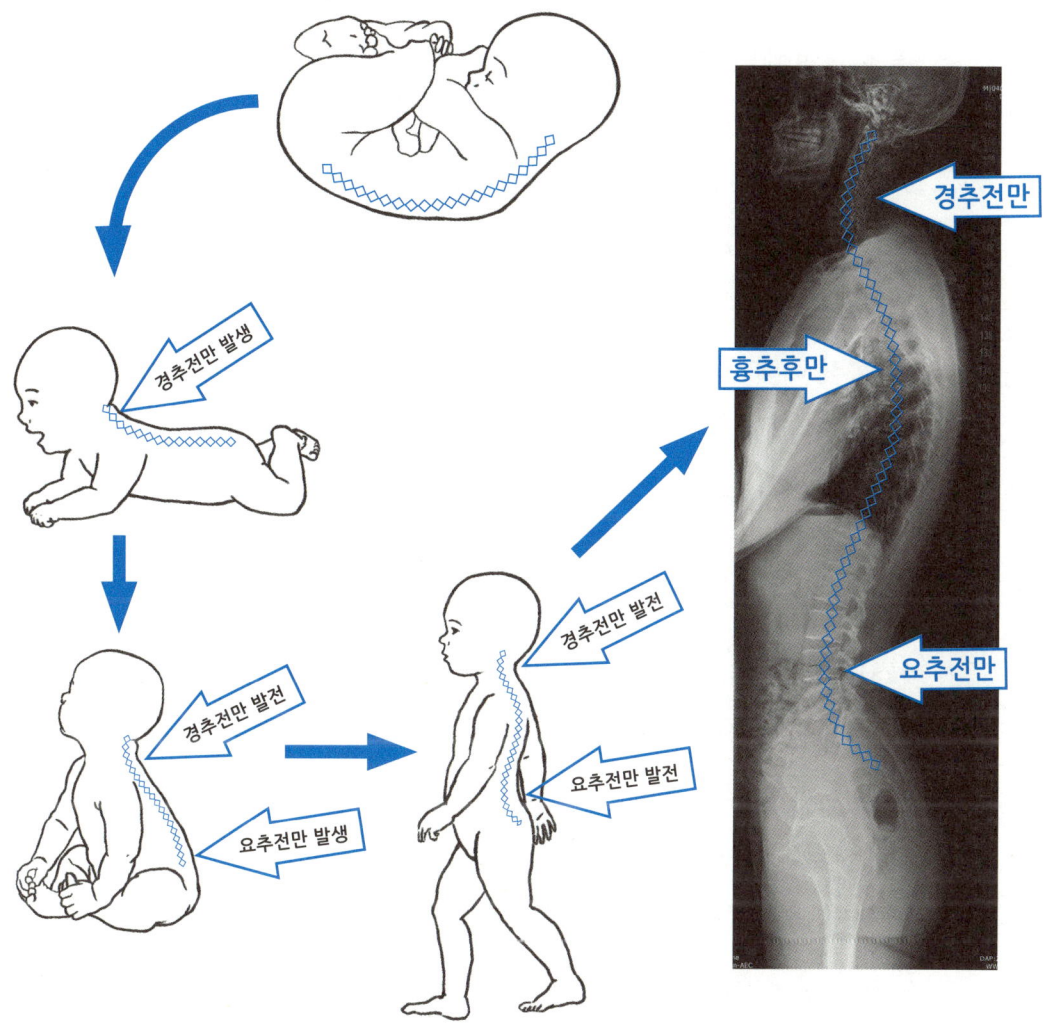

1.5 요추전만과 경추전만을 포함한 척추 곡선의 발달 과정. 사람의 척추는 서 있을 때 자연스럽게 활처럼 휘어지는데, 부위에 따라 '경추전만', '흉추후만', '요추전만' 상태라고 부른다. 이 상태는 사람이 성장하면서 생기는 것이다. 신생아로 태어날 때는 척추 전체가 하나의 둥근 커브를 이루다가 목을 가누기 시작하면서 경추전만이 생기고 앉고 걷기 시작하면서 요추전만이 생긴다.

전만 형제를 나쁘게 보는 데는 영어 이름도 한몫한다. '전만'을 뜻하는 영어 용어 lordosis는 라틴어에서 유래했는데, 접미사인 '-osis'가 비정상적인 상황을 뜻하기 때문이다. 우리말로 번역할 때에는 '-증'에 해당한다. 예를 들면 몸속의 체액이 산성화되는 상황을 산증이라고 하는데 영어로는 acidosis다. 산(酸)을 뜻하는 acid에 -osis를 붙인 것이다. 같은 식으로 허파 조직에 숨 쉬는 데 방해되는 섬유가 많이 생기는 병을 폐섬유증(pulmonary fibrosis)이라고 부른다. 따라서 의학을 조금이라도 공부한 사람은 lordosis란 말만 들어도 부정적인 느낌을 갖게 된다.

누가 사랑을 아름답다 했던가? 아니 누가 전만을 병이라고 했던가? 전만을 뜻하는 말에 -osis를 붙여 '병(病)'이라고 암시한 사람은 도대체 누구였던가?

바로 황제의 주치의로 고대 로마 시대 최고의 명의였던 클라우디우스 갈레누스(Claudius Galenus, 129 ~ 200년)였다. 그는 척추의 병적 변형을 분류하면서 척추가 뒤로 휘어지면 kyphosis(후만, 後彎), 앞으로 휘어지면 lordosis(전만, 前彎), 옆으로 휘어지면 scoliosis(측만, 側彎)라고 이름을 붙였다.[6] '요추전만은 척추가 병에 걸려 변형된 것'이라고 갈레누스가 잘못 판단하였던 것이다.

그러나 고대 그리스의 명의, 의학의 아버지 히포크라테스(Hippocrates of Kos, 기원전 460~370년)는 갈레누스의 이론이 나오기 500년 전 이미 '정상 척추는 앞에서 보면 직선이지만 옆에서 보면 휘어지는 곡선을 가진다'라고 기술하였던 것이다. '갈레누스가 히포크라테스의 책을 좀 더 찬찬히 읽어 보았더라면' 하는 아쉬움이 남는 대목이다 『백년허리 치료편』 344쪽 '요추전만은 병이다?', 『정선근TV』 '누가 요추전만을 병이라고 했던가 https://youtu.be/Enn8ON0raVg' 참조).

실제로 최근의 척추에 대한 생체역학적 연구 결과가 쌓이기 전까지는 척추 전문가들도 요추전만, 경추전만이 척추에 해롭다는 강한 믿음을 가지고 있었다. 요추전만이 없어지면 허리의 강도가 17분의 1로 줄어든다는 사실[3]이 밝혀진 요즘에도 요추전만이 허리에 해롭다고 알고 있는 전문가가 상당히 많다.

여러 가지 이유로 이 책을 끝까지 읽지 못하는 독자를 위해 "**요추전만, 경추전만이라는 전만 형제야말로 허리와 목을 지키는 수호천사입니다.**" 라는 말을 꼭 들려주고 싶다. 이 말만 이해하고 기억할 수 있으면 이제 책을 덮어도 좋다.

물론, 비정상적으로 전만이 심해지는 경우가 있다. 선천성 고관절 탈구나 선천성 근육병 등 어릴 때부터 뼈나 근육에 심각한 문제가 있는 병적 상황들이다. 아기 때부터 정상적으로 성장한 사람이라면 척추의 수호천사, 즉 경추전만과 요추전만이 문제가 되는 경우는 극히 드물다.

엄밀하게 따지면 앞에서 언급한 병적 상황에서도 '전만'은 병적 상황을 이겨 내기 위해 우리 몸이 노력하는 하나의 보상 기전이다. 병적으로 심해진 전만이 도움을 주고 있는 것이다. 따라서 **전만 형제를 없애기 위해 노력하는 어처구니없는 행동은 절대로 하지 말아야 한다.**

쌍둥이의 척추에서 찾은 비밀

형제 이야기가 나온 김에 척추와 유전의 관련성을 한번 살펴보자. 허리 통증과 목 통증을 연결하는 두 가지 요인 중 고칠 수 없는 요인에 대한 내용이다. 디스크의 강한 정도는 유전에 크게 의존한다는 연구 결과가 있다. 쉽게 말하자면 허리 아프고 목 아픈 것도 체질에 달려있다는 것이다.

디스크의 손상과 퇴행에 유전적 요인이 강하게 작용한다는 재미있는 연구다. 1995년 캐나다 앨버타대학교의 미셸 배티(Michele C. Battie) 박사는 핀란드의 쌍둥이 집단 등록 시스템에 등록되어 있는 2,050쌍의 생존 쌍둥이 중 **평생 허리를 사용한 강도가 서로 크게 다른 115쌍의 남성 일란성쌍둥이를 모집**했다. 대상자 모두 허리 MRI 검사를 해서 허리 디스크가 얼마나 퇴행되었는지를 비교했다.[7] 일란성쌍둥이만을 선정했던 이유는 유전적인 영향을 배제하고 후천적으로 허리에 가해지는 활동이 허리 디스크에 어떻게 영향을 미치는지를 보기 위함이었다.

일란성쌍둥이이지만 디스크에 영향을 끼칠 수 있는 요인들, 즉 직업상 무거운 물건을 다루는 정도, 오래 앉아 있는 정도, 과격한 운동을 하는 정도, 자동차를 타고 진동을 겪는 정도, 담배를 피우는 정도 등에서 큰 차이를 보이는 사람들만 모았다는 것이다.

분석 결과, **놀랍게도 일란성쌍둥이 형제들은 허리 힘을 쓰는 정도가 서로 크게 달라도 디스크가 퇴행되는 정도는 비슷하더라는 것이다.** 유전적인 요인이 디스크 강도, 손상, 퇴행에 그만큼 중요하다는 결과이다. 최근에는 디스크 손상이 잘 생기는 유전자가 어떤 것이 있는지에 대한 결과도 속속 나오고 있다.

2009년 배티 박사는 그동안의 연구 결과를 정리해 발표했다.[8] 여기서 박사는 하부 요추 디스크의 퇴행에 영향을 미치는 각 요인의 기여도를 계산했다. 그 결과 **허리를 많이 쓰는 정도와 나이를 합친 것은 11퍼센트 정도 기여하는 데 비해 유전적 요인의 기여도는 무려 43퍼센트 정도 된다는 것이 밝혀졌다**『백년허리 진단편』 206쪽 그림 6.2 참조. 우리는 평생 허리를 쓰면서 허리 디스크를 손상시킨다. 그런데 유전적 요인이 미치는 영향이 직업이나 나이가 미치는 영향보다 훨씬 크다니 놀랍지 않은가? 척추 문제에 대해 후천적으로 고칠 수 없는 유전적인 요인이 크게 작용한다는 것이다. 더 흥미로운 것은 배티 교수가 남은 46퍼센트의 기여 요인이 무엇인지 잘 모르겠다고 밝힌 부분이다. 이 부분에 허리 치료의 핵심 열쇠가 들어 있을 가능성이 높다.

허리 디스크가 유전적으로 약하여 요통으로 고생하는 사람은 목 디스크도 당연히 유전적으로 약하다. 이 장 초반에 등장한 젊은 교수가 바로 이런 경우이다. 심지어 허리 디스크와 목 디스크가 손상되는 모습조차 비슷하다[1.1 참조]. 이런 유전적 요인은 후천적으로 고칠 수 없다. 그렇다면 유전적으로 척추 디스크가 약한 사람은 조상 탓만 하고 있어야 하나?

꼭 그렇지는 않다. 왜냐고? 스스로 노력해서 고칠 수 있는 아주 중요한 것이 있기 때문이다. 바로 전만 형제를 어떻게 보살피느냐에 따라 척추 건강이 좌우된다. 배티 박사가 잘 모르겠다고 한 46퍼센트 중 상당 부분에 '**전만 형제 보살피기**'가 기여할 가능성이 높다. 앞서 소개한 젊은 교수가 자신의 **척추 문제에 대해 스스로의 노력으로 고칠 수 있는 요인이 바로 '전만 형제 보살피기'**이다.

백년목 만드는 비법 – 전만 형제 구하기

목과 허리는 유전적으로 강하게 연결되어 있다. 부모로부터 받은 체질이라 아무리 노력해도 바꿀 수 없다. 그렇지만 목과 허리를 동시에 약하게 하는 또 하나의 중요한 연결고리가 있는데 그것은 **개인의 노력으로 얼마든지 고칠 수 있다. 유전적으로 약한 척추디스크를 가진 사람일수록 개인적으로 노력해서 이 연결고리를 끊어야 한다.**

유전적인 요인과는 별개로 목과 허리 디스크를 동시에 무너뜨리는 이 연결고리는 도대체 무엇일까? 바로 **생체역학적 요인**(biomechanical factor)이다. 유식한 말이라 어렵게 들린다. 쉽게 말하자면 바로 '**자세**'이다.

참으로 신기하게도 허리를 지키는 요추전만이 살아나면 목을 지키는 경추전만이 살아나고 요추전만이 무너지면 경추전만도 같이 무너진다. **1.6**을 보면 한번에 이해가 될 것이다. 허리가 구부정해지면 목도 거북목이 된다. 반대로 허리를 꼿꼿이 펴서 요추전만을 갖추면 목도 꼿꼿이 펴지면서 경추전만이 살아난다.

이를 뒷받침하는 연구 결과도 있다. 2010년 카네이로(J. P. Caneiro) 등이 발표한 연구[9]인데, 이 연구 결과에 따르면 구부정한 허리로 앉으면 꼿꼿하게 앉을 때보다 목과 머리를 앞으로 수그리게 되고 목덜미 근육의 긴장이 훨씬 더 높아진다고 한다. 다음 장에서도 살펴보겠지만 목을 앞으로 수그리게 되는 것과 목덜미 근육의 긴장이 목 디스크를 괴롭히는 주범이다. **허리가 구부정해지면 목 디스크가 괴로워진다.**

허리를 살리는 자세가 목을 살린다. 구부정한 허리 자세는 소위 말하는 일자목을 만들어 목 디스크에 강한 압박을 가하게 된다. 따라서 나쁜 허리 자세가 몸에 밴 사람은 당연히 목도 나쁜 자세를 갖게 된다. 디스크가 약한 체질을 가져 목 통증과 허리 통증을 동시에 겪는 것만큼이나 **허리에 나쁜 자세가 목 디스크에도 나쁜 것이다.** 이러니 허리가 아팠던 사람은 얼마 지나지 않아 또 목이 아플 수밖에!

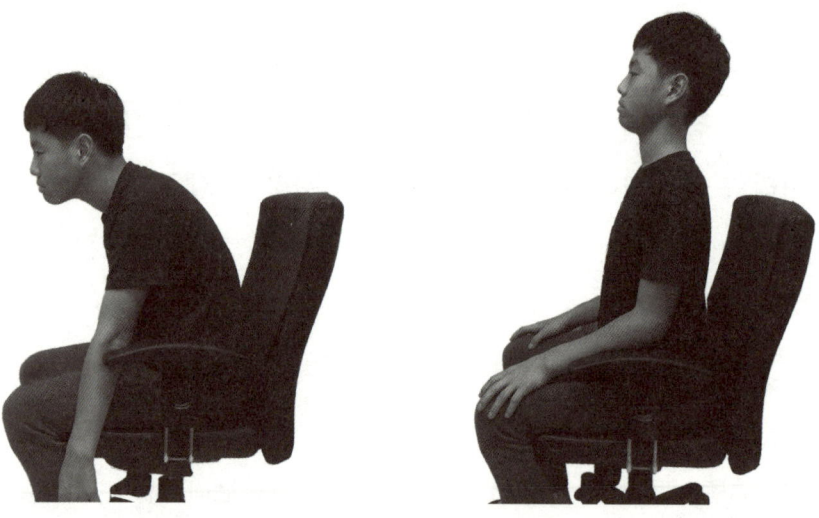

1.6 요추전만이 경추전만을 만든다. 왼쪽 사진을 보면 허리가 구부정해서 요추전만이 무너지면 목도 앞으로 쭉 빠지는 거북목이 됨을 알 수 있다. 얼핏 보면 경추전만이 있는 것처럼 보이나, 실제로는 목은 앞으로 수그리고 머리만 치켜든 전형적인 거북목 자세이다. 오른쪽 사진처럼 허리만 꼿꼿이 세워도 목이 자연스럽게 경추전만을 회복한다. 허리만 꼿꼿이 세워도 목이 덩달아 건강해진다는 사실!

참으로 다행인 것은 체질은 바꿀 수 없지만 나쁜 자세는 본인의 노력으로 얼마든지 바꿀 수 있다는 것이다. 어떤 노력이냐? 바로 전만 형제를 구하는 것이다. **목과 허리의 경추전만과 요추전만을 유지하는 것이 핵심**이다. 특히, 늦게 태어난 동생 '요추전만'을 잘 지켜야 한다. 요추전만이 제대로 잡혀야 형인 경추전만이 살아난다. 배티 박사가 설명하지 못한 '디스크 퇴행에 46퍼센트만큼 기여하는 요인'이 바로 '전만 형제 구하기'에 달려 있다.

백년허리를 만드는 비법이 바로 백년목을 만드는 비법이다. 허리를 100년 동안 사용할 수 있는 방법을 알면 목도 100년 동안 잘 사용할 수 있다는 이야기다.

요점 정리

1 목과 허리, 경추와 요추의 구조는 기본적으로 동일하다. 척추뼈와 물렁뼈(디스크, 추간판)로 구성되고 목 디스크도 허리 디스크와 마찬가지로 바깥쪽 껍질(섬유륜) 속에 젤리(수핵)가 들어 있는 구조이다. 조물주가 만든 최고의 충격흡수장치로 앙금이 들어간 찹쌀떡 같은 구조다.

2 허리가 무게를 지탱하는 구조물이라면 목은 지속적으로 움직이는 구조물이다. 목 디스크는 허리 디스크에 비해 크기가 훨씬 작다. 껍질(섬유륜)이 얇고 수핵은 더 뻑뻑하다.

3 아기가 태어나 목을 가누면서 경추전만이 생기고, 앉고 서면서 요추전만이 생긴다. 전만 형제는 척추를 보호하는 수호천사다. 요추전만이 허리를 지켜 주듯 경추전만이 목을 지킨다. 경추전만이 무너지면 목뼈(경추)가 버틸 수 있는 힘이 반으로 줄어든다.

4 허리가 약하면 목도 약해진다. 체질적으로 약할 수도 있고 요추전만이 무너져서 경추전만이 같이 무너지기 때문일 수도 있다. 체질은 조상 탓이지만 전만이 무너지는 것은 순전히 내 탓이다.

5 조상 탓해 봐야 아무 소용없다. 내 스스로 전만 형제를 잘 보살피면 100년을 사용해도 끄떡없는 목 디스크를 만들 수 있다.

2장
일자목과 거북목

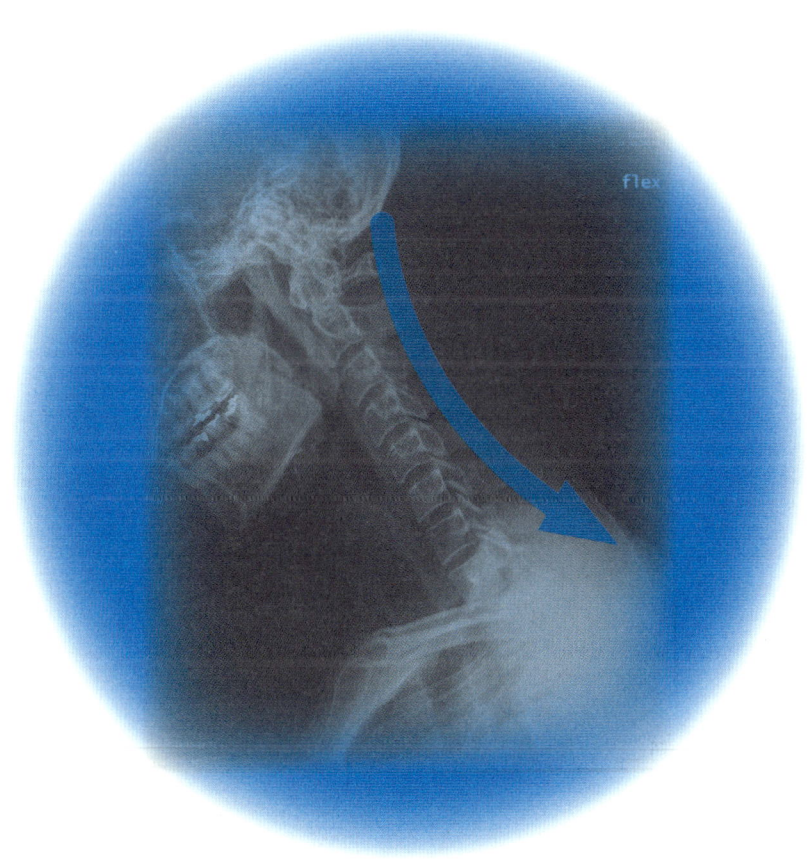

어깻죽지가 욱신거려 찾아온 할머니

한 달 전부터 오른쪽 어깨가 욱신거린다고 진료실을 찾아오신 할머니. 자세히 보니 아픈 부위가 팔이나 어깨가 아니라 목과 어깨 사이, 즉 어깻죽지다. 팔을 움직이는 것은 아픈 것과 상관없고 가만히 앉아만 있어도 통증이 지속되는 양상이라 어깨보다는 목 디스크 문제일 가능성이 높을 터. 팔과 목을 이리저리 돌려 보니 아니나 다를까 목 디스크 탈출증의 전형적인 양상이다.

"할머니, 목에 디스크라는 물렁뼈가 있는데요. 거기 문제가 좀 생긴 것 같습니다."

"뭐? 이 나이에 무슨 목 디스크라고? 별로 하는 일도 없는데?"

"할머니, 목 디스크는 꼭 힘든 일 해야 생기는 게 아닙니다. 혹시 컴퓨터 많이 하시지 않습니까?"

"정년 퇴임한 지 오래돼서 요즘은 거의 안 해."

"텔레비전은요? 텔레비전을 벽에 기대서 보거나 비스듬히 누워서 봐도 목 디스크 잘 생겨요."

"원래 텔레비전 별로 안 보는데."

이 정도 대화가 진행되고 '뭐 그럴 만한 일이 있겠지.' 하고 넘어가면 제대로 된 치료는 물 건너간다. 진료실에 비치한 비장의 무기 『목 디스크를 손상시키는 나쁜 자세』라는 인쇄물을 꺼내 할머니 코앞에 들이대고 하나하나 다시 따지고 든다. 할머니 동공이 커지면서 손가락으로 가리키는 것이 있다.

"아, 이거 때문이네……, 두어 달 전에 손녀가 이걸 사 줘서 늘 들여다보고 살아!"

스마트폰이다.

"아……, 할머니, '데이터 무제한 요금제' 쓰시나 보네요. 저는 39요금제 쓰는데. 요금제 본전 뽑는 것도 중요하지만 스마트폰 오래 들여다보고 계시면 목 디스크가 찢어지고 찌그러집니다. 계속 그렇게 하시면 눈물 나게 아파서 며칠 동안 잠을 못 주무실 수도 있어요."
"그래? 그럼 안 되지! 어째 방법이 없겠나?"

이제 치료는 거의 끝난 것이나 다름없다.

목 디스크는 왜 찢어지나?

1994년 미국 미네소타주 로체스터시에 거주하는 모든 사람들의 진료 기록지를 조사한 경추 신경뿌리병(cervical radiculopathy)에 대한 역학 조사 결과가 발표되었다.[10] 한 도시에 거주하는 전 인구를 대상으로 조사 된 유일한 보고서이다. 한 도시 주민들에 대한 전수조사가 가능했던 이유는 인구 7만 명 정도의 작은 도시에 2개의 큰 병원(메이요 클리닉, 옴스테드 의료원)이 대부분의 주민들을 진료했기 때문이다.

경추 신경뿌리병이란 목에서 시작하여 어깻죽지와 팔로 가는 신경의 뿌리에 문제가 생기는 것이다. 칼로 쑤시는 듯한 통증이 어깻죽지나 팔로 뻗어 나가는, 소위 말하는 '방사통(放射痛)'이 전형적인 증상인데, 목 디스크 탈출증의 대표적인 증상이다. 이 보고서에 따르면 경추 신경뿌리병 환자들 중 명확하게 원인을 찾을 수 있는 경우는 15퍼센트뿐이었다고 한다. 여름에는 골프, 겨울에는 눈 치우기 때문이었다는데, 춥고 눈이 많이 오는 미네소타의 날씨를 생각하면 수긍이 가는 결과이다. 그런데 원인을 알 수 없었던 나머지 **85퍼센트는 도대체 왜 목 디스크 탈출증이 생겼던 것일까?**

목 디스크는 목뼈 사이에서 발생하는 충격을 완화하는 충격흡수장치이다. 다른 기계적인 물건들과 마찬가지로 목 디스크도 한 번의 강한 충격을 받아서 찢어질 수도 있고, 작은 충격을 여러 번 반복해서 받아 찢어질 수도 있다. 그렇지만 **가장 흔한 경우는 지속적으로 작용하는 은근한 힘이다.**

데이터 무제한 요금제를 쓰던 할머니가 스마트폰을 들여다보면서 목 디스크에 가했던 그 은근한 힘이 바로 디스크를 찢는다는 것이다. 일상생활에서 늘 받는 은근한 힘이라 스스로 감지하기가 어렵다. 가랑비에 옷 젖듯 목 디스크가 찢어지면서 통증이 점점 악화되는데도 나쁜 행동, 나쁜 자세, 나쁜 동작을 반복하고 지속하는 이유다.

목 디스크 치료의 시작점은 목 디스크를 찢는 지속적이고도 은근한 힘이 무엇인지 깨닫는 것이다.

목 디스크를 찢는 지속적이고도 은근한 힘, 그게 뭔데?

2014년 뉴욕의 정형외과 의사 한스라지(K. K. Hansraj) 박사가 짧지만 재미있는 논문을 발표한다.[11] 목을 앞으로 수그리는 정도에 따라 목에 가해지는 머리의 무게가 얼마나 달라지는지를 컴퓨터로 시뮬레이션한 결과였다. 그 결과에 따르면 목을 앞으로 수그리면 수그릴수록 목에 가해지는 머리의 무게가 몇 배로 증가한다**2.1 참조**.

머리 무게를 5킬로그램으로 가정할 때 고개를 15도 수그리면 12.3킬로그램, 30도 수그리면 18.2킬로그램, 45도 수그리면 22.2킬로그램, 60도 수그리면 27.2킬로그램의 무게를 느끼게 된다는 것이다. 목을 60도 숙이면 머리의 무게가 30킬로그램에 가까워진다! **5킬로그램짜리 머리에 25킬로그램의 물을 이고 있는 것과 같은 효과다.** 25킬로그램이면 0.5리터 생수병 50개에 해당하는 무게이다. 이쯤 되면 더 이상 은근한 힘이라고 부르기가 거북할 정도이다.

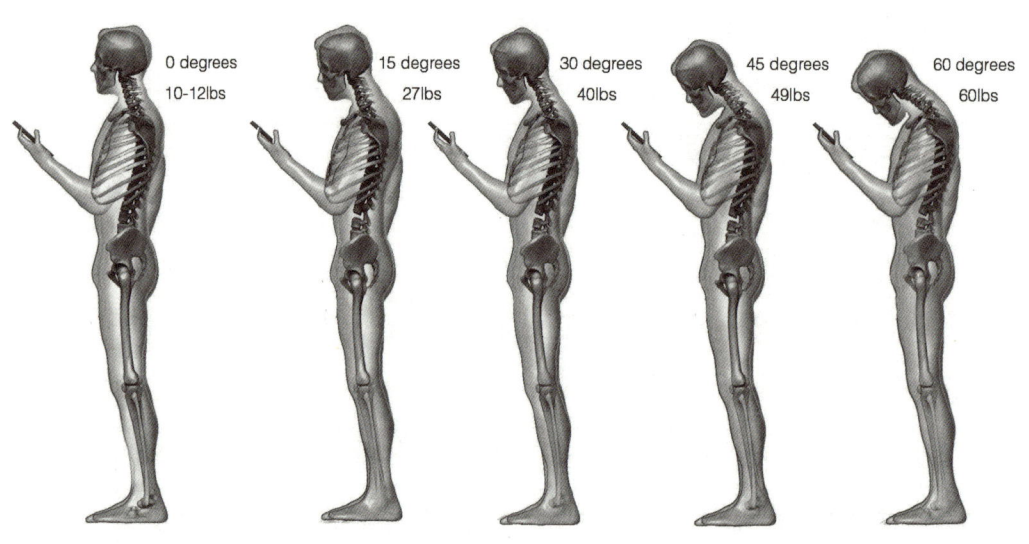

2.1 한스라지 박사의 연구 결과. 고개를 수그리는 정도에 따라 목에 가해지는 머리의 무게가 달라진다. 고개를 들고 있으면 5킬로그램 남짓한 머리 무게가 고개를 60도로 수그리면 27.2킬로그램으로 목 디스크를 짓누르게 된다는 것이다.

이 논문을 읽고 나니 지하철을 타기가 겁난다. 스마트폰을 보느라 목을 수그린 지하철 승객의 머리 위에 얹혀 있는 20킬로그램, 30킬로그램짜리 쇳덩어리가 눈에 들어와서 안쓰럽기 짝이 없기 때문이다.

'아, 저 청년은 아까부터 25킬로그램짜리 쇳덩이를 머리에 이고 있네. 목 디스크가 견딜 수 있을까?' 이런 생각이 들어 눈길을 둘 데가 없다.

요즘 젊은이들을 보면 스마트폰을 들고 몇 시간 동안 고개를 숙인 상태로 지낸다. 몇 년 전 매주 3시간씩 하는 강의 시간 내내 고개를 60도 이상 구부리고 스마트폰을 들여다보던 조교가 있었다.

'심하게 목을 혹사하고 있네. 몇 달 동안 저렇게 해도 괜찮나? 젊으니까 저토록 혹사해도 아프지 않은가?' 신기한 마음에 조교 뒤에서 고개를 수그리고 있는 모습을 사진으로 찍기까지 했다.**2.2 참조**. 웬걸, 이듬해에 그 조교가 필자의 진료실을 찾아왔다. 어깻죽지가 아파서.

고개를 수그리는 자세를 지속하면 평소 5킬로그램만 견디던 목 디스크에 20킬로그램, 30킬로그램의 무게로 오랫동안 압박을 가하게 된다는 것을 이제는 확실히 깨달아야 한다.

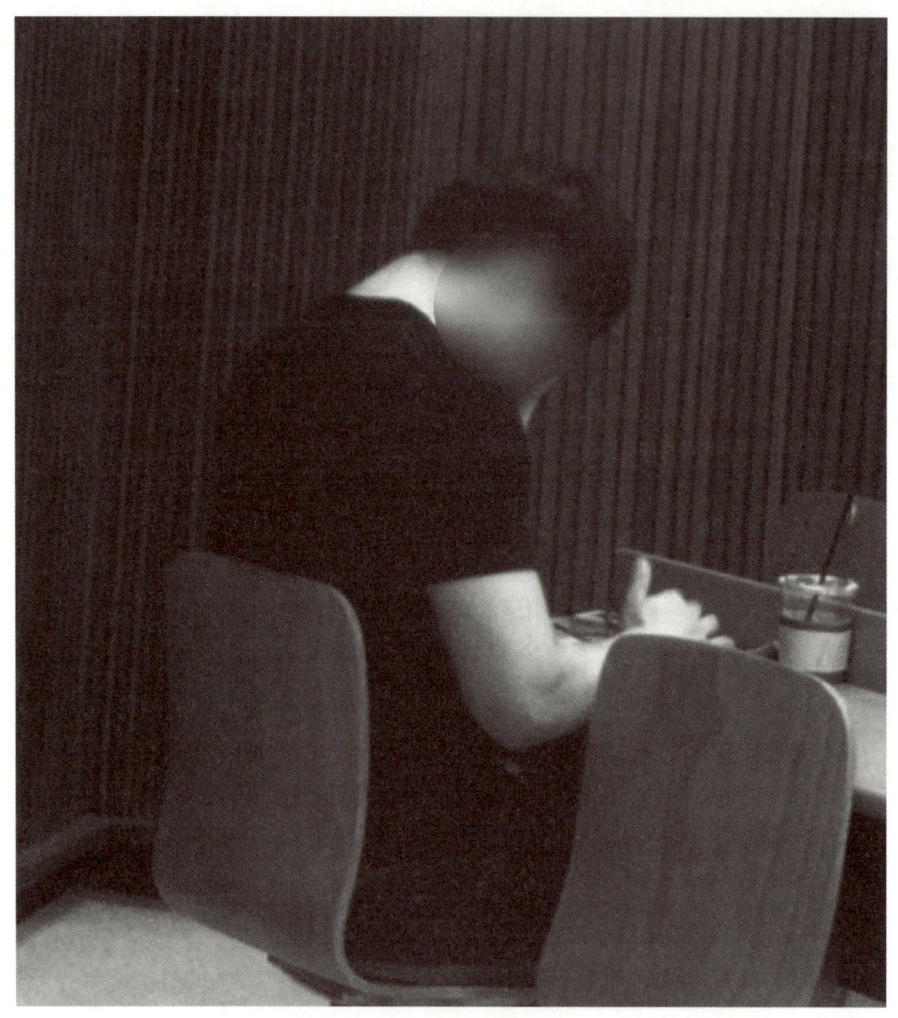

2.2 세 시간 동안의 강의 내내 고개를 60도 이상 수그리고 스마트폰을 들여다보던 서울의대 조교. 수년 후 목 디스크 증상으로 필자의 진료실을 방문하였다. 그로부터 몇 년 후 대학교수로 임용된 것을 보니 고개를 숙이고 게임이나 SNS(Social Network Service, 사회 관계망 서비스)에 몰두한 것이 아니라 전공 논문을 열심히 읽었던 것으로 짐작된다.

고개를 숙일수록 머리는 더 무거워지네!

고개를 숙이고 있으면 왜 목 디스크에 그토록 강한 힘이 걸리는 것일까? **디스크를 압박하는 힘은 머리의 무게 그 자체와 머리를 특정 위치에 두기 위해 작용하는 목 근육의 수축력을 합친 것이기 때문**이다.

이해를 돕기 위해 그림으로 설명해 보자**2.3 참조**. 목뼈가 일렬로 서 있는 경추의 꼭대기에는 5킬로그램 정도 무게의 머리가 달려 있다. 경추가 꼿꼿하게 안정적으로 서 있고 그 위에 머리가 살짝 놓여 있으면 머리의 무게(지구 중력이 머리를 당기는 힘)는 5번 목뼈와 6번 목뼈 사이의 회전축을 지나게 되어 두 뼈 사이에 걸리는 회전력은 0이 되고 5-6번 목 디스크는 머리의 무게만 감당하면 된다.

그런데 이 사람이 아래쪽에 있는 것을 보려고 고개를 숙이면 머리에 걸리는 힘(지구의 중력)이 두 뼈의 회전축보다 훨씬 앞으로 작용하여 강한 회전력(힘×회전축과 힘의 거리)이 발생한다. 이 상황에서 머리가 땅으로 떨어지는 것을 막으려니 목뒤에 있는 근육이 강하게 수축할 수밖에 없다.

따라서 5-6번 목 디스크에는 **머리의 무게뿐만 아니라 목뒤 근육의 힘도 같이 작용하여 압박을 하게 된다는 것이다. 머리를 앞으로 숙이면 숙일수록 목 디스크에는 점점 더 강한 힘이 걸리게 된다.**

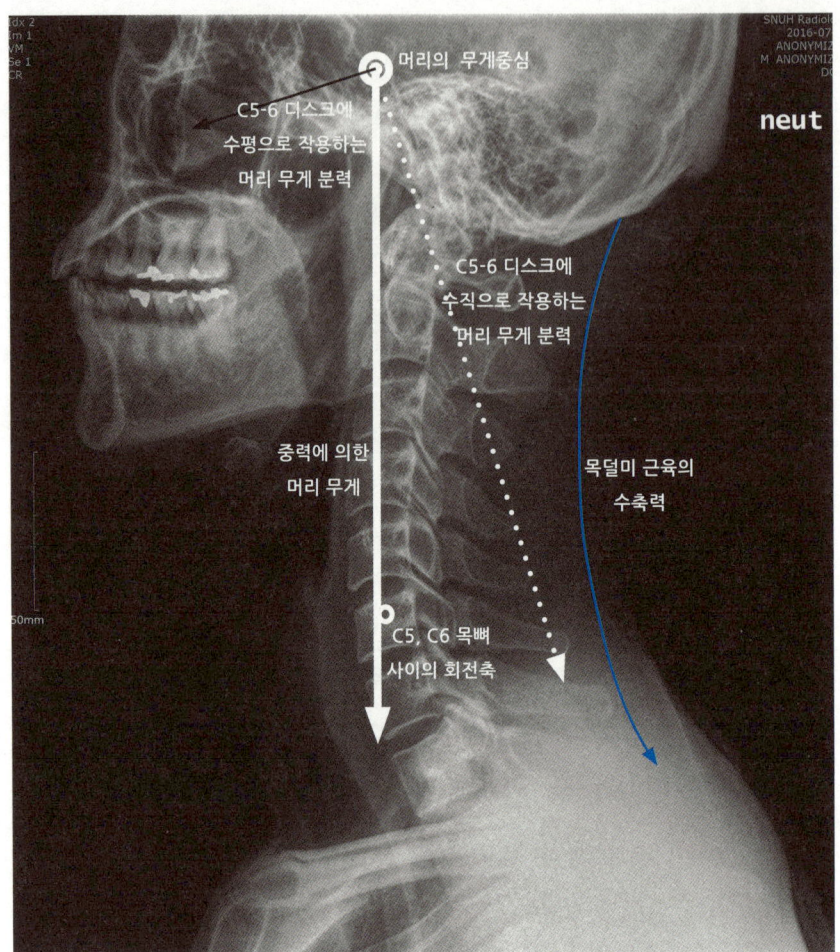

2.3 머리를 들고 정상적인 경추전만 자세를 유지할 때(왼쪽)와 고개를 숙일 때(오른쪽) 5-6번 목 디스크에 작용하는 압력의 정도를 비교한 그림. 굵은 흰색 화살표는 머리의 무게(머리에 작용하는 지구 중력)를 뜻하고 파란색 화살표는 근육의 수축력을 표시한다.

왼쪽의 경추전만 자세에서는 머리의 무게(굵은 흰색 화살표)가 5-6번 목뼈 회전축(흰색 원)의 바로 옆을 지나게 되어 중력이 고개를 구부리게 하는 회전력(힘×레버 길이)은 0에 가깝다. 따라서 목덜미 근육이 미약하게만 수축(파란색 가느다란 화살표)해도 그 자세를 그대로 유지할 수 있다. 머리 무게의 대부분이 디스크에 수직(흰색 점선 화살표)으로 작용할 뿐이다.
(다음 쪽 그림 설명으로 계속됨 →)

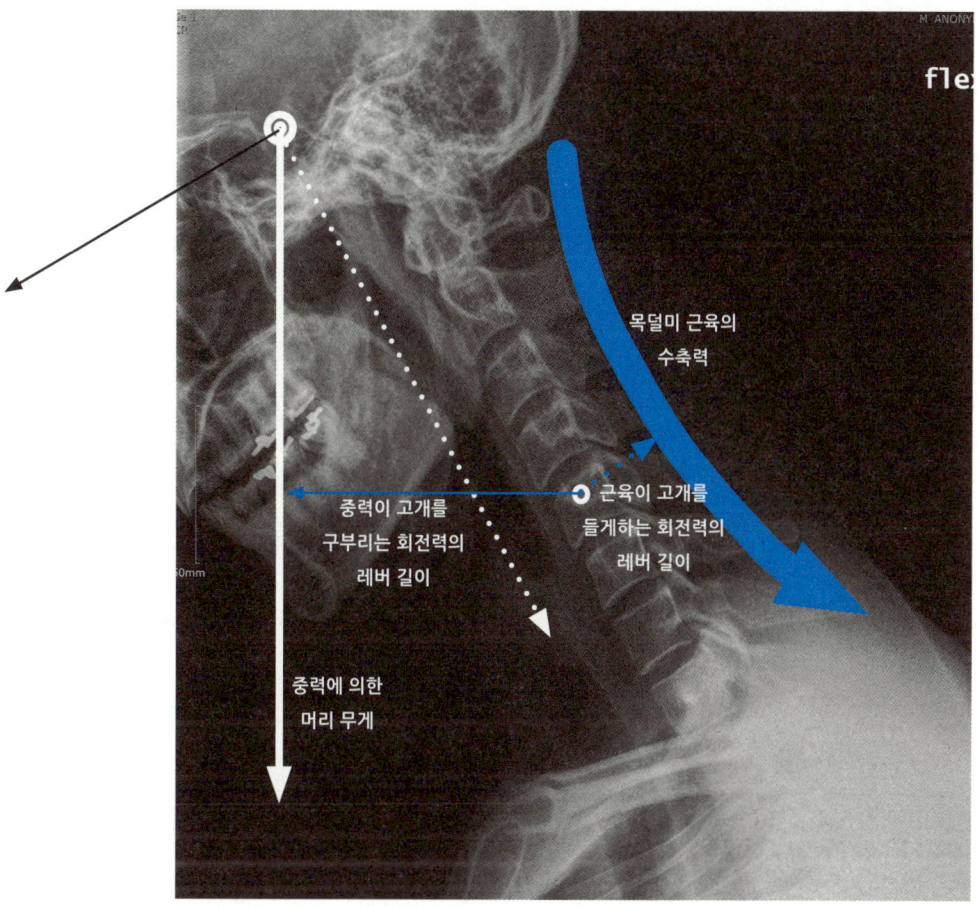

(→ 그림 설명 계속)

반면 오른쪽 그림처럼 고개를 숙이고 있으면 중력이 머리에 작용하는 회전력의 레버 길이(파란색 실선 화살표)가 매우 길어지고 따라서 머리를 앞으로 떨어지게 하는 회선력이 엄청 커지게 된다. 머리가 땅으로 떨어지지 않도록 유지하려면 목덜미 근육이 아주 강하게 수축(파란색 화살표)해야 한다. 5-6번 목 디스크에 압박을 가하는 힘은 좌우 그림 모두 디스크에 수직으로 작용하는 머리 무게 분력(점선 화살표)과 목덜미 근육의 수축력(파란색 화살표)의 합이 된다. 따라서 왼쪽과 같이 경추전만을 유지하고 있으면 목 디스크에 5킬로그램 남짓한 머리 무게만큼의 압박이 가해지지만 고개를 숙이면 머리 무게의 4~6배의 힘이 걸리게 된다. 그 힘의 대부분은 목덜미 근육의 수축력에서 나오는 것을 알아야 한다. 머리 무게의 수평 분력(검은색 화살표)은 5, 6번 목뼈를 어긋나게 하는 힘으로 작용한다. 이것도 무시하지 못할 나쁜 힘이다 더욱이 **2.3**의 양쪽 사진을 비교해 보면 **고개를 숙일 때 목의 경추전만이 없어지고 일자목이 된다**. 일자목이 되면 목 디스크가 버틸 수 있는 능력은 반으로 약해진다. 따라서 목을 앞으로 구부리면 목 디스크를 짓누르는 힘은 4~5배 커지는데 목 디스크가 버티는 강도는 반으로 줄어 엎친 데 덮친 격이 된다. 수입은 반으로 줄고 지출은 4~5배 늘어나는 상황이 되는 것이다.

한마디로 고개를 앞으로 구부리는 **나쁜 자세를 유지하기 위한 스스로의 노력(근육의 힘)이 디스크를 짓이기는 지속적이고도 은근한 힘으로 작용하게 된다**는 것을 명심해야 한다.

스마트폰과 일자목

2016년 6월 20일자로 배포된 국민건강보험의 보도자료[12]에 따르면 "2010년부터 2015년까지 건강보험 진료비 지급자료를 분석한 결과 '경추간판장애(목디스크)' 질환으로 인한 건강보험 적용 진료 인원수는 2010년 69만 9,858명에서 2015년 86만 9,729명으로 **5년간 16만 9,871명(24.3%) 증가하였고 전체 진료비는 1,666억 원에서 2,260억 원으로 35.6% 증가하였다**."라고 한다.

몇 년 사이에 목 디스크 환자가 갑자기 늘어난 이유가 무엇일까?

보도자료에 포함된 그래프2.4 참조에서 답을 찾을 수 있었다. 증가 추세를 자세히 보면 2011년, 2012년이 가장 가파르다. 무엇을 뜻하는가? 바로 2009년 말부터 보급되기 시작된 스마트폰의 이용자수 증가 시기와 정확히 맞아떨어진다.

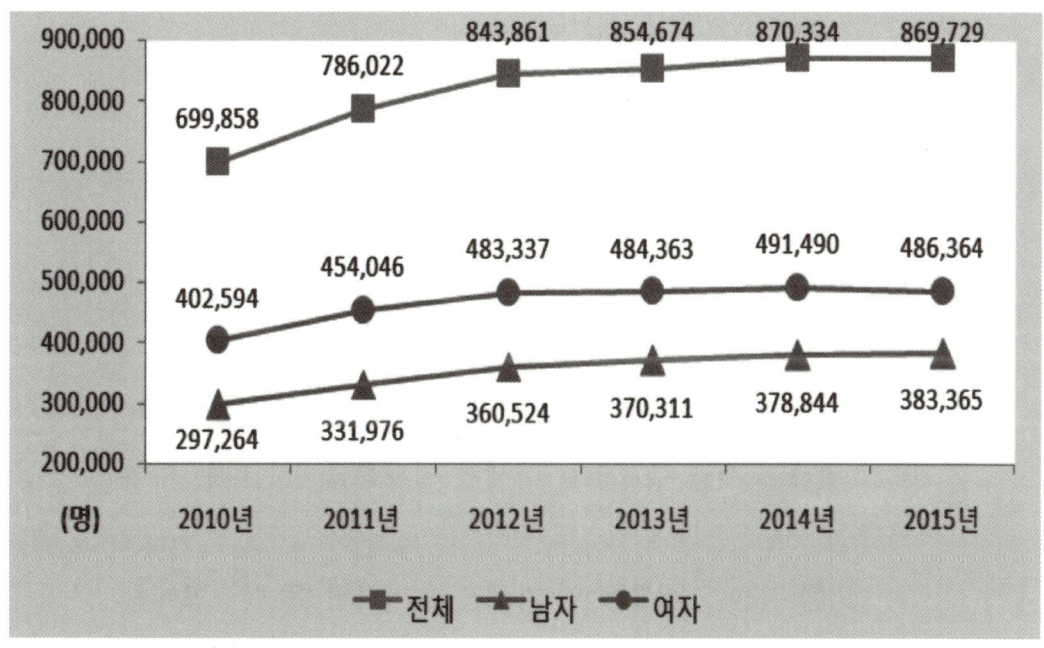

2.4 2010년~2015년 경추간판장애 진료인원. 경추간판장애(목디스크) 질환으로 진료를 받아 건강보험 급여를 받은 인원의 연도별 통계 자료이다. 2011년과 2012년에 가파르게 증가하는 추세(화살표)를 보인다. (출처: 2016년 6월 20일자 국민건강보험 보도자료)

커피 전문점에 앉아 스마트폰을 테이블 위에 놓고 SNS(Social Network Service, 사회 관계망 서비스)를 즐기는 젊은이들, 그리고 지하철에서 스마트폰 게임을 하는 중고등학생들의 목을 자세히 보라. 하나같이 앞으로 숙인 일자목이다. 앞에서 설명한 것처럼 아래에 있는 것을 내려다보기 위해 고개를 숙이게 되면 자연스럽게 정상 경추전만이 소실되어 일자목이 된다. 또 목을 앞으로 숙일수록 머리의 무게가 4~6배로 늘어난다. 이런 상태가 오래 지속되면 목 디스크 망가지는 것은 시간 문제다.

2015년 워싱턴주립대학교의 배서배다(Vasavada) 박사는 태블릿PC 같은 전자기기 때문에 목에 무리가 간다는 것을 실증했다.[13] 태블릿PC를 낮은 테이블에 뉘여 놓고 사용하면 테이블에 세워 놓고 쓸 때에 비해 3~5배 강한 부담이 목에 가해진다는 것을 확인했다**2.5 참조**. **스마트폰이나 태블릿 PC를 보기 위해 고개를 수그리는 자세가 일자목을 만든다는 이야기다.**

오랜 시간 고개를 숙인 자세를 유지하면 목 디스크에는 은근한 압박이 장시간 가해진다. 디스크 속의 수핵이 점차 뒤로 밀리면서 후방 섬유륜을 조금씩 찢는다. 처음에는 가벼운 목 통증을 느낀다. 그러나 후방 섬유륜이 점점 더 크게 찢어지면 통증의 강도가 점점 심해진다. 수핵이 섬유륜을 뚫고 뒤로 튀어나오면 그것이 바로 디스크 탈출증이 되는 것이다. 처

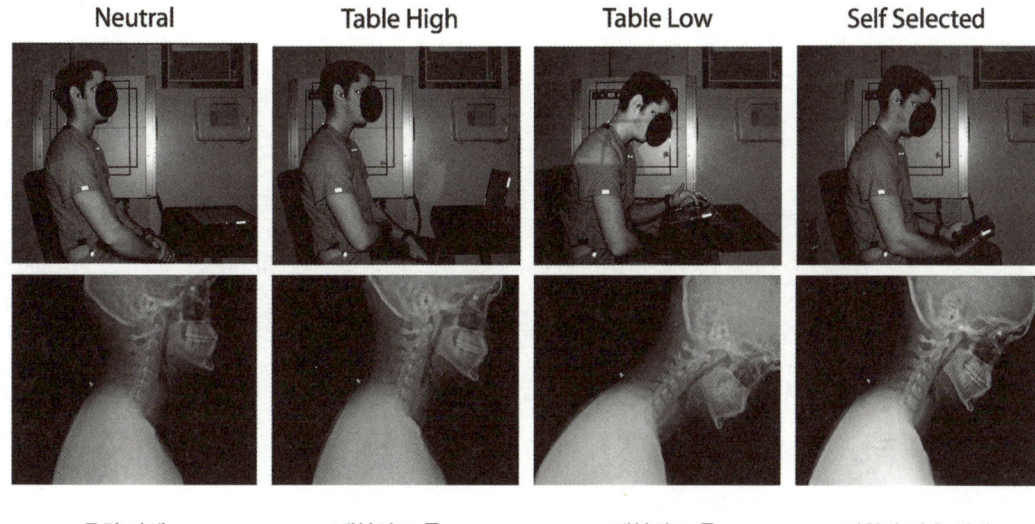

2.5 배서배다 박사의 연구 결과. 태블릿PC를 여러 가지 방법으로 놓고 작업을 하게 하고 목 엑스선 사진을 찍었다. 그러고 나서 그때 목에 작용하는 힘을 계산했다. 태블릿PC를 세워 놓고 작업할 때보다 낮은 테이블에 뉘여 놓고 작업하면 목을 더 수그리고 일자목이 되며 목에 걸리는 부하가 증가하는 것을 확인했다.

음에는 목, 어깻죽지가 뻐근하고 욱신거리다가 나중에는 걷잡을 수 없는 통증이 팔과 머리까지 올 수 있다. **한번 겪어 본 사람들은 그 고통을 오래 기억한다. 두번 다시 겪고 싶지 않은 고통이다.**

스마트폰과 컴퓨터

스마트폰 못지않게 데스크톱컴퓨터나 노트북컴퓨터도 목 디스크를 보호하는 경추전만을 무너뜨리는 주범이다. 이들 물건 모두 현대인들이 고개를 수그린 자세로 오랜 시간을 보내도록 한다는 공통점이 있다. 필자 연구팀의 동료인 김기원 교수는 서울대학교 공과대학의 연구진과 협력해 스마트폰과 컴퓨터를 사용할 때 목 자세가 어떻게 달라지는지를 보는 흥미로운 인체실험을 했다.

건강한 젊은 청년들을 대상으로 컴퓨터와 자판, 컴퓨터와 마우스, 스마트폰, 태블릿PC를 각각 20분간 사용하도록 했다. 사용하는 전자기기에 따라 목을 얼마나 수그리고 어떤 움직임이 나오는지를 보려는 의도였다**2.6 참조**.

실험 결과를 보니, 20분만에 몰두 본능이 발동되지는 않기 때문인지, 키보드나 마우스를 사용한 경우에는 목을 별로 수그리지 않은 상태에서 조금씩 움직이는 데 비해, 스마트폰과 태블릿PC를 사용한 경우에는 목을 40도로 푹 숙인 상태로 유지하다가 한번씩 고개를 드는 양상을 보였다. **컴퓨터를 사용할 때보다 스마트폰이나 태블릿PC를 쓸 때 목을 훨씬 더 많이 숙이고, 수그린 채로 오랫동안 움직이지 않더라는 것이다.** 동일한 시간 동안 작업을 한다면 컴퓨터보다 스마트폰이나 태블릿PC가 목에 더 큰 부담이 된다는 뜻이다.

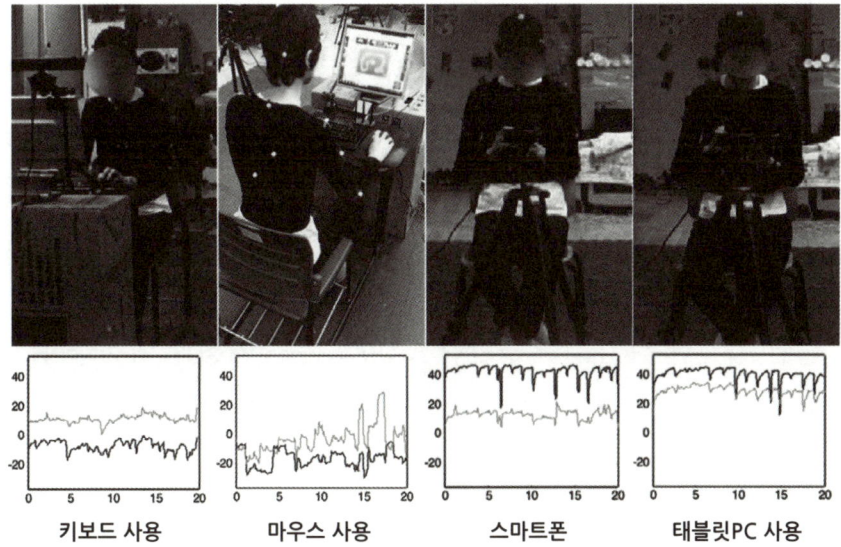

2.6 필자 연구진의 김기원 교수가 수행한 연구 결과를 보여 주는 그림이다. 자판을 두드리거나(맨 왼쪽) 마우스를 사용할 때(왼쪽에서 두 번째)에 비해 스마트폰(왼쪽에서 세 번째)이나 태블릿PC(맨 오른쪽)를 사용할 때 목의 굴곡 정도(아래 그래프의 진한 선)가 훨씬 더 큰 것을 볼 수 있다. 키보드나 마우스를 사용한 경우에는 목을 별로 수그리지 않은 상태에서 조금씩 움직이는 데 비해, 스마트폰과 태블릿PC를 사용한 경우에는 목을 40도로 푹 숙인 상태로 유지하다가 한번씩 고개를 드는 양상을 보인다.

컴퓨터와 거북목

앞의 실험 결과는 컴퓨터보다 스마트폰을 쓸 때 목이 더 깊이 수그려진다는 사실을 알려 준다. 그러나 막상 심한 목 디스크 탈출증으로 고생하는 사람들은 컴퓨터, 특히 노트북컴퓨터를 사용하는 사람이 더 많다. 예를 들어 작가, 기자, 법조인, 컨설턴트, 연구 많이 하는 교수, 연구원 등이다. 왜 그럴까?

목을 수그리는 정도만 보면 스마트폰이나 태블릿PC가 컴퓨터보다 더 해로워 보인다. 그러나 컴퓨터로 하는 작업은 스마트폰이나 태블릿PC로 하는 작업에 비해 훨씬 긴 시간, 훨씬 치열한 작업을 요구한다. **스마트폰은 여흥과 여유를 위해 사용하지만 컴퓨터는 직업과 인생을 걸고 사용하기 때문일 것이다. 컴퓨터 작업이 지속 시간도 훨씬 더 길고, 더 강한 집중력을 요구한다. 컴퓨터 작업으로 목 디스크를 탈출시켜서 오는 사람들의 공통점이 장시간 노트북컴퓨터 화면에 몰두하는 '거북목' 자세의 대가들이라는 것이다.**

우스갯소리로 "거북목은 건강에 좋다. 왜냐하면 거북이 장수하므로"라는 말을 들은 적은 있지만 거북목이 건강에 나쁘다는 것은 웬만한 사람은 다 안다. **거북목은 컴퓨터 화면을 오랫동안 들여다보는 사람들의 전형적인 나쁜 자세이다.** 목은 앞으로 쭉 빼고 머리는 화면을 향해 치켜드는 자세다. 고개만 숙이기 위해 수축하는 목덜미 근육이 머리를 치켜들기 위해 더 강한 힘을 쓰게 된다. 그 힘이 고스란히 목 디스크 압박에 사용된다. 스마트폰보다 고개를 숙이는 정도는 덜하지만 머리를 치켜들기 위한 근육의 힘 때문에 목 디스크에 더 큰 압박이 가해지는 것은 당연한 이치다.

거부할 수 없는 거북목의 유혹, 몰두 본능

목 디스크에 해로운 것을 알면서도 컴퓨터에 집중하다 보면 자연스럽게 거북목이 되는 경향이 있다. **2.7**은 재활의학과 전공의 시험 문제를 출제하고 있는 건국대학교 의과대학 재활의학교실 고성은 교수님의 실제 작업 모습이다. 재활의학회 수련과 고시 분야에서 맹활약하시는 분답게 초반에는 경추전만이 잘 유지된 편안한 자세로 작업을 시작했지만 시간이 흐를수록 몰입도가 높아지면서 심한 거북목이 되는 것을 볼 수 있다. 본인 스스로 거북목이 나쁘다는 것을 잘 아는 데도 불구하고 왜 이렇게 되는 것일까?

필자는 어쭙잖게 주워들은 진화론에서 그 답을 찾아본다. 인간이 어떤 일에 집중할 때 거북목이 되는 경향은 본능에 가깝다고 본다.

현생 인류가 수렵 채집인으로 20만 년 동안 진화하는 모습을 상상해 보자. 눈앞의 사냥감에 모든 감각과 신경을 몰입하며 조금씩 다가가는 수렵 채집인. 사냥감이 달아나면 1주일을 굶어야 하고 사냥감이 달려들면 목숨이 위태로워진다. 때로는 목숨을 걸고, 때로는 1주일간의 식량을 걸고, 모든 신경을 집중해서 다가갔을 것이다. 발소리를 줄이고 언제라도 뛰어오를 수 있도록 몸을 잔뜩 웅크리면서도 사냥감의 움직임을 주시하기 위해 시야를 앞으로 고정하면서**2.8 참조**.

그런데 그 자세가 현대인이 컴퓨터 화면에 집중하는 거북목과 참으로 유사하지 않은가? 원시인이 사냥감에 몰두하는 자세가 20만 년의 진화 기간 동안 인류의 DNA에 깊이 새겨져 있는 것이다. 20만 년 동안 키워 온 강한 몰두 본능이 현대인의 DNA에도 그대로 남아, 도망을 가거나 사람을 공격할 가능성이 전혀 없는 컴퓨터 화면을 볼 때에도 몰두 자세, 다시

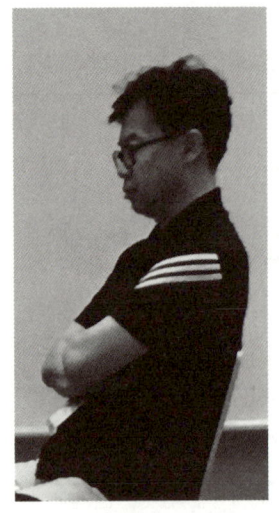
작업 시작

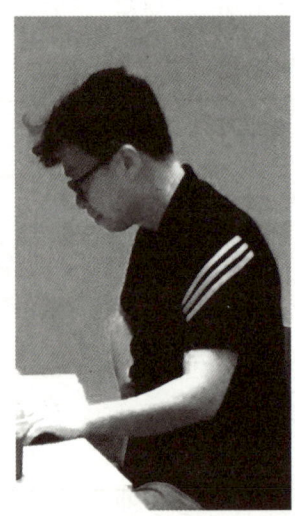
작업 초반

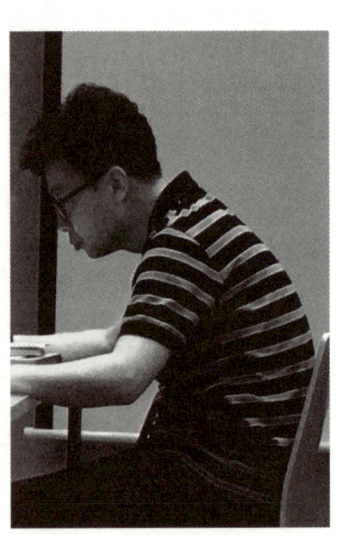
작업 중반

2.7 몰두 본능을 한눈에 보여 주는 건국대학교 의과대학 재활의학교실 고성은 교수 사진. 작업 초기에는 허리와 목이 꼿꼿한 좋은 자세로 시작하나 점차 몰두의 정도가 깊어지면서 허리와 목이 같이 숙여져서 디스크 손상의 자세가 되는 것을 볼 수 있다.

말해 웅크리고 거북목 자세를 취하게 만드는 것이 아닐까? 원시인들의 몰두 자세는 수초 혹은 수분으로 짧게 지속하였고 그나마 일주일에 두세 번 발동했던 데 비해 **현대인이 컴퓨터 화면에 들이대는 몰두 본능은 한 번에 5~6시간, 직업에 따라서는 10~20시간 매일같이 발동되는 것이 화근이다.**

30킬로그램짜리 물동이를 이고 10~20시간 앉아 있는

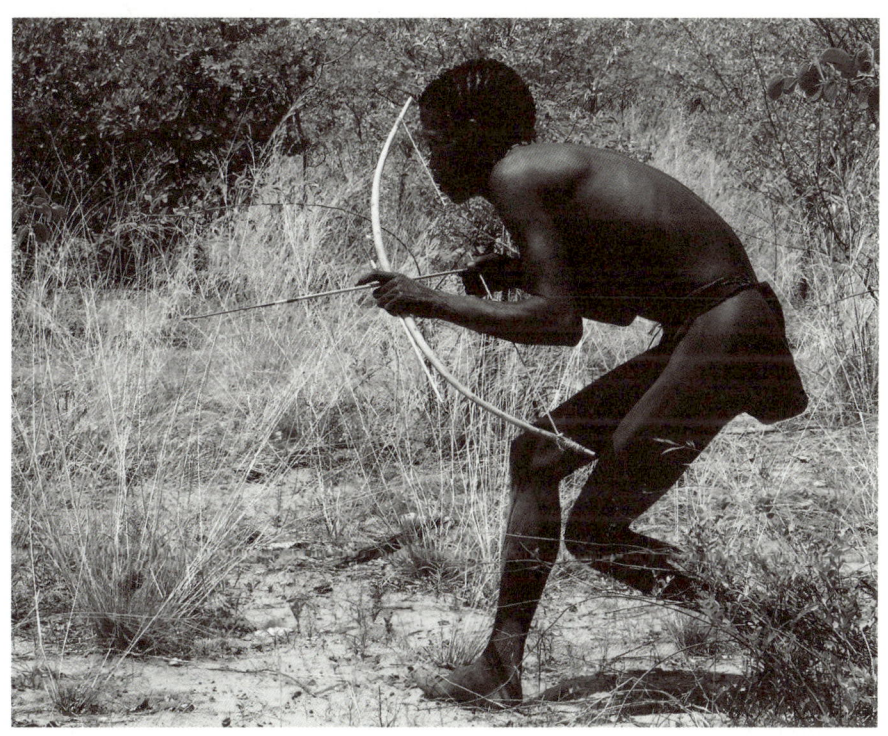

2.8 수렵 채집인이 사냥감을 앞에 두고 몰두하는 자세. 현대인이 컴퓨터 앞에 앉아 몰두하는 자세와 매우 흡사하다. 사냥감은 도망가거나 덤벼들 수 있기에 이런 자세가 필요하지만 컴퓨터는 그렇지도 않은데 몰두 자세로 쭈그리고 앉아 있게 만드는 현대인의 부적절한 몰두 본능이 목 디스크를 손상시킨다

데 목 디스크가 찢어지지 않으면 오히려 이상한 일 아닌가?

이제 원시인의 몰두 본능을 버리고 현대 생활에 맞는 몰두 본능, 몰두 자세를 빨리 우리 DNA에, 아니 그전에 우리 자세에 새겨 넣어야 할 때가 되었다. **원시인의 몰두 자세를 버리고 현대인의 척추위생 개념이 필요한 시점이다.**

박 간호사, 작두 좀 내오시오

컴퓨터 화면에 코를 박는 원시적 몰두 본능의 폐해가 얼마나 심한지 보여 주는 에피소드가 있다.

말쑥하게 차려입은 30대 후반의 젊은 청년이 진료실을 찾아왔다. 목덜미와 어깻죽지 통증이 예사롭지 않은지 짜증 섞인 표정이 역력하다. 다른 병원에서 가져온 영상물에 그간 수차례 반복해서 찍은 목과 허리 MRI 영상이 있는 것을 보니 연봉이 상당함을 짐작한다. MRI를 찬찬히 살펴본 다음 운을 뗀다.

"젊은이, 경영 컨설턴트인가 보네?"

뭐 특별한 게 있으랴 하는 표정으로 뜨악하게 있던 젊은이의 동공이 커진다.

"헉, 어떻게 아셨어요?"

"어허, 이 사람……, 족집게라는 소문 듣고 온 거 아닌가? 안 되겠네……. 박 간호사, 작두 좀 내오시오!"

서슬 퍼런 작두를 한바탕 타야 할 분위기다.

언제 접신(接神)을 했냐고? 그게 아니다. 그 청년의 MRI에 실마리가 있었다. 허리 디스크는 퇴행이나 손상 없이 말끔한 데 비해 목 디스크는 이미 3개나 상당한 크기로 탈출되어 있었던 것이다 **2.9 참조**.

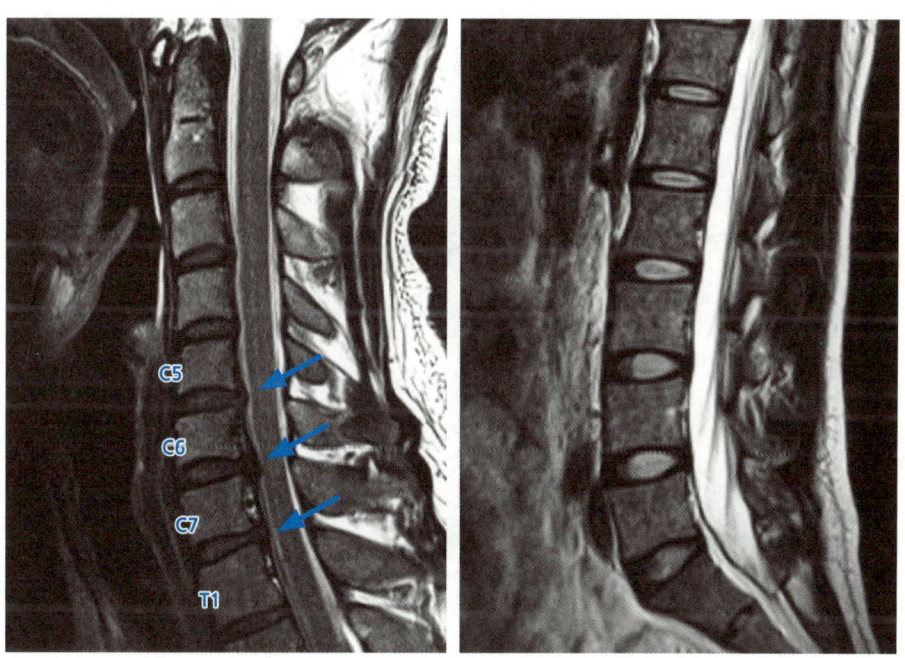

2.9 여러 개의 목 디스크(왼쪽)는 심하게 손상(화살표)되었으나 허리(오른쪽)를 보면 거의 손상이 없는 청년. 유전적으로는 튼튼한 디스크를 가졌으나 오랜 기간의 몰두자세로 목 디스크가 많이 상한 모습이 그대로 보인다.

유전적으로 척추가 약했다면 허리도 목만큼 손상되어 있어야 했을 텐데. 따라서 척추 디스크는 원래 튼튼하게 태어났는데 목 디스크에 부담이 되는 행동을 끊임없이 했음을 암시하는 MRI영상이었다. 하루에 10시간 이상 원시적 몰두 자세로 지내는 생활이 수년간 지속되었음을 짐작할 수 있었다. 한마디로 부모님으로부터 물려받은 좋은 디스크들 중 목 디스크만을 심하게 학대한 것이다.

필자의 경험상 경영컨설턴트, 펀드매니저, 외환딜러, 고시생, 기자, 일을 많이 시킨다는 모 대기업 임직원, 학원 강사, 이런 분들이 비슷한 양상을 보인다. 단, 지극히 개인적인 임상 경험에 근거한 결과이므로 일반화할 수는 없을 것이다.

컴퓨터 화면이 사람을 잡아먹었다는 해외 토픽은 아직 들은 적이 없으니 **현대인이 컴퓨터 화면에 집중을 할 때는 원시적 몰두 본능이 아닌 현대적 척추위생 개념을 장착해야 함**을 다시 한번 강조하고 싶다.

집 나간 경추전만을 찾습니다

보통 사람들은 고개를 숙이면 경추전만이 없어지고 일자목이 되었다가 고개를 들면 다시 경추전만이 살아나게 된다. 고개를 숙일 때만 일시적으로 일자목이 되는 것은 정상적인 현상이다**2.10 참조**. 그런데 고개를 자연스럽게 들고 있어도 경추전만이 없는 일자목이고 심지어는 경추가 앞으로 꺾어지는 후만(kyphosis) 상태가 되거나, 고개를 뒤로 젖혀도 경추전만이 생기지 않는 사람들이 있다. 바로 **목이 일자목으로 고정된 것**이다. 이런 상황을 의학적으로는 **경추의 직선화**(straightening of cervical spine) 혹은 **경추전만의 소실**(loss of cervical lordosis)이라고 부른다.

왜 고개를 펴도 경추전만이 돌아오지 않는지, 어떤 이유로 일자목으로 고정되는지, 일자목으로 고정되면 목 통증이 더 심해지는지에 대해서 많은 연구가 이루어졌으나 아직 뚜렷한 답이 없는 상태이다. 고정된 일자목의 원인으로는 한때 목 주변 근육이 뭉쳐서 경추전만이 소실된다는 가설이 풍미했으나 최근의 여러 연구 결과들은 그렇지 않다고 결론을 내리고 있다.[14]

고정된 일자목은 일시적인 일자목 상태가 오래 지속되면서 목 디스크가 찢어진 채로 고정된 상태일 가능성이 높다. 한 가지 확실한 것은 고정된 일자목을 가진 사람은 목 통증을 겪을 확률이 아주 높다는 것이다. 경추전만이 집을 나가 일자목으로 고정되면 목 통증이 올 확률이 정상에 비해 18배나 높아진다.[5]

엑스선 영상에서 확인되는 고정된 일자목은 목 디스크 병의 표현일 가능성이 높다**2.11 참조**. 또한 경추전만이 없어진 고정된 일자목 자체가 목 디스크 손상의 원인이 된다1장 '백년목과 백년허리' 참조. **고정된 일자목은 목 디스크 손상의 원인이자 결과이다.**

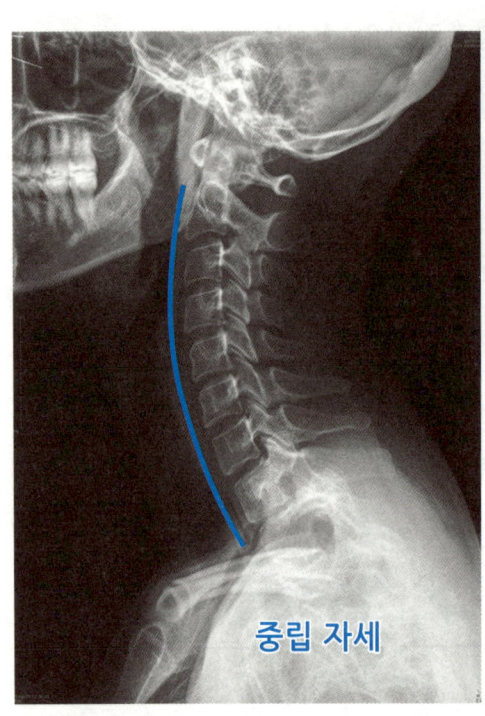
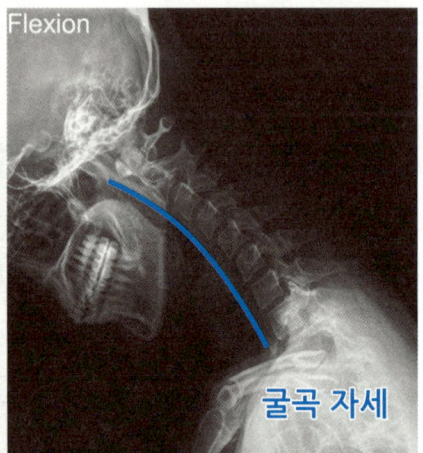
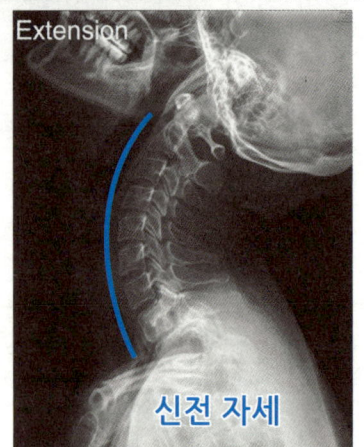

2.10 중립 자세에서 정상 경추전만이 보이는 35세 여성. 앞으로 수그리는 굴곡 자세에서는 일자목이 되지만 중립이나 신전 상태가 되면 경추전만이 살아난다. 정상적인 목에서 관찰되는 대단히 중요한 경추 곡선의 움직임이다. 목을 수그리고 펼 때 이러한 움직임이 보이지 않으면 어떤 문제가 생겼다고 보면 틀림이 없다.

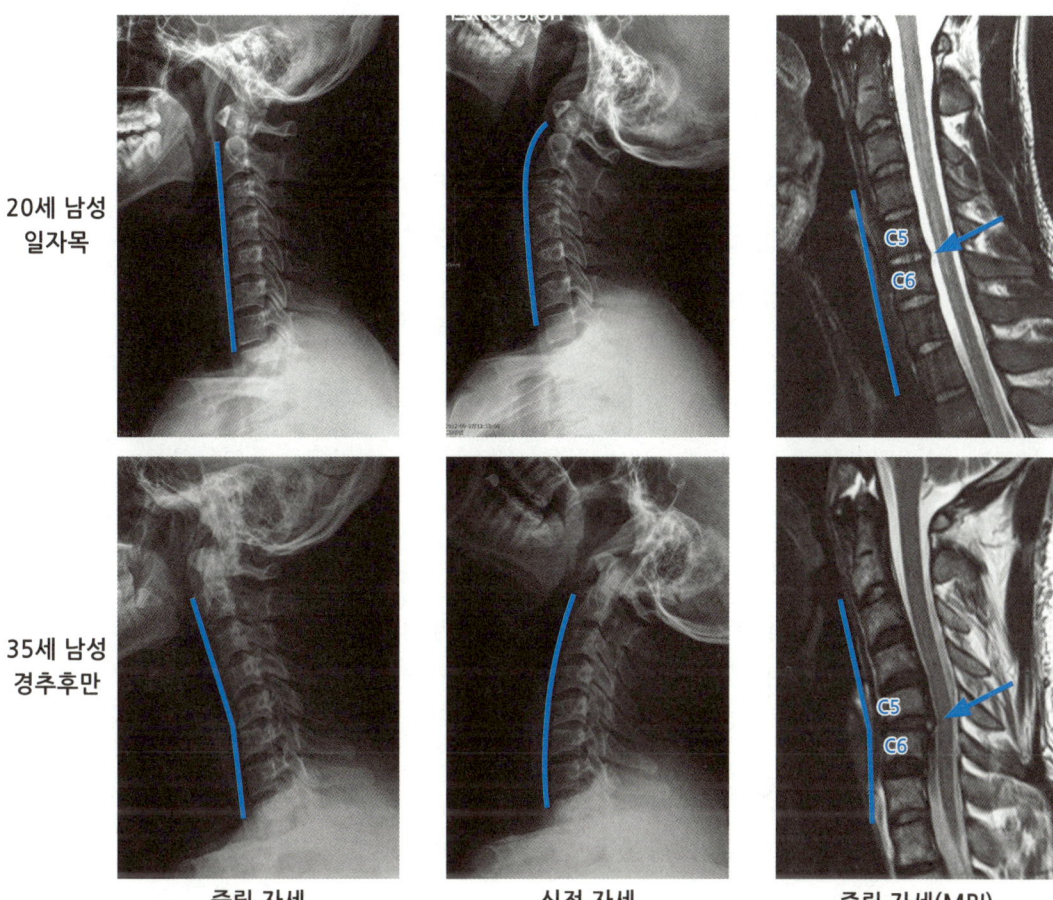

2.11 일자목으로 고정된 사람의 엑스선 사진과 MRI 영상. 위는 중립 자세에서도 목뼈가 일자로 고정된 일자목의 20세 남성이다. 뒤로 젖히면(신전) 위쪽 목뼈에는 경추전만이 생기지만 아랫쪽 목뼈에는 거의 살아나지 않는다. MRI에서 보면 5-6번 목 디스크가 살짝 손상(돌출, 화살표)되어 있다. 아래의 35세 남성은 중립 자세에서 목뼈가 전만의 반대쪽으로 후만(앞으로 굽음)되어 있는 상태로, 고정된 일자목이 아주 심한 상태이다. 목을 뒤로 젖혀야(신전) 그나마 일자목이 되는 것을 볼 수 있다. MRI를 보면 5-6번 목 디스크의 심한 탈출 상태(화살표)이다. 이처럼 고정된 일자목은 이미 목 디스크에 상당한 손상이 있을 가능성을 시사한다.

요점 정리

1 목 디스크를 찢는 가장 흔한 원인은 지속적이고도 은근한 힘이다. 나쁜 자세, 운동, 동작이 그 원인이다. 대부분의 경우 이를 스스로 감지하지 못한다는 것이 문제다.

2 스마트폰을 보느라 일자목으로 고개를 숙이면 목디스크에 압박이 4-6배까지 커지고 디스크가 버틸 수 있는 능력은 절반으로 줄어든다.

3 거북목으로 컴퓨터 모니터를 들여다보면 목 디스크에 심한 압박이 온다. 원시시대 때 몸에 밴 몰두 본능의 잔재인 거북목 자세를 현대인들은 빨리 버려야 한다. 몰두 본능을 버리고 척추위생 개념을 장착하자.

4 고개를 숙여 일자목으로 스마트폰을 들여다보고, 거북목으로 컴퓨터 작업을 오래 하면 경추전만이 집을 나간다. 목을 세워도 경추전만이 돌아오지 않는다. 일이 커지게 된다.

3장
생활 속 목 디스크 파괴자들

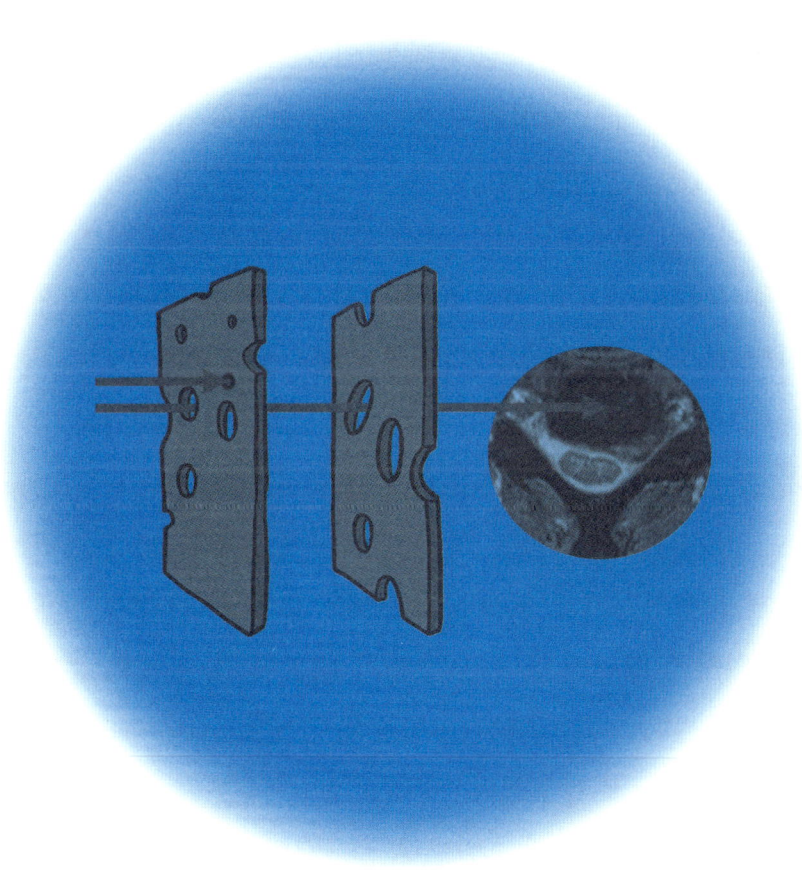

미국 경제가 기침하니 한국 경제는 목 디스크 생기네

2008년 리먼브라더스 사태로 미국 경제가 갑자기 어려워졌을 때의 일이다. 평소와는 달리 갑자기 큰 회사 CEO, 고위 경제관료들이 목 디스크 탈출증으로 연이어 진료실을 찾기 시작했다. 미국 경제가 기침을 하면 한국 경제가 몸살을 앓는다는 말은 들어본 적 있지만 한국 경제 전문가들이 목 디스크로 고생하게 되는 줄은 몰랐다.

한 경제 부처의 고위 관리는 위쪽 등에서 시작하여 왼쪽 어깻죽지를 거쳐 팔꿈치에 이르는 통증으로 고생하고 있었다. MRI를 확인하니 6-7번 목 디스크의 수핵이 왼쪽으로 탈출되어 7번 신경뿌리 쪽으로 밀려난 전형적인 목 디스크 탈출증이었다[3.1 참조]. 진찰을 하고 영상 소견을 설명하는 중에도 잔뜩 찡그린 얼굴로 "주가가 너무 떨어져서 걱정입니다."라는 말만 되뇐다. 목 디스크 통증으로 고통스러운 것인지 주가가 떨어져 괴로운 것인지 분간이 잘 안 될 정도이다.

1990년대 초반에는 허리, 목, 어깨 통증 등의 근골격계 문제가 심리적인 스트레스 때문이라고 보는 시각이 대세였다. 일하기 싫어서 혹은 우울하기 때문에 그 마음의 문제가 몸이 아픈 것으로 나타나는 신체화 장애(somatoform disorder)의 일종으로 간주했다.

그러나 1990년대 후반으로 들어서면서 학자들의 인식이

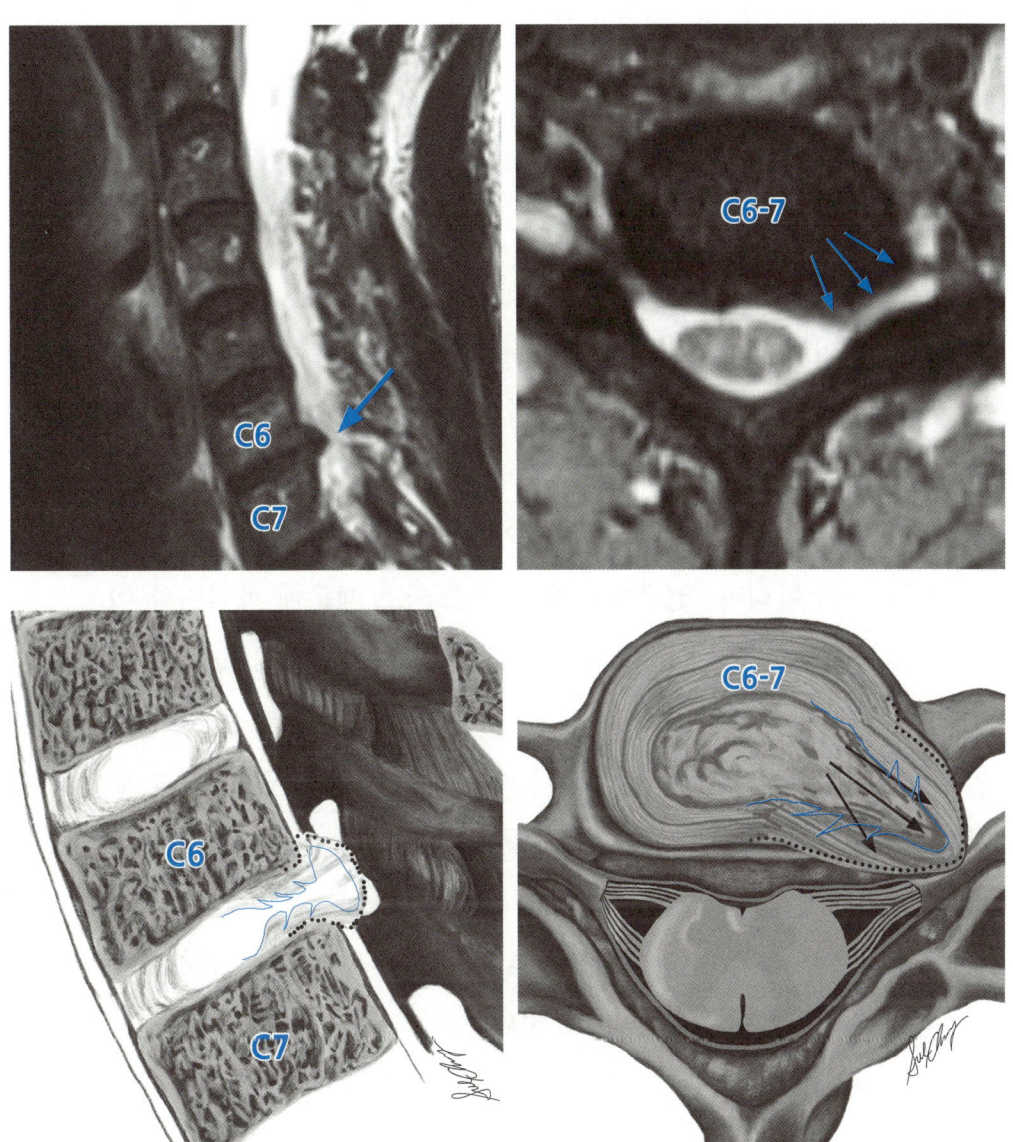

3.1 미국 발 세계 금융 위기로 대책 없이 떨어지는 주가에 과도한 스트레스를 받던 한 경제 관료의 목 MRI 영상(위)과 도해(아래). 왼쪽은 세로단면, 오른쪽은 가로단면이다. 6-7번 목 디스크가 왼쪽 7번 신경뿌리 쪽으로 탈출(화살표)되어 통증이 매우 심했다. 도해에서 디스크 탈출 전체는 점선으로, 수핵의 탈출은 실전으로 표시하였다.

3장 생활 속 목 디스크 파괴자들

많이 바뀐다. 1999년 스톡홀름대학교 심리학과의 룬드베리 (U. Lundberg) 교수는 재미있는 연구 결과를 발표한다.[15] 슈퍼마켓 계산대에서 일하는 72명을 대상으로 심리적 스트레스와 더불어 승모근(trapezius, 목덜미와 어깨를 연결하는 큰 근육)의 수축 정도를 측정해 보니, 목-어깨 통증이 심한 사람들은 일하는 동안 정신적인 긴장감이 높고 승모근이 강하게 수축되더라는 것이다.

일하기 싫고 업무에 불만이 많아서 목-어깨 통증이 생기는 것이 아니라, 업무에서 받는 스트레스 때문에 목덜미와 어깻죽지 근육이 강하게 수축되고, 그 근육의 힘에 눌려서 목 디스크가 서서히 손상되고, 목-어깨 통증이 생긴다는 뜻이다.

앞서 스마트폰과 컴퓨터 때문에 고개를 숙인 머리의 무게와 그 무게를 붙들고 있는 목덜미 근육의 힘 때문에 목 디스크가 손상된다고 설명했다. 어째 앞 장에서 이야기했던 것과 일맥상통하지 않은가? **스트레스와 우울함이 목 디스크를 손상시키는 또 다른 은근한 힘**인 것이다.

스트레스를 받거나 우울해지면 목덜미 근육을 긴장시킨 채로 가만히 있게 된다. 시간당 600번 가볍게 움직여야 할 목 디스크를 꼼짝 못하게 고정한다. 그와 더불어 목덜미와 어깻죽지 근육을 과하게 긴장시켜 목 디스크에 강한 압박을 가한다. 이것은 **디스크 손상의 또 다른 중요한 원인**이 된다.

열 받으면 뒷목이 뻣뻣해지는 사람들 많다. 열 받아서 혈압이 오른다고 생각하는데 그건 오해다. 열 받으면 스트레스가 쌓이고 상체를 앞으로 수그린 몰두 자세가 되어 어깨와 목에 힘을 꽉 주고 용을 쓰게 된다. 목 디스크 손상의 요소들이 총출동한다. 목 디스크 속 수핵이 후방 섬유륜을 지속적으로 밀게 되어 후방 섬유륜이 차츰 찢어진다. **'뒷목이 뻣뻣해지는 느낌'은 바로 후방 섬유륜이 찢어지는 통증**인 것이다.

열 받고 스트레스 받고 우울해질수록 목 디스크 보호에 신경을 써야 한다. **14장 '스위스 치즈 척추위생: 목 디스크 100년 동안 사용하는 방법'과 15장 '목 디스크가 운동을 만날 때 – 4마라 4하라'**를 참고하기 바란다.

소파에서 쪽 잠 자던 CEO

대형 금융 사고가 터져 경영 상태가 어려워진 CEO가 목, 어깨 통증으로 진료실을 찾았다. MRI에서 보는 디스크의 손상이 상당하다.

"아니 어쩌다 이토록 심한 목 디스크 손상이 생겼나요?"
"잘은 모르겠습니다만 요즘 회사가 어려워 하루 종일 스트레스 받으면서 회의를 하고 사장실 소파에서 쪽잠을 잡니다. 그래서 생긴 게 아닐까요?"

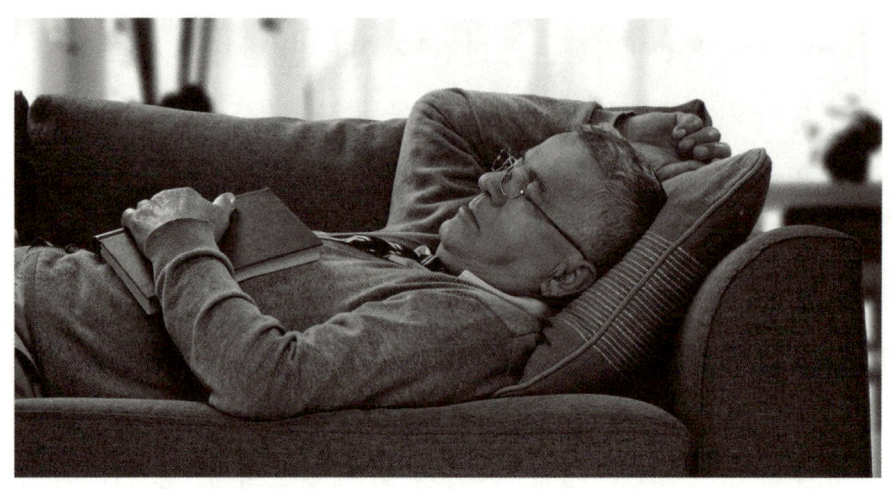

3.2 목디스크를 찢는 확실한 방법. 소파 팔걸이를 베고 잠자기

정확한 진단이다. 스마트폰, 컴퓨터를 들여다보기 위해 스스로 고개를 숙이는 자세도 목 디스크에 해롭지만, **외부의 힘으로 목이 구부러지는 상황도 목 디스크를 손상시킨다**. 외력이 목 디스크를 압박하는데다가 목이 구부러지면 디스크의 기계적인 강도가 50퍼센트 정도로 감소[16]하기 때문이다.

외부의 힘으로 목이 구부러지는 대표적인 경우가 앞에서 소개한 CEO처럼 소파에 누워 높은 팔걸이를 베개 삼아 잠자는 경우이다 **3.2 참조**. 이렇게 잠을 자면 목이 앞으로 구부러지면서 디스크의 앞쪽에 압박이 가해져 수핵이 뒤로 밀려 후방 섬유륜이 찢어지게 된다. 심하면 수핵이 뒤로 탈출된다. 이 역시 **목 디스크에 오랫동안 은근하게 작용하는 또 다른 나쁜**

힘이다.

회사가 어려워 정신적 스트레스를 받는 상황에서, 소파 팔걸이에 머리를 기대어 잠을 잔다는 것은 목 디스크 입장에서는 엎친 데 덮친 격, 안질(眼疾)에 고춧가루 뿌리는 격이 아닐 수 없다.

회장님의 생일선물 - 베개 유감

소파에서 자지 않더라도 나쁜 수면 습관이 목 디스크 원인이 되는 경우를 많이 본다. 병원에서 아무리 치료를 잘 받아도 근본적인 해결을 위해서는 수면 습관을 반드시 점검하고 필요하면 고쳐야 한다. 잠 안 자고 사는 사람이 없기 때문이다. **잠을 잘 자면 자는 동안 찢어진 디스크가 아물게 되는 반면 나쁜 자세로 잠을 자면 오히려 디스크가 찢어진다.**

목과 어깻죽지 통증으로 찾아온 어느 중견 기업 회장님. 스마트폰, 컴퓨터, 소파에서 잠자기, 텔레비전 보는 자세 등 목 디스크 손상의 원인이 될 만한 것들을 다 따져 봤는데 모두 해당 사항이 없다.

"그럼, 수면 자세는 어떠세요?"
"하늘 보고 똑바로 누워 잡니다."

"흠, 그럼 그것도 원인은 아니네요. 모로 잘 때 베개가 너무 높거나 낮으면 목이 옆으로 꺾여 목 디스크가 생깁니다. 그래서 여쭤 본 건데요……. 정답이 잘 안 나오네요. 목 디스크 손상의 원인을 알아야 근본적인 치료가 가능합니다만……."

이때 옆에 있던 부인이 실마리를 던진다.

"당신 얼마 전에 베개 바꿨잖아. 그게 원인 아닐까?"
"아, 우리 임원 중 한 사람이 생일 선물로 나무 베개를 줘서 그걸 베고 잡니다. 한 두어 달 되었어요. 아주 귀한 거라던데요."

저런! 선물을 보낸 임원의 승진가도에 큰 문제가 없기를 바라면서 조심스럽게 답한다.

"답이 나왔네요. 딱딱한 나무 베개를 그대로 사용하면 해롭습니다. 빨리 돌려주시지요."

소파의 높은 팔걸이와 마찬가지로 높은 베개나 딱딱한 베개도 목에 해롭다. 베개가 높으면 목이 앞으로 구부러져 힘을 받게 되고 딱딱하면 뒤통수와 목뼈의 극돌기에 강한 압박이 가해진다. 목은 움직이는 기관이라 깨어 있을 때나 잠을 잘 때나 시간당 600회 움직인다.[1] 잠자는데 왜 목이 움직이냐고? 숨만 깊이 쉬어도 목이 조금씩 움직이기 때문이다. 1시간에 600회씩 6~8시간 동안 딱딱한 베개로 목뼈에 강한 충격을 가한다고 생각해 보라.

시중에 떠도는 베개 광고를 보면 머리와 목을 고정하는 제품들이 더러 있다. 잠잘 때도 목은 끊임없이 움직이므로 머리와 목을 꽉 붙잡는 베개 역시 바람직하지 않다. 실제로 그런 제품을 사용하다가 진료실을 찾은 환자분도 자주 본다.

예를 들어 1년 전부터 잠을 잘 때 목이 뻑뻑하더니 최근 태어난 아이를 돌볼 때 왼손이 조금씩 저리기 시작했다는 32세 젊은 아빠가 진료실을 찾은 적이 있다. 3주 전 부인이 안쓰러운 마음으로 선물한 경추 베개를 사용하다가 통증이 더 심해져서 병원을 찾았단다. 신혼 부부의 금실에 문제가 생기지 않도록 조심스럽게 통증이 심해진 원인을 이야기해 준 적도 있다.

내 텔레비전 보는 자세가 어때서?

잘 낫지 않는 목 디스크 증상으로 오래 고생하는 사람들은 반드시 텔레비전 보는 자세를 체크해야 한다. 모 대기업의 잘나가는 임원이 심한 목 디스크 증상으로 병원을 찾은 적이 있다. 그때는 스테로이드 주사를 맞고 호전되었는데 또 몇 달 만에 재발했다. 자신도 모르게 일상생활 중에 지속적으로 목 디스크에 손상을 가한 것이 분명했다.

자세히 물어보니 텔레비전을 많이 보는데 **3.3**과 같이 침대에 누워 윗등에 베개를 받친 다음, 머리를 침대 헤드에 붙이고 본다는 것이다. 이 자세 역시 소파 팔걸이나 높은 베개를 베고 잠을 자는 것과 똑같은 기전으로 목 디스크를 찢는다. 이 자세는 **후방 섬유륜을 아래위로 잡아당긴 상태로 앞쪽에 있는 수핵을 뒤로 세게 밀어붙이는 형국**이다. 이렇게 매일 텔레비전을 보는 것은 매일같이 섬유륜이 찢어지도록 고사를 지내는 것과 똑같은 상황이다.

운전만 하고 나면 심해지는 목 디스크

1년 전 왼쪽 어깻죽지와 팔의 심한 통증으로 6번 경추 신경 뿌리에 경막외 스테로이드 주사를 맞고 통증 없이 잘 지내던 50대 CEO가 똑같은 증상이 재발해서 다시 진료실을 찾았다. 최근 목에 충격을 받은 적은 전혀 없었다고 한다. 통증이 너무 심해 스테로이드 주사를 한 번 더 맞았다. 몇 달 괜찮다가 또 심하게 아파 도로 병원을 찾아왔다. 몇 달 간격으로 두 번이나 재발한 것이다. 재발 후 호소하는 증상을 그대로 옮기면

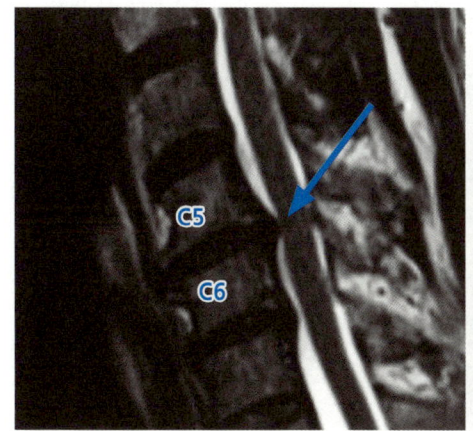
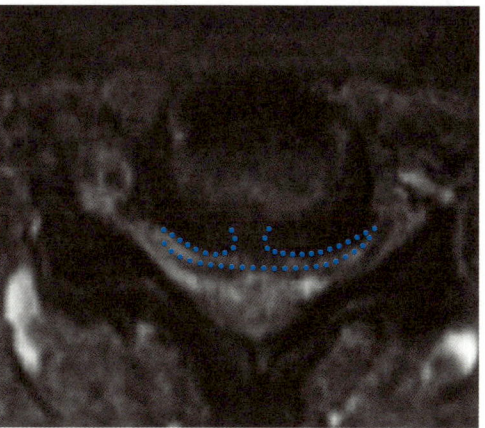
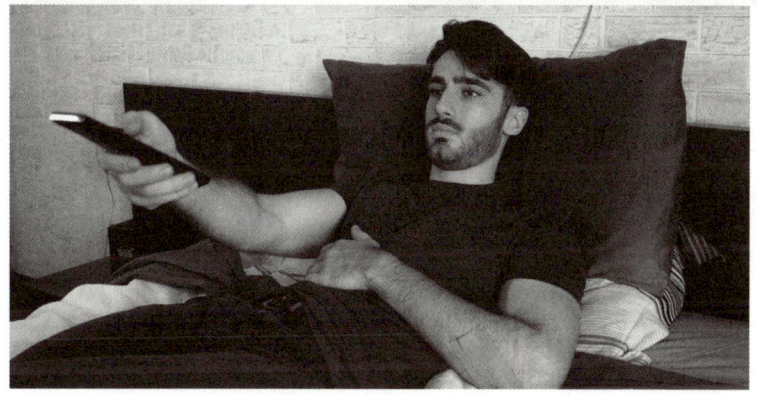

3.3 목 디스크를 찢는 또 다른 방법: 나쁜 자세로 TV 시청하기. 위 그림은 목 디스크 탈출증이 재발하였던 50대 초반 대기업 임원의 MRI 영상이다. 최근에 흘러나온 수핵(흰색 곡선으로 둘러싼 부분)이 밝은 빛을 띠며 확연하게 보인다. 싱싱한 수핵이 탈출된 만큼 염증도 심하고 통증도 심하였다. 아래 사진은 50대 초반 대기업 임원이 TV를 시청하였던 자세(대역 배우 영상). 베개를 받친 침대 헤드가 머리를 밀어 목을 강하게 구부리는 자세이다.

다음과 같다.

"지난 시술 후 왼쪽 팔 저린 것은 호전되었으나 왼쪽 어깻죽지 근육이 엄청 뭉칩니다. 오른쪽도 그렇습니다. 견갑골 아래까지 아프고 아침에 일어날 때 목이 부러질 것 같아 머리를 손으로 받치고 일어나야 합니다. 통증 때문에 회의나 미팅 때 목을 계속 움직여야 하는데, 그 때문에 스트레스가 쌓이고 상대방에게도 폐가 되는 것 같습니다. 하루 종일 머리 위에서 뭔가가 짓누르는 듯한 느낌을 받습니다."

팔 저림이 호전된 것을 보면 경막외 스테로이드 주사로 신경뿌리 염증은 해소가 된 것으로 볼 수 있다. 어깻죽지가 아프고, 목이 부러질 것처럼 아프고, 머리를 짓누르는 느낌은 디스크 자체가 손상되는 디스크성 통증일 가능성이 높다 **5장 '목 디스크 찢어지는 통증 - 디스크성 목 통증과 연관통', 6장 '목 디스크 상처의 별난 증상 - 특수 부위 연관통' 참조**.

두번째 재발 후 촬영한 MRI 영상을 보면 5-6번 목 디스크가 왼쪽으로 더 탈출되고 종판 주변의 뼈에 멍이 든 소견이 관찰되었다 **3.4 참조**.

그렇다면 **반복적으로 디스크를 손상시키는 무언가가 있다는 뜻이다. 목에 특별한 충격을 받은 일은 없다고 하니 일상생활 중에 자신도 모르게, 쥐도 새도 모르게 디스크를 찢는 상황이 반복되는 것이 분명하다.** 면밀한 사생활 조사에 들어간다.

이 환자는 자기 소유의 회사를 경영하는 CEO로 지방에

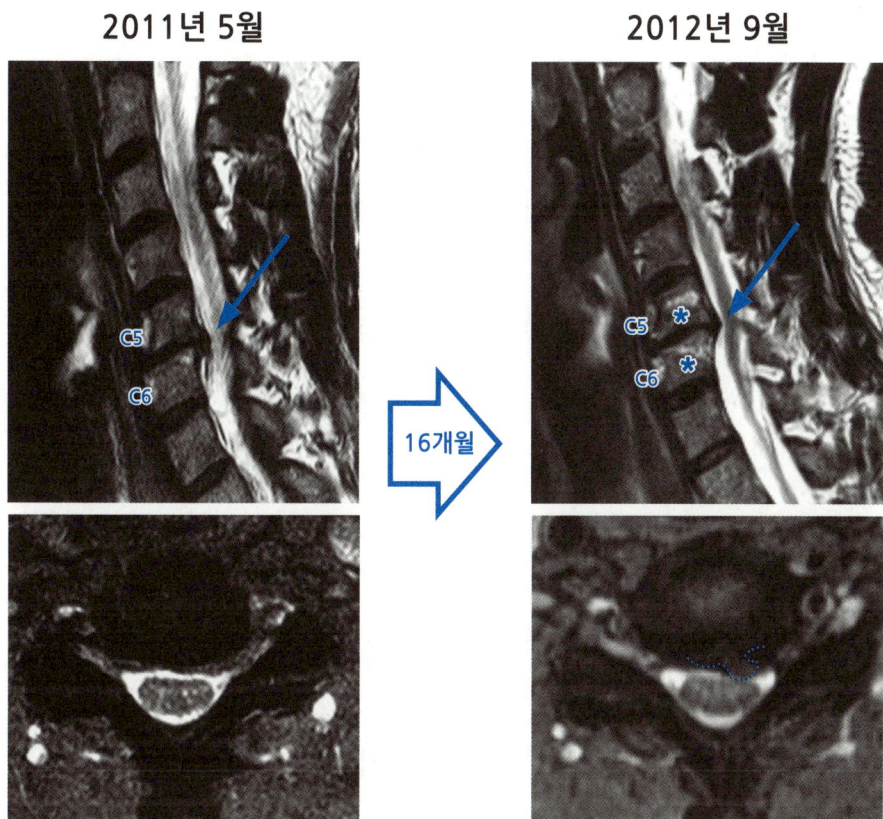

3.4 자가 운전으로 하루 5~6시간 고속도로를 달려 공장과 회사를 다녔던 CEO. 5-6번 목 디스크가 점점 더 탈출(오른쪽 아래 그림의 흰색 곡선) 되고 디스크 주변의 뼈에 멍(오른쪽 위 그림의 * 표시)이 든 소견이 보인다.

공장이 있어 매일 새벽부터 일어나 5~6시간 자동차로 이동한다. 운전을 전담하는 직원이 있으나 본인 스스로 운전할 때가 잦고 그런 날은 통증이 훨씬 더 심해진다. 잠을 오래 자면 훨씬 낫다. 최근 운전하던 직원이 회사를 그만두는 바람에 거의 매일 직접 운전을 하고 있다고 한다.

답은 나왔다. 장시간의 운전이 목 디스크를 찢고 있는 것이다. 당연히 100번의 경막외 스테로이드 주사보다 이 문제를 해결하는 것이 완치의 지름길이다.

"가능하면 운전을 직접 하지 마십시오. 그래도 어쩔 수 없이 직접 운전해야 한다면 운전할 때 자주자주 목을 뒤로 젖히는 신전동작을 하셔야 합니다."

그런데 뭔가 좀 찜찜했다. 회사 사정도 있는데 스스로 운전하는 것을 얼마나 줄일 수 있을지, 고속 도로를 운전하는 것이 분명한데 필자가 처방해 준 대로 자주자주 신전동작을 할 수 있을지 의문이 들었다. 게다가 무엇보다 하루에 5~6시간 운전하는 사람이 한둘이 아닌데 왜 이 환자만 이렇게 심한 탈출이 진행되고 낫지 않느냐는 것이 풀리지 않는 수수께끼였다.

그로부터 몇 년 후 미국으로 장기 연수 갔던 우리 대학 핵의학 교실 이재성 교수가 다른 일로 잠시 귀국한 차에 목 디스크 탈출증 증상으로 진료실을 찾았다. 통상 장기 연수 중에 척추나 관절에 병이 생기는 경우는 극히 드물다. 국내에서 일할 때 노동 강도가 워낙 강하므로 장기 연수 중 아무리 열심히 일해도 몸에 탈이 나는 경우는 거의 없기 때문이다. 편안한 연수 기간 중 목 디스크가 생긴 것이 이상하다 싶어 자세히 물어보니, 운전만 하고 나면 더 심해진다고 했다. 그렇다면 필시 운전하는 자세와 깊은 관계가 있을 터. 미국에서 타는 차의 운전대에 앉은 사진을 한번 찍어 보내 달라고 했다. 이메일로 보내온 사진**3.5 참조**을 보니 추돌 사고 때 편타 손상<u>103쪽 '한 번의 강한 힘으로 손상되는 목디스크 - 편타손상'참조</u>을 줄이기 위해 운전석의 머리 받침이 심하게 앞으로 구부러진 모델이었다.

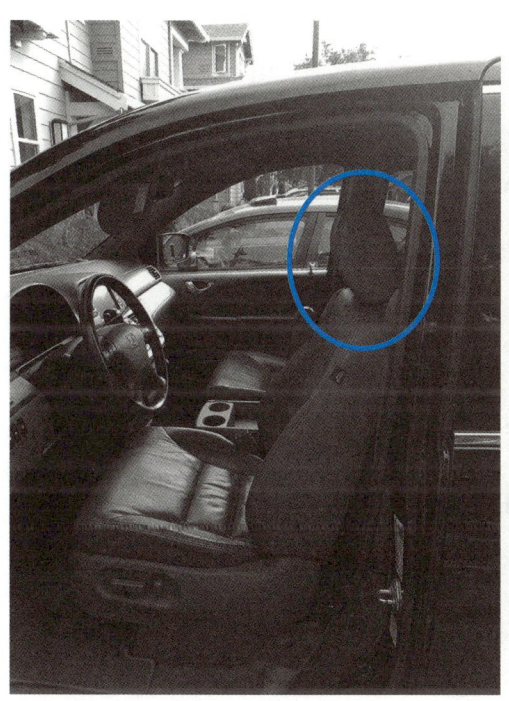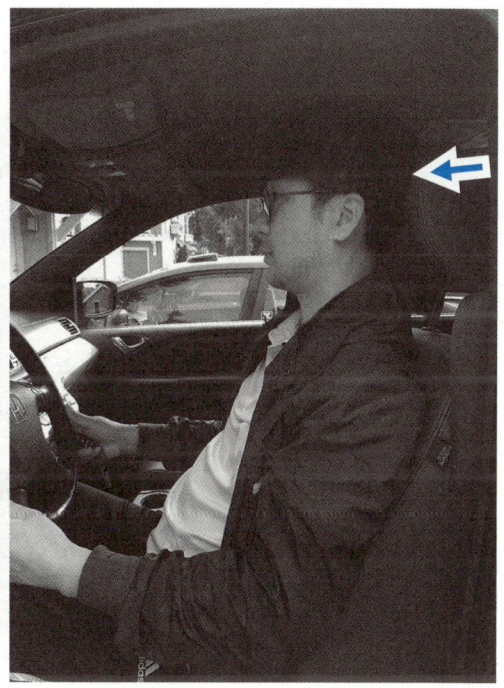

3.5 목 디스크를 심하게 만드는 자동차의 운전석 의자. 후방 추돌 사고 때 편타 손상을 줄이기 위해 머리 받침(왼쪽 사진의 원)이 심하게 앞으로 꺾여 운전대를 잡으면 뒤에서 머리를 밀어(화살표) 고개가 앞으로 구부러지는 것이다.

아하! 이 차는 운전석에 앉기만 해도 목이 저절로 앞으로 구부러지게 생겼다. 전방 주시를 위해 앞을 쳐다봐야 할테니 목에 저절로 힘이 들어갈 수밖에. 목 디스크 탈출증의 원인이 한 장의 사진으로 확인된 것이다.

이때 불현듯 직접 운전만 하면 목 디스크 탈출 증상이 재발하던 CEO가 떠올랐다. 어쩌면 그도 자동차 머리 받침 때문이었을지도 모른다는 생각이 들었다. 재발을 막지 못해 늘 찝찝했던 터였기에 따로 연락을 했다. 아니나 다를까 운전하는 차가 외제차인데 머리 받침에 쿠션이 한 겹 더 붙어 있는 모델이라 운전석에 앉으면 자연히 목이 구부러지고 경추전만이 무너진다고 했다. **기계적인 원인이 없는 목 디스크 병은 없다는 사실을 다시 한번 확인하는 계기였다.**

튀어나온 머리 받침으로 목이 구부러지는 자세도 문제였지만 그 상태로 고속도로 운전을 하는 동안 **강도 높은 전방 주시를 해야 하는 이유로 발생한 응시독(凝視毒)의 악영향도 매우 컸을 것이다.** 응시독에 대해서는 100쪽에 나오는 '호환, 마마보다 무서운 응시독(凝視毒)'을 참조하라.

당신 책상에는 컴퓨터 모니터가 오른쪽에 있는 것이 분명해!

진료실에서 목 MRI 영상을 많이 접하다 보면 이상하게도 오른쪽이나 왼쪽, 즉 한 쪽으로만 여러 개의 디스크 탈출이 관찰되는 경우가 드물지 않다. 이런 경우 "혹시 컴퓨터 화면이 탈출된 디스크 반대 방향에 놓여 있나요?"라고 물어보면 십중팔구는 "예, 맞아요. 어떻게 아셨어요?"하는 답이 돌아온다. 또 한 번 더 작두를 타야 할 상황인 것이다.

허리를 구부린 상태에서 몸통을 비트는 동작을 하면 허리 디스크 손상이 잘 생긴다는 것은 오래전부터 잘 알려진 사실이다.[17] 오랫동안 고개를 한쪽으로 돌리고 화면을 보는 자세가 목 디스크를 반대 방향으로 찢을 수 있는지에 대한 연구는 아직 없지만 허리 비틀림으로 허리 디스크가 찢어지는 기전을 생각하면 충분히 이해가 가는 상황이다. **고개를 오랫동안 한쪽으로 돌리고 있는 자세는 목 디스크를 반대쪽으로 탈출 시키게 된다. 왼쪽을 오래 쳐다보고 있으면 오른쪽 어깻죽지와 팔이 아플 수 있다는 뜻**이다.

3.6은 두 개의 목 디스크 탈출이 모두 왼쪽 방향으로 몰렸던 환자의 영상이다. 60대 남성으로 4-5와 5-6 목 디스크가 모두 왼쪽으로 탈출된 모습이다.

"컴퓨터 화면이 책상 오른쪽에 놓여 있는 것이 분명하네요!"

"헉, 어떻게 아셨습니까?"

"연달아 있는 목 디스크 두 개가 모두 왼쪽으로 탈출된 것

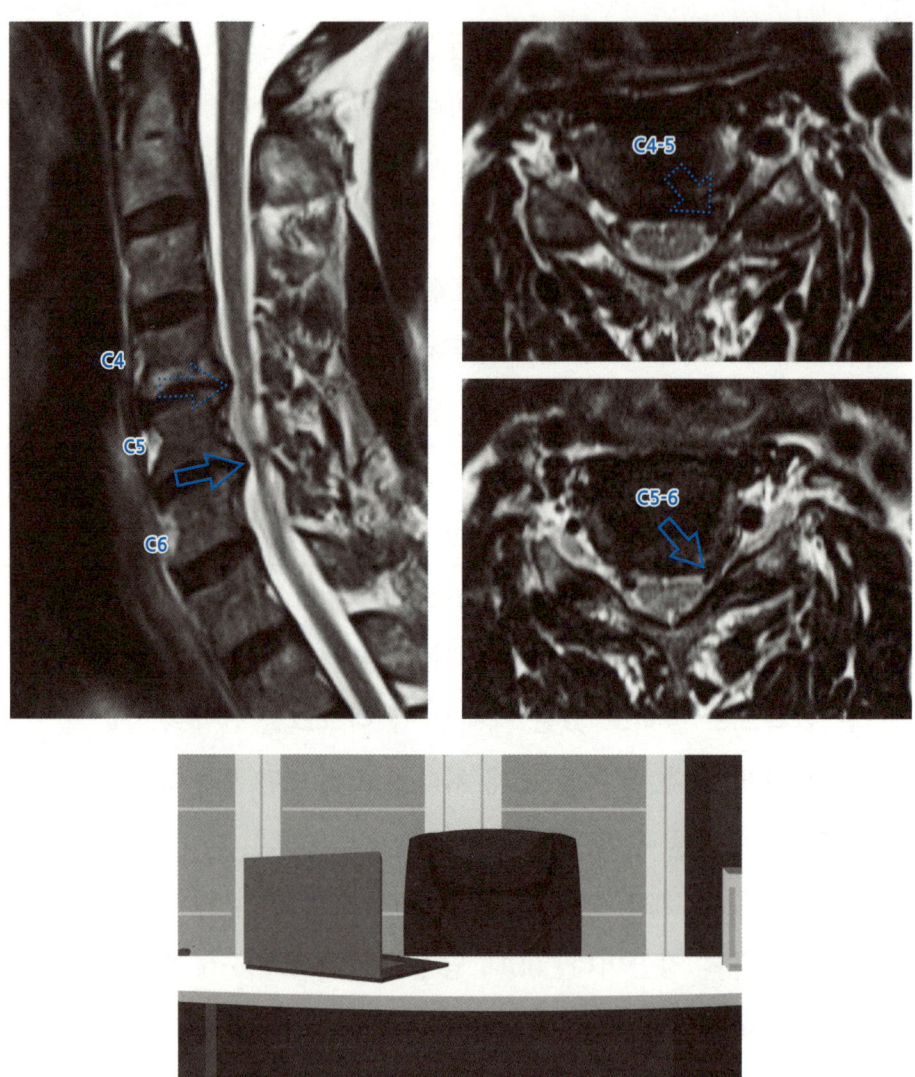

3.6 두 개의 인접한 목 디스크의 탈출, 즉, 4-5번 목 디스크의 탈출(점선 화살표)과 5-6번 목 디스크 탈출(실선 화살표)이 모두 왼쪽 방향으로 몰렸던 환자의 영상이다. 맨 아래 그림과 같이 모니터가 책상 오른쪽에 위치하여 오랜 시간 고개를 오른쪽으로 돌린 상태로 작업을 하였던 것이 확인되었다.

을 보니 오른쪽에 있는 컴퓨터 화면을 쳐다보느라 오랜 시간 고개를 오른쪽으로 돌려서 생긴 것으로 보입니다."

"아… 예, 당장 모니터를 책상 가운데로 옮기겠습니다!"

진료를 오래 하다 보니 작두 탈 일이 자주 생긴다. 하지만 때로는 신기(神氣)가 제대로 적중하지 않을 때가 있다.
어느 날 3개의 목 디스크 탈출이 모두 오른쪽으로 치우친 환자가 왔다 **3.7 참조**. 한두 번 겪는 상황이 아니라 의기양양한 어조로 일갈하였다.

"어허, 이것 참! 왼쪽에 있는 모니터를 하루 종일 쳐다보고 있네! 모니터를 한가운데로 옮기지 않으면 절대로 낫지 않아요!"

"제 모니터는 책상 한가운데 있는데요?"

"그럴 리가 없어요. 모니터를 왼쪽에 놓고 오랫동안 쳐다봐서 생긴 다발성 목 디스크 탈출증이 분명해요!"

"아닌데…… 모니터는 분명히 정가운데 있는데……"

"그럼 텔레비전을 볼 때 고개를 왼쪽으로 돌리고 보나요?"

"텔레비전도 거의 안 보는데요…… 아하! 제 모니터는 책상 가운데에 있습니다만 제가 하루 종일 민원 상담을 하는데 민원인들이 제 책상 왼쪽에 앉으세요. 하루 종일 민원인을 쳐다보면서 상담하니 고개가 왼쪽으로 늘 돌아가 있는 상황이 맞습니다."

민원인 상담할 때 컴퓨터 모니터만 쳐다보지 않고 민원인과 눈을 맞추며 진심을 다해 상담하는 모습이 눈에 선하다.

"아하…… 맞습니다. 그게 원인입니다. 민원인들이 책상의 왼쪽, 오른쪽에 번갈아 앉으시도록 하시지요."

고개를 한쪽으로 오래 돌리고 있는 것이 목 디스크에 이렇게 나쁘다는 것이다. 여러 개의 목 디스크 탈출이, 도다리 눈알 몰리 듯, 한 쪽으로 몰려 있으면 모니터의 위치, 텔레비전 보는 자세, 민원인을 상담하는 방향 등을 잘 따져봐야 한다는 뜻이다. 늘 학생의 왼쪽이나 오른쪽에 앉아 피아노 교습을 하거나, 아파트 경비실과 같이 좁은 공간에서 한쪽에 놓인 텔레비전을 보기 위해 고개를 돌린 채 계속 앉아 있는 것도 똑같은 상황이다. **고개를 한쪽 방향으로 돌린 자세로 오랜 시간을 보내면 목 디스크를 찢는 은근한 나쁜 힘이 한쪽 방향에 집중 된다는 사실을 반드시 기억해야 한다.**

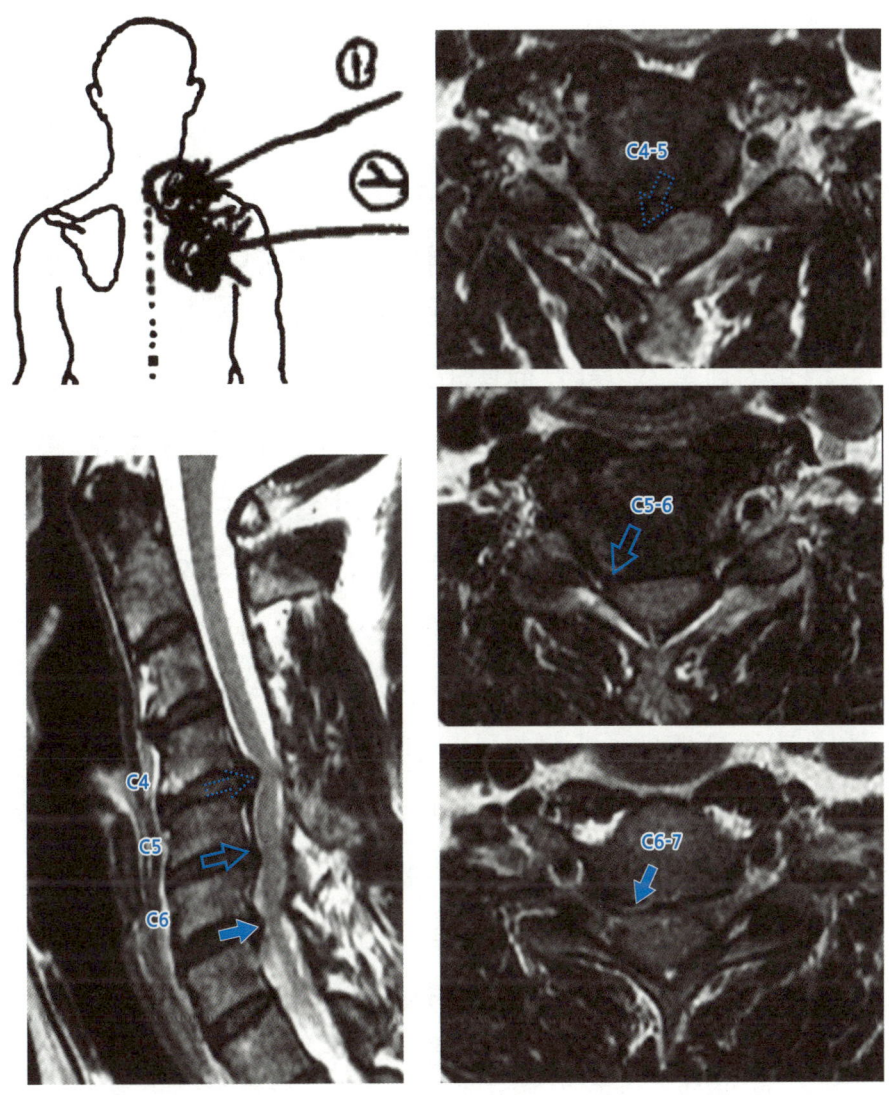

3.7 컴퓨터 모니터는 책상 한가운데에 있었으나 민원인이 항상 책상의 왼쪽에 앉는 업무 환경때문에 고개를 늘 왼쪽으로 돌리고 있었던 환자. 덕분에 4-5번, 5-6번, 6-7번 목 디스크가 모두 오른쪽으로 탈출(각각 점선, 실선, 속이 꽉 찬 화살표)되어 있었다. 왼쪽 위 그림은 환자가 그린 통증 위치로 오른쪽 어깻죽지에 심한 통증을 호소하였다.

고개를 한 쪽으로 꺾는 것도 은근한 나쁜 힘!

모로 누워 한쪽 손이나 높은 베개, 소파 팔걸이 등으로 머리를 괴고 텔레비전을 보는 자세도 아주 해롭다^{3.8 참조}. 끊임없이 움직여야 하는 목에 특정 방향으로 지속적인 힘을 가하여 꺾은 상태를 유지하기 때문이다. 이런 경우에도 여러 개의 디스크가, 오른쪽 혹은 왼쪽으로 같이 탈출되는 것을 본다. **통상 목을 꺾는 쪽 반대 방향으로 탈출이 일어난다.**

　3년 전 허리 수술을 받았던 37세 남성이 목, 어깨 통증으로 진료실을 찾았다. 운전할 때 더 아프고 가만히 서 있어도 목, 어깨, 허리가 매우 아프다고 한다. 전가의 보도 「목 디스크를 손상시키는 나쁜 자세」 인쇄물을 보여 주었더니 '모로 누워 텔레비전 보는 사람'을 바로 찍는다. 그 자세로 텔레비전을 보다가 아예 오른손으로 머리를 받치고 밤새 잠을 잔다고 한다. 매일 아침 일어나면 목과 오른쪽 어깨가 1시간 동안 많이 아프다고 한다. **이것은 허리 디스크, 목 디스크, 어깨의 회전근개 힘줄을 동시에 파괴할 수 있는 최고의 자세이다.**

　비슷한 자세로 텔레비전을 시청하는 많은 국민들께 경종을 울릴 수 있도록 진찰 테이블에서 실제 상황을 재연해달라고 부탁해서 직접 사진을 찍어 두었다. 3.8의 맨 위가 바로 그 사진이다. **책을 읽는 독자들은 본인이나 부모, 형제 중 이런 자세로 시간을 보내는 사람이 없는지 잘 살펴보기 바란다.**

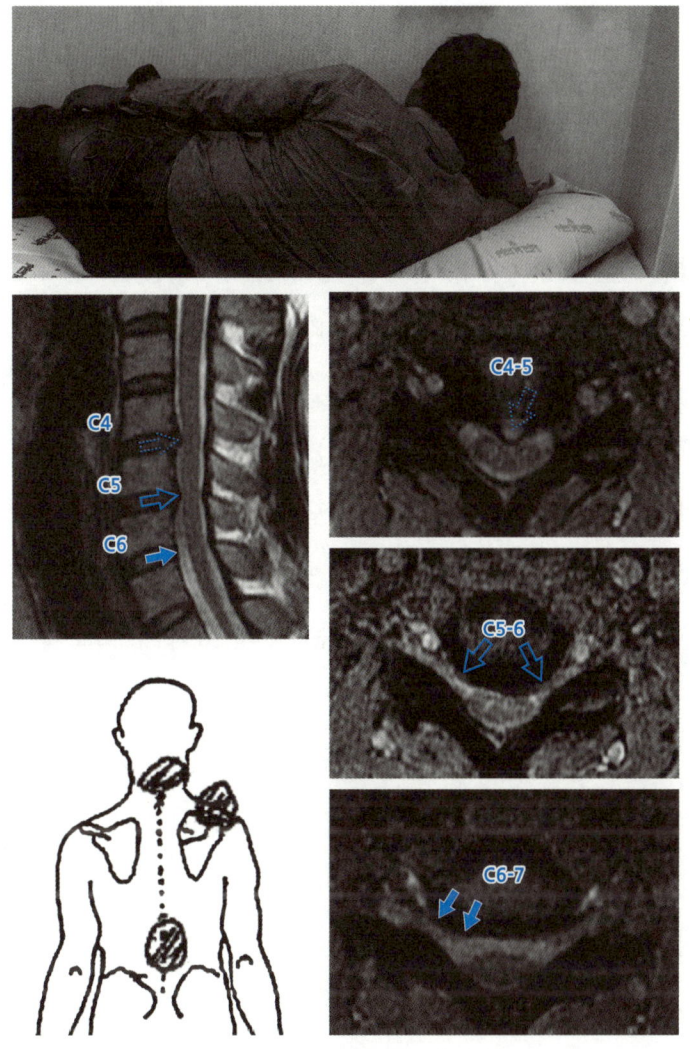

3.8 오른손으로 머리를 받치고 모로 누워 밤새 텔레비전을 보고 잠을 자는 습관 때문에 여러 개의 목 디스크가 탈출되어 필자의 진료실을 찾은 30대 후반의 남성. 맨 위 사진은 평소 습관을 실제로 재연해달라고 부탁하여 찍은 사진(환자 본인 사진)이다. MRI 영상으로 보면 4-5번(점선 화살표), 5-6번(실선 화살표), 6-7번(속이 꽉 찬 화살표) 디스크 탈출이 주로 오른쪽으로 있음을 알 수 있다. 환자가 직접 그린 통증 그림(아래 왼쪽)은 목과 오른쪽 어깻죽지, 그리고 허리에도 심한 통증이 있다.

호환, 마마보다 무서운 응시독(凝視毒)

2017년 말 백년목 초판이 출간된 이후 필자는 심한 목 디스크 탈출증을 1년 간격으로 두 번 겪었다. 대흉근, 삼두근, 활배근이 마르고 근육에 힘이 쭉 빠질 정도로 심한 목 디스크 탈출증이었다. 자세한 내용은 313쪽 '속(續)-내 디스크 탈출기(백년목 개정증보판 뒷이야기)'에 잘 나와 있다. 목 디스크는 완벽하게 지킬 수 있다고 장담하며 살아가던 중 허를 찔린 것이다. 편안한 꽃 길을 걷던 중 뒤통수를 세게 맞은 느낌이었다. 눈물 없이는 읽을 수 없는 증례 기록이므로 독자들은 마음을 단단히 먹고 읽어야 한다.

두 번의 탈출증 중 첫번째는 의자에 붙어 있는 머리 받침대가 뒤통수를 밀어 고개를 숙이게 했기 때문이라 생각하여 머리 받침대를 제거하고 좋아졌다. 그런데, 첫 번째보다 훨씬 더 심하게 찾아온 두 번째 탈출증은 핑계를 댈 만한 것이 없었다. 뒤통수를 눌러 고개를 숙이게 하는 나쁜 머리 받침대도 없었고, 의자면 의자, 침대면 침대, 베개면 베개, 척추위생에 어긋나는 것이 하나도 없는 상황에서 발생하였다. 그것도 첫 번째 보다 훨씬 더 심하게….

두 번째의 극심한 디스크 탈출증의 원인으로 꼽을 수 있는 유일한 요인은 몇 주 동안 하루 10시간 이상 컴퓨터 모니터를 쳐다보고 있었다는 것이다. 모니터를 쳐다보면서 글을 읽고, 글을 쓰고, 수정하는 동안 시선(視線)을 고정하기 위해 머리를 단단히 붙들고 있어야 하는 목 근육의 노력이 목 디스크에 은근한 압박으로 작용한 것이 분명하다. 게다가 원고 마감일을 훌쩍 넘겼기 때문에 받은 스트레스도 승모근을 위시한 목 주변 근육을 긴장시켜 은근한 압박을 더 크게 했을 것이리라. 비록 의자와 허리 쿠션으로 요추전만을 잘 유지하고, 모니터를 최대한 높여 경추전만을 유지하였음에도 **시선 고정을 위한 목 근육들의 노력은 하루 10시간 이상, 수 주간 지속되었고, 목 디스크에 가해지는 은근한 압박도 그토록 긴 시간 고스란히 작용하니 아무리 경추전만을 유지해도 물렁뼈가 조금씩 찌그러질 수 밖에 없었던 것이다. 아무리 자세가 좋아도 특정한 목표에 시선을 고정하여 응시(凝視)하는 시간이 길어지면 목 디스크가 찌그러지는 것은 피할 수 없을 것으로 보인다.** 이 정도면 **응시독(凝視毒)**이라는 말이 생겨날 법도 하다.

앞서 86쪽 '운전만 하고 나면 심해지는 목 디스크'에서 소개한 하루에 5~6 시간씩 고속도로 운전을 하였던 CEO의 경우도 외제 자동차의 툭 튀어나온 머리 받침으로 고개가 약간 굴곡된 상황에서 **매일 5~6 시간 전방을 주시하느라 누적된 응시독**이 목 디스크를 더 탈출시키고 디스크 주변의 뼈에 멍이 들게 했던 것이라 생각된다. 고속도로 주행 때, 최신 자율 주행 기능을 이용해 보면 목덜미와 어깻죽지 근육의 긴장도가 현저하게 줄어드는 것을 느낄 수 있다. 앞으로 자율 주행 기술이 더 발전하면 운전 중 응시독으로 목 디스크를 찢는 경우는 없어질 것이라 기대된다.

모니터를 뚫어져라 쳐다보면서 목 디스크에 생기는 응시독은 호환, 마마보다 무서운 것이다. 필자는 이후 어떠한 일이 있어도 30분 이상 지속적으로 모니터를 쳐다보지 않으려고 애를 쓴다. **모니터를 쳐다 본지 30분이 경과하면 무조건 3분간 눈을 감고 목 지킴이 품새 1장을 시전한다**2권 15장의 '하라 4 - 때와 장소를 가려 최적의 목 지킴이 품새를 시전하라!' 참조. 컴퓨터 모니터 앞에서 30:3 원칙2권 14장의 '업무 중 척추위생 - 모니터 응시독 해독을 위한 30:3 원칙' 참조을 시전하는 것이다.

응시의 시간이 1시간이 넘어가면 좀 더 적극적으로 해독 작용에 들어간다. 바로 응시독 해독 체조이다. 일어서서 몇 발자국이라도 왔다 갔다 하면서 척추 디스크 달래기 루틴을 수행한다. 목과 허리에 신전동작을 수 차례 하고, 흉추를 펴는 견갑골 돌리기와 양팔 머리 뒤로 젖히기 운동을 하여 찍어 눌리던 목 디스크에 활력을 불어 넣는다2권 15장의 '하라 4 - 때와 장소를 가려 최적의 목 지킴이 품새를 시전하라!' 참조.

응시의 시간을 얼마로 제한해야 할지는 사람 마다, 상황 마다 다르다. 목 디스크 상처가 심하면 15분 혹은 30분으로 줄여야 하고 상처가 많이 아물게 되면 1 시간 이상으로 늘려도 되겠다. 젊고 튼튼한 목 디스크를 가진 사람은 20시간 이상 응시해도 끄떡 없다. 필자가 40대까지 그러하였던 것처럼. 그러나 돈이 많을 때 저축을 해 두는 것이 중요한 것처럼 목 디스크가 튼튼할 때 그 강인함을 너무 많이 소모하지 않는 현명함이 필요하더라.

한 번의 강한 힘으로 손상되는 목디스크 – 편타손상

한 번의 강한 물리적인 충격으로 목 디스크가 찢어지기도 한다. 앞에서 소개한 미국의 소도시 로체스터 주민들의 목 디스크 탈출증(엄밀하게는 경추 신경뿌리병)에 대한 연구에 따르면 경추 신경뿌리병 환자 중 15퍼센트에서는 원인이 되는 충격이나 손상을 기억하더라는 것이다. 눈 치우기와 골프가 가장 흔한 손상 원인이었는데 만약 우리나라에서 조사한다면 교통사고를 빼놓을 수 없을 것이다.

차를 타고 고속으로 달리다 정면 충돌 하면 머리나 목에 심한 충격을 받아 사망이나 심한 중상을 입게 된다. 목뼈는 특히 손상 받기 쉬워 뼈가 부러지거나 어긋나서 척추관 속의 척수를 다치는 경우도 있다. 이렇게 되면 양쪽 팔과 다리가 모두 마비되는 사지마비를 초래할 수 있어 매우 심각한 상황이 된다. 그렇지만 고속 정면 충돌 사고는 매우 드물다.

추돌 사고는 정면 충돌 사고보다 훨씬 흔하게 일어난다. 정지된 차를 다른 차가 뒤에서 강하게 충돌하면, 앞차에 타고 있던 사람의 목이 갑자기 뒤로 강하게 젖혀졌다가 다시 앞으로 세게 꺾이는 움직임을 경험하게 된다. 이런 목의 움직임이 마치 채찍질하는 모양과 비슷하다고 하여 영어로는 'whiplash injury'라고 하고 우리말로는 '**편타(鞭打) 손상**' 혹은 '**채찍질 손상**'이라고 부른다. 몸이 채찍의 손잡이가 되고, 목이 채찍 줄, 머리가 채찍 끝에 달린 무게추가 되는 셈이다. 채찍 끝에 달린 무게추가 날아갔다가 돌아오는 반동으로 엄청난 속도와 충격이 생기는 것처럼, 편타 손상 때 움직이는 목과 머리에 엄청난 속도와 충격이 가해진다. 당연히 추돌하는 자동차가 무거울수록, 속도가 빠를수록 채찍질도 강하게 일어나고 머리와 목에 가해지는 충격도 커진다. 다음 사례를 살펴보자.

한 달 전 추돌 사고를 겪은 31세 여성. 목덜미가 아프고 목 뒤쪽 감각이 없다. 통증이 머리까지 뻗칠 때가 많다. 오른쪽 어깻죽지가 아프면서 매우 저리다. 때로는 밤에 깰 정도로 작열감(灼熱感)을 느낀다. 오래 서 있으면 허리가 아프고 왼쪽 허벅지가 찌르듯이 아프다. 최근에는 왼쪽 이마 쪽에 뭔가 스멀스멀 기어가는 느낌이 든다. MRI상 경추 4-5번 디스크가 약간 탈출된 소견을 보인다**3.9 참조**. 얼핏 보기에는 아주 경미한 손상이다.

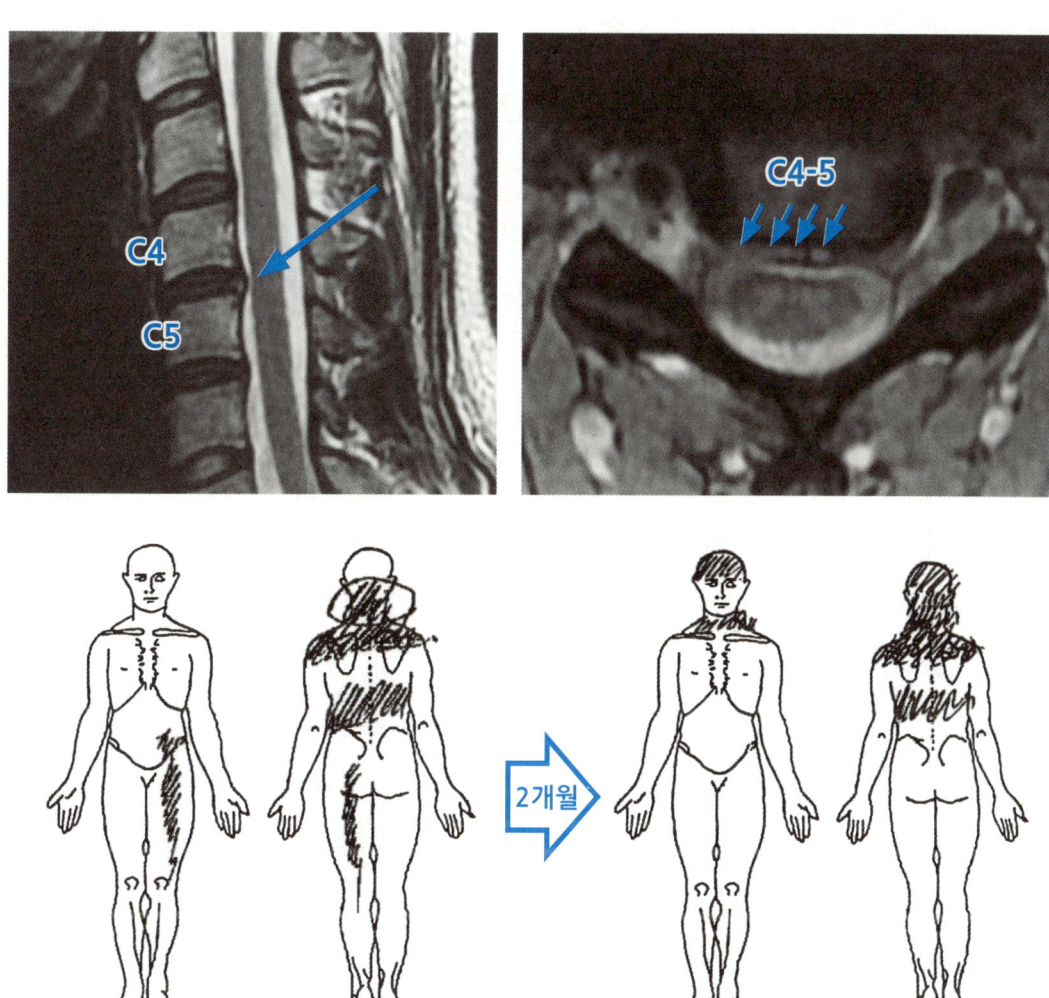

3.9 한 달 전 추돌 사고로 목에 편타 손상을 입은 31세 여성 환자의 경추 MRI와 통증 그림. 4-5번 목 디스크에 작은 탈출(화살표)이 보인다. 탈출의 크기는 작지만 여러 부위에 심한 통증을 호소하였다. 목덜미, 머리, 오른쪽 어깻죽지가 아프고 저리고 잠에서 깰 정도로 타는 듯한 느낌도 있었다. 2개월 후(맨 아래 그림)에는 다리 통증은 좋아졌지만 두통이 생겼다.

편타 손상에 대한 전문가들의 편견

편타 손상에 대한 일부 전문가들의 잘못된 편견이 있다. "편타 손상으로 인한 목 통증은 교통사고에 따른 경제적 보상과 관련이 있어 절대로 낫지 않는다."라는 것이다. 이것은 필자의 생각이 아니라 호주 뉴캐슬 대학교의 유명한 척추 전문의 보그덕(Nikolai Bogduk) 박사의 책[18]에 나오는 대목이다. 편타 손상이 여러 가지 통증의 원인이 된다는 것을 주장하는 보그덕 박사가 편타 손상에 대한 다른 전문가들의 잘못된 편견을 지적하면서 예로 든 것이다.

보그덕 박사는 편타 손상을 받아도 목 통증이 아예 생기지 않는 사람들이 많으며, 목 통증이 생겨도 저절로 낫는 경우가 대부분이라는 사실을 들면서 **편타 손상으로 인한 증상이 금전적 보상을 노리는 꾀병만은 아닌, '이유 있는 통증'이라고 주장한다**.

일부 전문가들이 편타 손상의 증상을 꾀병으로 보는 이유는 증상의 발현이 매우 다양하기 때문이다. 목이 채찍처럼 꺾였기 때문에 목 통증이 생기는 것은 당연한데, **두통, 어깻죽지 통증, 저림 증상, 근력 약화, 어지러움, 시력 장애, 이명, 인지 장애, 허리 통증 등** 목을 다친 것만으로는 설명할 수 없는 증상들이 즐비하다. 그 때문에 보상을 노리는 꾀병이거나, 사고로 다친 것이 너무 억울해서 생긴 정신적 스트레스성 질환이라고 진단받는 경우가 많다. 그러나 보그덕 박사의 분석에 따르면 편타 손상을 받으면 목 디스크와 후관절이 손상되고 이로 인한 연관통 1권 5장 목 디스크 찢어지는 통증 - 디스크성 목 통증과 연관통 참조의 직·간접적인 영향으로 이런 다양한 증상들이 생길 수 있다는 것이다. 편타 손상으로 인한 목 통증도 일반적인 목 통증과 똑같이 치료하면 된다. 왜냐하면 대부분의 경우 목 디스크와 후관절이 손상되기 때문이다. 1995년 스위스 베른 대학교 정신과의 라다노프(B. P. Radanov) 박사는 117명의 편타 손상 환자를 2년간 추적 관찰하여 1년이 지나면 76퍼센트가 완전히 낫고 2년이 지나면 82퍼센트가 낫더라는 보고를 했다.[19]

같은 유럽에서 나온 자료로 1998년 노르웨이 트론헤임 대학교 응급의학과의 보르크그렌빙크(G. E. Borchgrevink) 박사는 편타 손상을 받은 201명의 환자를 두 그룹으로 나누어 한쪽은 사고 전의 활동을 모두 하도록 했고 다른 쪽은 병가를 내고 쉰 다음 보조기로 목을 고정하는 치료를 했다.[20] 손상 후 6개월 뒤에 보니 일상적인 생활을 하게 한 그룹에서 더 좋은 결과가 나타났다. 자연경과로 잘 치유된다는 것이다.

문제는 보상금을 노리는 진짜 꾀병 환자들이 간혹 있다는 것이다. 이들 때문에 교통사고로 고생하는 선량한 편타 손상 환자들이 두 번 괴롭게 된다. 사고로 한 번, 꾀병으로 오해받아서 또 한 번.

앞에서 이야기한 31세 여성 환자는 물리치료와 신경 증상을 호전시키는 약물 복용으로 사고 7개월 후 서서히 호전되었다.

반복되는 작은 힘으로 손상되는 목디스크 – 스포츠 손상

4개월 전부터 오른쪽 어깻죽지 통증이 시작되었고 6주 전 아주 심해져서 진료실을 찾은 45세 남성. 통증이 어찌나 심하던지 밤에 잠을 자기 힘들다고 한다. 통증 점수로 따지면 10점 만점에 7점 정도로 아프다고 한다. MRI를 보니 경추 4-5번, 5-6번 디스크에서 탈출이 보이는데 5-6번은 매우 심하다 **3.10 참조**.

"탈출이 오른쪽 신경뿌리 중 제일 예민한 쪽으로 치우쳐져서 통증이 아주 심할 것입니다. 어쩌다가 이렇게 큰 탈출이 생겼을까요? 그 원인을 알아야 치료가 제대로 됩니다."

"아. 뭐 별 다른 것은 없습니다. 골프를 좀 치는 것 밖에는요."

"연습을 많이 하시나 보죠?"

"예, …… 조금 …… 합니다."

그 대답이 떨어질세라 따라온 부인이 눈을 흘긴다.

"조금 하기는 무슨! 프로 데뷔한다고 하루에 500개씩 연습공을 쳐요!"

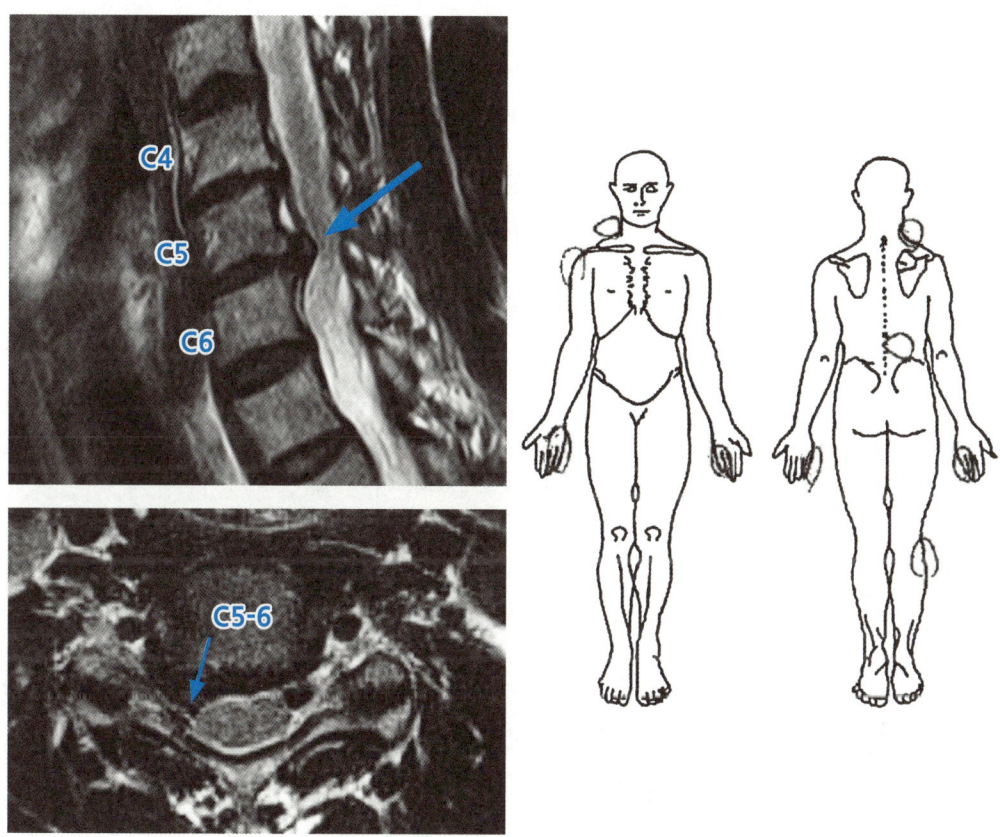

3.10 하루 500개의 연습공을 친 45세 프로 골프 지망생의 경추 MRI 영상과 통증 그림이다. 5-6번 목 디스크가 오른쪽 신경뿌리 쪽으로 탈출(화살표)되어 오른쪽 어깻죽지에 심한 통증을 느끼고 있다. 목 디스크 증상 뿐만 아니라 양쪽 손가락, 허리, 오른쪽 무릎 등 골프 연습으로 여러 부위에 손상이 동반된 것을 확인할 수 있다.

힘줄이나 연골 등은 사춘기를 거치며 점점 강해져 평균적으로 30세쯤에 최대강도를 가진다. 그 이후부터는 서서히 약해지고 퇴행되는 생물학적인 과정을 거치는데 그것이 바로 근골격계의 노화이다 『백년운동』 3장, '100세 시대 운동의 딜레마' 중 3.3 참조. 상기 환자처럼 45세라면 이미 15년 정도 퇴행이 진행된 것이라 하루 골프공 500개의 연습 타격은 힘줄과 연골에 버티기 힘든 스트레스를 준다. 이러한 **기계적 스트레스의 누적은 힘줄과 연골의 심한 손상을 유발할 수 있다**. 이 환자의 경우는 목 디스크에 스트레스가 누적되었던 것이 분명했다. 반복적인 약한 충격으로 목 디스크 탈출이 온 전형적인 결과이다.

네 가지 은근힘이 이끄는 목 디스크 파괴자들

2장과 3장에 출연한 목 디스크 파괴자들을 한번 정리해보자. **이 파괴자들을 일목요연하게 잘 정리해야 우리의 소중한 목 디스크가 더 이상 다치지 않도록 잘 돌볼 수 있기 때문이다.**

    목 디스크를 다치게 하는 힘, 즉 목 디스크 파괴자들을 크게 분류하면 세 가지로 나눈다. **한 번의 강한 힘, 작지만 반복적인 힘, 지속적이면서도 은근한 힘** 등이 바로 그것이다.

    정리하자면 다음과 같다.

- 한 번의 강한 힘: 교통사고, 낙상, 폭행 등으로 인한 외상(外傷, trauma)
- 작지만 반복적인 힘: 골프 연습, 다림질과 같은 반복적으로 팔을 움직이는 작업 등
- 지속적이면서도 은근한 힘: 특별한 충격을 가하지 않지만 오랫동안 은근하게 디스크를 압박하는 상황.

이상 세 가지 파괴자들 중 세번째, **지속적이면서도 은근한 힘**은 각별히 주의를 해야 한다. 왜냐하면 첫째와 둘째 파괴자, 즉, **한 번의 강한 힘과 작지만 반복적인 힘으로 목 디스크가 찢어지는 경우 그 원인을 쉽게 알 수 있는데 반해 지속적이면서도 은근한 힘은 특별한 충격이 없기 때문에 목 통증의 원인이라고 인식하지 못하기 때문이다.** 가랑비에 옷 젖듯 자신도 모르는 사이에 끊임없이 목 디스크를 찢는 독소(毒素)들이다. 스스로는 전혀 눈치 채지 못하고 오랫동안 목 디스크를 짓이기는 행동을 하다가 목 디스크가 찢어져 심한 통증을 겪게 되면 영문도 모른 채 고통과 절망의 시간을 맞이하게 된다.

앞서 52쪽에서 설명한 로체스터 시민 전수 조사에서 약 15% 가량 경추 신경뿌리병(cervical radiculopathy)의 원인을 알고 있었던 것을 보면 목 디스크 병으로 방사통을 앓는 사람 중 85%는 특별히 기억할 만한 한 번의 강한 충격이나 반복적

인 충격을 받은 적이 없었다는 것이다. 그렇다면 왜 병이 생겼을까? 바로 **지속적이면서도 은근한 힘**이 작용했기 때문이다. **목 디스크 손상의 대부분은 지속적이면서도 은근한 힘에 의해 발생한다**고 보면 된다. 지속적이면서도 은근한 힘에 대해 정확히 알아야만 하는 이유이다.

목 디스크를 파괴하는 **지속적이면서도 은근한 힘**(이하 '**은근힘**'이라 부름)은 아래와 같이 네 가지로 정리 된다.

- **수그리거나 구부리는 은근힘**: 스마트폰이나 컴퓨터 모니터를 쳐다보기 위해 **스스로 고개를 앞으로 수그리는 경우** 2.1, 2.2, 2.7 참조, 혹은 소파 팔걸이에 머리 받치고 잠자는 자세와 같이 **외부의 힘으로 목이 구부러지는 경우** 3.2, 3.3 참조에 **목 디스크의 후방 섬유륜을 아래위로 벌리고 수핵을 뒤로 미는 힘**이다. 수핵이 뒤로 밀리면서 후방 섬유륜이 찢어지고 심하면 수핵이 디스크 밖으로 탈출된다.

- **돌리거나 꺾는 은근힘**: 고개를 **한 쪽으로 돌리는 자세** 즉, 왼쪽이나 오른쪽에 있는 모니터를 쳐다보는 자세 3.6 참조 혹은 고개를 **한 쪽으로 꺾는 자세** 즉, 옆으로 누워 손으로 머리를 받치고 텔레비전 보는 자세 3.8 참조와 같이 **고개를 돌리거나 꺾을 때** 목 디스크에 작용하는 나쁜 힘이다. 돌리거나 꺾는 방향의 반대쪽으로 수핵

이 밀린다. 반대쪽으로 밀리는 수핵이 섬유륜을 찢는 힘이다. **3.8**을 예로 들면 오른손으로 머리를 받치니 고개는 왼쪽으로 꺾였고 디스크 속의 수핵은 반대쪽, 즉 오른쪽으로 밀려 터져 나왔던 것이다.

- **응시독(凝視毒) 은근힘**: 좋은 자세라도 오랫동안 지속적으로 응시하는 경우, 예를 들면 모니터를 오래 쳐다보는 경우, 장시간 고속도로 운전으로 오랫동안 전방 주시를 하는 경우 **승모근을 포함한 목 주변 근육이 은근하게 수축하면서 목 디스크를 수직 방향으로 압박하는 힘**이다.
- **정신적 스트레스 은근힘**: 직장내 스트레스, 정신적 충격을 받은 상태 등, 즉 **정신적 스트레스나 우울감으로 몸 전체가 움츠러들고, 승모근을 포함한 목 주변 근육이 은근하게 수축하여 목 디스크를 수직 방향으로 압박하는 힘**이다.

은근한 힘으로 **목 디스크를 파괴하는 네 가지 힘 - 수그리거나 구부리는 은근힘, 돌리거나 꺾는 은근힘, 응시독(凝視毒) 은근힘, 정신적 스트레스 은근힘 - 은 목 디스크를 치료하는 척추위생의 기본이 되는 개념이므로 반드시 기억해두자. 이 네 가지 힘을 멀리 하는 것이 바로 척추위생이다.**

목 디스크 파괴자의 엎친데 덮치는 협공(挾攻)

목 디스크를 손상시키는 힘은 세 가지라고 했다. 한 번의 강한 힘, 반복되는 약한 힘, 지속적으로 작용하는 은근한 힘이 그것이다. 그런데 어떤 목 디스크 손상이라도 이들 중 한 가지만 작용하는 경우는 매우 드물다. **두 가지 혹은 세 가지가 조합되어 작용하는 경우가 더 흔하다**는 뜻이다. 목 디스크가 워낙 잘 만들어진 충격 흡수 장치라 목 디스크 파괴자들이 협공(挾攻)을 해야 가까스로 손상을 입힐 수 있기 때문일 것이다.

흥미로운 사례를 살펴보자.

30대 후반 여성이 사무실 책상에 앉아 고개를 숙이고 업무를 보고 있는데 100킬로그램이 넘는 거구의 직장 상사가 반갑다고 손으로 목덜미를 쳤다고 한다. 순간 오른팔에 강한 저린 느낌이 있었고 이후 오른쪽 견갑골에 지속적인 통증을 느껴 진료실을 찾았다. 목덜미에 충격을 받은 지 5일 만에 찍은 MRI를 보니 가벼운 5-6번 목 디스크 탈출이었다**3.11 왼쪽 참조**. 그로부터 1년 10개월 후 교통사고를 당하여 다시 찍은 MRI를 가지고 왔다. 이번에는 5-6번 목 디스크 탈출이 상당히 심했다**3.11 오른쪽 참조**. 아주 큰 교통사고였냐고 물으니 "가벼운 추돌 사고였다."라고 대답한다.

이런 경우 늘 컴퓨터로 사무를 보는 이 여성이 겪은 '두

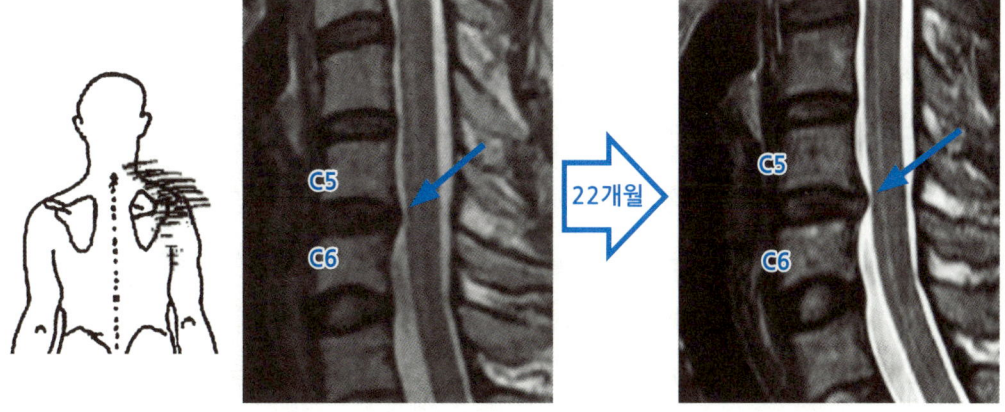

3.11 100킬로그램이 넘는 거구의 직장 상사가 목덜미를 쳐서 방사통이 생긴 직후에 찍은 목 MRI(왼쪽)를 보면 5-6번 목 디스크에 작은 탈출(화살표)이 보인다. 1년 10개월 후 가벼운 접촉 사고 직후 촬영한 MRI(오른쪽)를 보면 5-6번 목 디스크 탈출이 훨씬 더 심해진 것을 알 수 있다. 맨 왼쪽 그림은 초진 당시 환자가 그린 통증 그림이다.

번의 충격(직장 상사의 괴력과 교통사고)'만으로 2014년 2월과 2015년 12월의 5-6번 목 디스크 탈출증을 설명할 수 있을까?

아마도 아닐 것이다. 정확히 확인할 수는 없으나 직장 상사가 목덜미를 치기 전부터 목 디스크는 조금씩 찢어져 있었을 것이고, 2015년 말에 추돌 사고를 당하기 전에도 손상은 지속되었을 것이다. 즉 **오랫동안 환자 본인이 자신의 목 디스크에 가한 지속적이고도 은근한 힘으로 인해 목 디스크 손상이 천천히 진행되고 있었고, 그 와중에 두 번의 충격이 가해져 통증이 좀 더 급격하게 발생했을 가능성이 가장 높다.**

아마도 직장을 다니면서 컴퓨터 작업을 하느라 **수그리는 은근힘**을 많이 받아 디스크가 조금씩 찢어지는 상황에서 직장 상사의 목덜미 가격과 자동차 추돌 사고가 추가되면서 그토록 괴로운 목 디스크 증상을 겪었던 것으로 보인다.

81쪽에서 소개한 "소파에서 쪽 잠 자던 CEO"의 목 디스크 탈출증도 마찬가지이다. 정신적인 스트레스 때문에 목덜미 근육의 은근한 수축으로 목 디스크에 압박이 가해지는 **정신적 스트레스 은근힘**으로 조금씩 조금씩 손상이 진행되는 상황에서 회사 관리에 혼신을 다하느라 퇴근도 하지 않고 소파에서 쪽 잠을 자는 나쁜 자세, 즉 **구부리는 은근힘** 때문에 이미 찢어지기 시작한 디스크에 추가 손상을 가했던 것이다. 잠을 자지 않는 낮에는 편한 자세로 있었을까? 아마도 서류를 검토하고 경영 데이타를 분석하느라 컴퓨터 모니터를 몇 시간 씩 들여다 봤을 것이 분명하다. 장시간 **수그리는 은근힘**이 작용한 것이 분명하다.

86쪽의 장시간 고속도로 자가 운전으로 심해진 목 디스크 탈출로 고생한 CEO는? 튀어나온 외제차 머리 받침으로 고개가 앞으로 **구부리는 은근힘**과 장시간 전방주시로 인한 **응시독 은근힘**으로 생긴 손상이다.

여러 방향의 물줄기가 합류하는 지점에 세찬 소용돌이가 생기듯 목 디스크를 망가뜨리는 세 가지 힘이 동시에 작용할 때 심한 통증으로 고생하는 경우를 자주 본다. 중요한 프로젝트의 데드라인에 맞춰 며칠 동안 밤샘 작업을 하여 '**수그리는 은근힘**'으로 목 디스크를 짓이기던 와중에 동료나 상사와 불화가 생겨 심한 스트레스를 받아 '**정신적 스트레스 은근힘**'을 목 디스크에 가하여 심한 목 디스크 통증으로 진료실을 찾는 경우는 흔히 보는 상황이다. 여기에 집을 이사하는 날이 겹치면서 '**작지만 반복되는 힘**'을 가하거나, 퇴근길에 재수없이 생긴 추돌 사고로 '**한 번의 강한 힘**'을 받게 되면 그 고통과 괴로움이 이루 말 할 수 없이 커지게 된다. 작은 소용돌이가 집채만한 파도가 되는 것이다.

　이와 같이 엎친데 덮치는 격의 고통을 피할 방법이 없는 것은 아니다. **첫 번째의 나쁜 힘이 가해질 때 아주 약한 통증이 생긴다.** 이 통증을 가벼이 지나치지 말고 주의 깊게 귀를 기울이면 된다. 나의 목 주변, 어깻죽지, 윗등, 팔, 손, 얼굴, 머리 등에서 느껴지는 작은 통증에 귀를 기울이면 작은 소용돌이가 집채 만한 파도가 되기 전에 막을 수 있다. 5장, 6장, 7장을 찬찬히 읽어 보자.

스위스 치즈 효과에서 찾아내는 희망

필자가 근무하는 병원의 전자의무기록 시스템에는 '**스위스 치즈 상황**'을 보고하는 아이콘이 있다. 특별한 패턴이 없이 구멍이 숭숭 뚫린 스위스 치즈 몇 판을 겹쳐 두었는데 우연히 각 판의 구멍 위치가 일치해 치즈 몇 판이 그대로 관통이 되는 그림이다3.12 참조. **'스위스 치즈 효과'란 작은 실수가 우연히 겹쳐져서 큰 사고가 생기는 것을 뜻한다.** 병원에서는 수술 부위나 수혈을 위해 혈액형을 확인하는 과정에 여러 단계

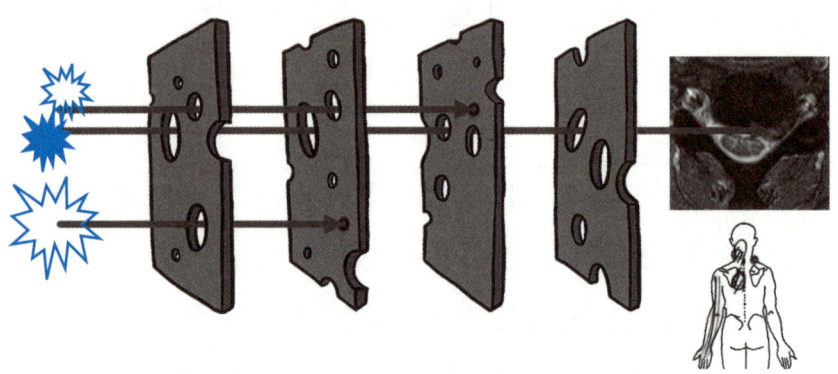

3.12 무작위로 구멍이 숭숭 뚫린 스위스 치즈 몇 판을 겹쳐 두었는데, 우연히 각 판의 구멍 위치가 일치해 치즈 몇 판이 그대로 관통되는 스위스 치즈 효과. 목 디스크를 손상시키는 몇가지 상황이 비슷한 시기에 우연찮게 겹쳐지면서 심각한 목 디스크 증상을 겪게 되는 경우가 대부분이다.

의 반복적인 확인 과정을 거치도록 하여 절대로 실수가 생기지 않도록 업무 절차가 정해져 있다. 이런 겹겹의 확인 절차가 있음에도 각 절차에서 생기는 실수들이 우연히 겹치면 큰 사고가 생길 수 있으므로 이에 대해 미리 경각심을 높이고 혹시라도 그런 상황이 생길 뻔한 상황이 오면 선제적으로 보고

를 하라는 의미의 아이콘인 것이다.

왜 뜬금 없이 스위스 치즈 타령이냐고? 눈물 겨운 목 디스크 통증으로 진료실을 찾는 분들에게서 '스위스 치즈 효과'를 자주 본다. 아니 거의 모든 극심한 목 디스크 통증은 '스위스 치즈 효과'로 생긴다고 봐도 된다.

극심한 목 디스크 통증을 가진 환자들의 전형적인 병력을 예로 들어 본다.

"회사에 중요한 기안을 내기 위해 1주일 이상 하루 20시간 이상 컴퓨터 작업(**수그리는 은근힘**)을 하였다. 작업을 진행하는 와중에 부장님과 의견이 맞지 않아 엄청 스트레스(**정신적 스트레스 은근힘**)를 받았다. 디스크가 찢어지고 약해져 뒷목이 뻣뻣하고 어깻죽지에 곰 한 마리가 올라 탄 듯한 느낌으로 피로에 젖어 파김치가 된 상태에서 퇴근길에 운전하다가 가벼운 추돌 사고(**한 번의 강한 힘**)를 당하였다. 목이 살짝 뻐근했지만 '자고 나면 괜찮겠지'라고 생각하여 명함만 교환하고 헤어졌는데 다음날 아침부터 목과 승모근이 아프면서 견갑골, 위팔까지 심한 통증이 시작되었다. 밤마다 아픈 팔을 잘라버리고 싶을 정도의 극심한 통증으로 잠에서 깨는 날이 두어달 지속된다. 아픈 몸을 이끌고 회사에 나가지만 부장님만 만나면 뒷골이 더 당기고 컴퓨터 앞에 앉아 마우스만 잡으면 손이 저려 일을 할 수가 없다. 남들이 모두 부러워하는 회사이기에 고

민이 컸지만 '이건 아니다' 싶어 사직서를 냈다."

필자가 진료실에서 50번은 넘게 들었던 병력 패턴이다. 환자마다 디테일은 조금씩 달라진다. 부장님 대신 상무님, 곰 대신 사람, 자동차 접촉 사고 대신 이삿짐 나르기 등등 세부 항목은 환자 마다 다르지만 **한결같은 것은 목 디스크를 공격하는 파괴자들이 우연히 짧은 기간에 집중되면서 목 디스크 탈출증이라는 재앙이 일어나는 것이다**. 무작위로 구멍이 숭숭 뚫린 스위스 치즈 몇 판을 겹쳐 두었는데, 우연히도 각 판의 구멍 위치가 일치해 치즈 몇 판이 그대로 관통이 되는 스위스 치즈 현상으로 생기는 재난이더라.

기안 작업을 위해 오랫동안 컴퓨터 작업을 하더라도 부장님과 마음이 잘 맞아 즐거운 기분으로 일을 했다면 그렇게 심하게 디스크가 찌그러지지 않았을텐데…… 혹은 기안 작업과 스트레스로 목 디스크가 찌그러졌더라도 추돌 사고만 생기지 않았더라면 탈출까지 진행하여 방사통으로 고생하지는 않았을 것이다.

본인과 주변 환경에서 일어나는 몇가지 나쁜 일들이 우연히도 비슷한 시기에 겹쳐지면서 심한 고통의 나락에 빠지는 것이 바로 목 디스크 통증이다. 스위스 치즈 효과로 목 디스크 문제가 생기는 상황을 자세히 들여다 보면 세 가지 중요한 사실을 발견한다.

- 그만큼 **목 디스크가 튼튼하게 잘 만들어져 있다**는 것이다. 여러가지 나쁜 상황이 겹쳐야만 심한 목 디스크 병변이 생기므로.
- 그만큼 **목 디스크 환자들은 고생이 심하다**는 것이다. 여러가지 나쁜 주변 상황이 겹쳐 있는데 목덜미가 아프고 팔이 떨어져 나갈 것처럼 고통스러우니 말이다.
- 그만큼 **좋아질 희망이 있다**는 것이다. 여러가지 나쁜 주변 상황 중 하나만 호전되어도 증상은 호전되는 방향으로 가기 때문이다. **여러 겹의 스위스 치즈 판 중 하나의 구멍만 막히면 목 디스크를 더 이상 손상시키지는 않을 것이기 때문**이다.

추돌 사고로 생긴 디스크 상처가 시간이 지나며 아물거나, 기안 작업이 마무리 되거나 아니면 남은 기안 작업중 척추위생을 철저히 지키고 응시의 시간을 자주 중단하거나, 부장님과 소주잔을 기울이며 흉금을 털어 놓아 그간의 스트레스를 잘 풀거나, 그게 안되면 같은 팀원들끼리 회식하며 악덕 부장님을 씹는 방법으로 스트레스를 잘 풀면 그토록 극심한 통증에서 서서히 벗어날 수 있다는 것이다.

관통된 여러 장의 스위스 치즈 판 중 하나만 살짝 밀어서 관통하는 구멍을 막으면 극심한 고통에서 빠져나올 수 있다는 것이다. 스위스 치즈에서 목 디스크 치유의 희망을 본다.

요점 정리

1 교통사고로 인한 편타 손상은 한 번의 강한 충격으로 목 디스크를 찢는다.(한 번의 강한 힘)

2 작은 충격이 반복되는 스포츠 동작도 목 디스크를 손상시킨다. 반복 횟수를 잘 조절해야 한다.(작지만 반복되는 힘)

3 스마트폰이나 컴퓨터 모니터를 보기 위해 고개를 오랫동안 수그리고 있는 자세는 목 디스크를 찢는 가장 흔한 경우이다. 2장에서 자세히 설명하였다.(수그리는 은근힘)

4 높은 베개로 고개가 심하게 구부러져도 목 디스크 손상이 올 수 있으니 각별한 주의가 필요하다. 딱딱한 베개나 목을 고정하는 베개도 해로울 수 있다.(구부리는 은근힘)

5 한쪽으로 고개를 오래 돌리고 있으면 목 디스크 탈출이 반대쪽으로 나간다. 여러 개의 목 디스크가 한쪽 방향으로 집중된다면 고개를 한쪽으로 오래 돌리고 있는 것이 아닌지 반드시 확인하라.(돌리는 은근힘)

6 나쁜 텔레비전 시청 자세로 목 디스크 찢는 경우도 흔하다. 머리를 벽에 기대거나, 머리를 손으로 받쳐 고개를 한쪽으로 꺾어 텔레비전을 시청하는 것도 해롭다.(꺾는 은근힘)

7   운전 중 전방주시 또는 컴퓨터 모니터를 오랫동안 쳐다보는 것과 같이 하나의 목표물에 응시하는 시간이 길면 아무리 척추위생을 잘 지켜 좋은 자세를 유지해도 디스크에 상처가 생길 수 있다. 증상이 있다면 작업을 자주 중단하여 응시의 시간을 짧게 해야 한다.(응시독 은근힘)

8   우울감, 스트레스도 목 디스크의 원인이 된다. 오랫동안 몸 전체가 움츠러들고, 승모근을 포함한 목 주변 근육이 은근하게 수축하기 때문이다. 목 디스크를 압박하는 은근한 힘이 오래오래 가해지는 상황이다. (정신적 스트레스 은근힘)

9   실제 상황에서는 한 번의 강한 힘, 반복되는 약한 힘, 지속적으로 작용하는 은근한 힘이 조합해서 일어난다.

10   극심한 목 디스크 증상은 본인과 주변의 여러가지 나쁜 상황이 우연히 겹쳐질 때 생긴다. 스위스 치즈 상황이다. 우연히 겹쳐진 나쁜 상황 중 하나만이라도 잘 해결하면 극심한 고통의 나락에서부터 차츰 벗어날 수 있다는 희망이 보인다.

4장
목 디스크 탈출증과 방사통

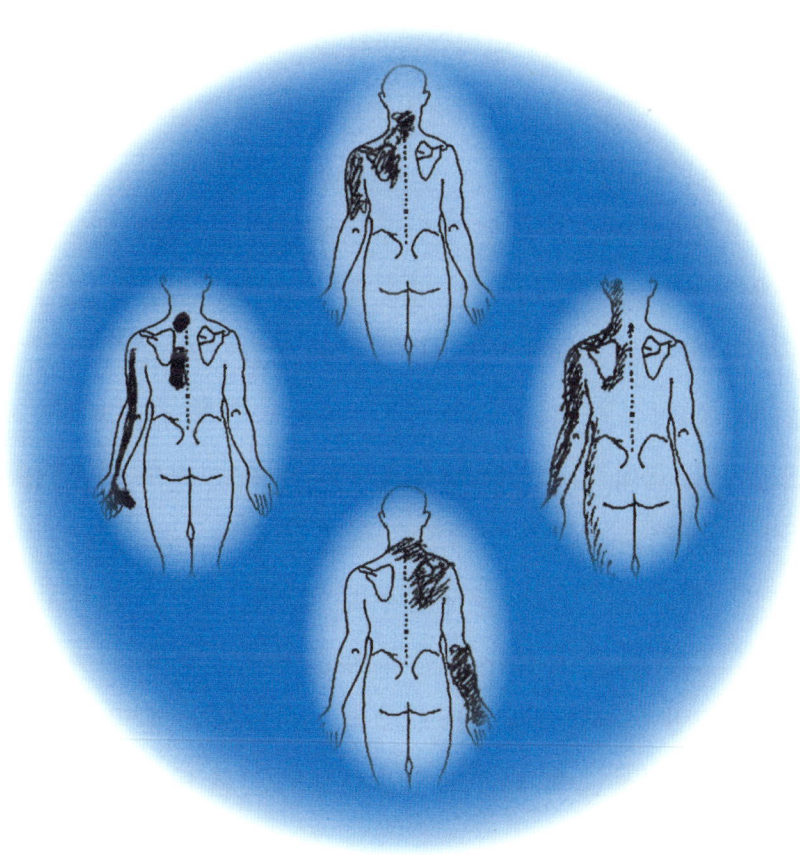

목에서 어깻죽지 거쳐 팔로 뻗어 가는 극심한 고통

목부터 오른쪽 어깻죽지를 거쳐 팔까지 뻗치는 극심한 통증을 호소하는 60대 남성이 진료실을 찾았다. 어느 물놀이 공원에 가서 3일 동안 줄기차게 물대포를 맞은 다음날부터 조금씩 아프더니 3일이 지나면서 눈물 나게 아프단다. 어깻죽지와 팔 속의 뼈와 근육이 썩어 들어가는 느낌이라고까지 했다. 통증 강도는 10점 만점에 9점. 진료를 기다리는 며칠이 몇 년처럼 느껴졌다는 것은 덤이었다. 목을 뒤로 조금 젖히거나 왼쪽으로 돌리려고 해도 자지러지듯 아프다고 했다. 오른손, 오른팔을 들어 뒤통수를 잡고 있으면 좀 낫다고 했다.

며칠 밤 잠을 설친 듯 빨갛게 충혈된 눈을 잔뜩 찡그리고 앉아 있는 그의 모습이 여간 애처롭지 않았다. 통증을 묘사해 보라고 통증 차트를 주었더니, 얼마나 아팠던지 통증 차트의 종이가 뚫어질 듯 검은 칠을 한다. **4.1** 의 왼쪽 위가 바로 그 그림이다. 급하게 촬영한 MRI를 보니 5-6, 6-7 목 디스크와 7경추-1흉추 디스크가 양쪽으로 탈출된 소견을 보인다**4.1 MRI 영상 참조**. 탈출은 왼쪽이 크지만 현재 극심한 통증은 오른쪽에 국한되므로 크기가 작은 오른쪽 탈출이 원인으로 지목되어 오른쪽 7번 신경뿌리에 경막외 스테로이드 주사를 맞고 호전되었다. **전형적인 목 디스크 탈출증으로 인한 방사통(放射痛)이다.**

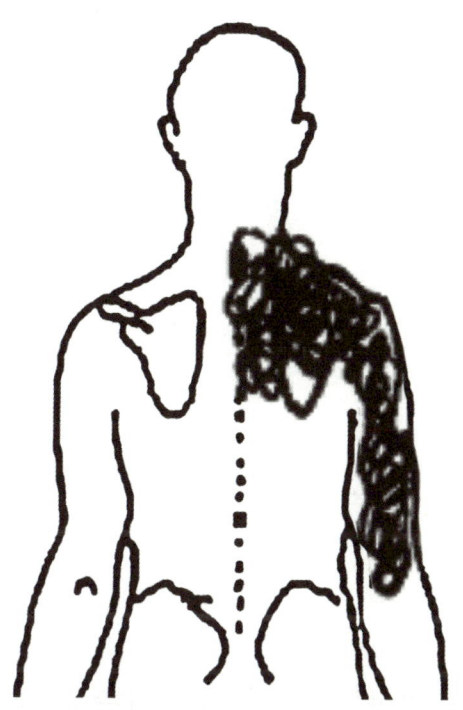
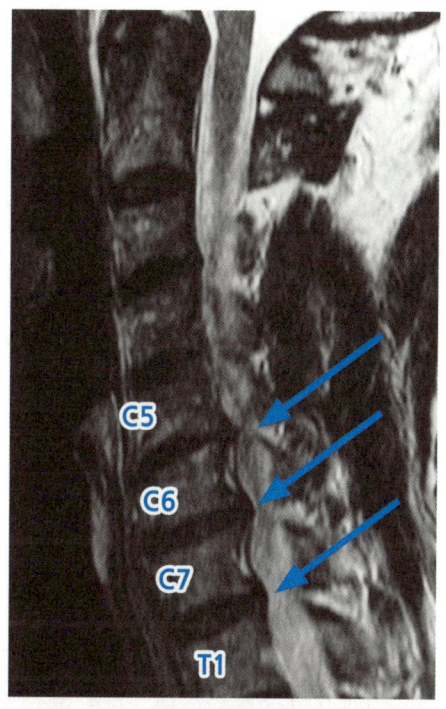
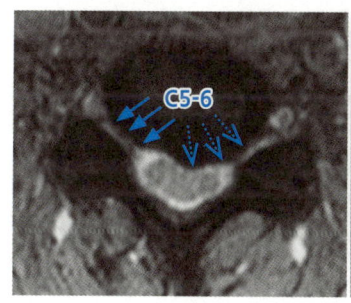
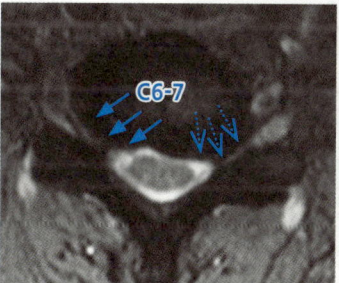
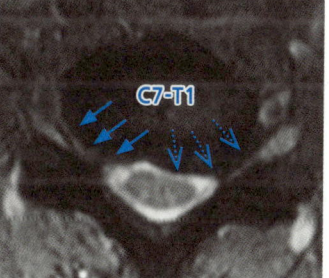

4.1 물대포를 맞고 생긴 방사통으로 고생하던 60대 남성의 통증 그림과 MRI 영상. 왼쪽 위의 통증 그림을 보면 목, 어깻죽지, 팔로 뻗치는 전형적인 방사통이다. 경추 MRI 영상을 5-6, 6-7 목 디스크와 7경추-1흉추 디스크가 양쪽으로 탈출된 소견을 보인다. 왼쪽으로 탈출된 덩어리(점선 화살표)가 더 크지만 현재 통증은 오른쪽에 국한되어 오른쪽으로 작게 탈출된 것(실선 화살표)이 통증의 원인으로 보인다.

목, 어깻죽지, 팔로 이어지는 통증 부위가 전형적이고 피부 깊은 곳에 형용하기 어려운 통증이 느껴지는 것도 그러하다. 고개를 뒤로 젖히거나 아픈 쪽으로 돌릴 때 더 아픈 양상과 아픈 팔을 높이 치켜들면 아픔이 덜한 것도 역시 목 디스크 탈출증으로 인한 방사통의 전형적인 모습이다.

방사통이란 무엇인가? 왜 이런 방사통이 생기는 것일까? 그것이 궁금하다.

방사통, 그게 뭔데?

디스크 탈출증을 앓아 본 사람은 '방사통'이란 말을 들어 본 적이 있을 것이다. 방사통(放射痛, radiating pain)이란 신경뿌리가 자극을 받았을 때 신경뿌리로부터 말초신경 쪽으로 '뻗쳐 가는' 통증이다. 이 뻗쳐 가는 특징 때문에 '방사통'이라고 부른다. 가장 흔한 원인은 디스크 탈출이다.

허리 디스크가 탈출되어 생기는 방사통은 '좌골신경통(sciatica)'이라 한다. 아주 옛날에 서양에서 지은 이름이다. 워낙 흔하고 특징적인 통증인데 원인은 잘 모르겠고, 웬일인지 좌골 신경(sciatic nerve)을 따라가며 아프다고 해서 좌골신경통(sciatica)이라고 이름을 붙였다. 의학의 아버지 히포크라테스(Hippocrates)도 좌골신경통에 대해 기술했다고 한다.

목 디스크가 탈출되었을 때도 비슷한 방사통이 생긴다. 목부터 어깻죽지와 견갑골을 거쳐 팔로 뻗쳐 가는 것이 특징이라 서양에서는 '위팔신경통(brachialgia)'이라 부르기도 한다. 그렇지만 좌골신경통만큼 널리 쓰이는 말은 아니다. 목 디스크 탈출로 인한 방사통은 그냥 '방사통'이라고 부른다.

방사통은 일상생활에서 겪는 통증과는 많이 다르다. 불에 데어서 뜨겁거나 가시에 찔려 따끔함 같은 통증과는 차원이 다르다. **통증의 강도가 매우 높고 훨씬 넓은 부위에서 아픔을 느낀다.** 여러 가지 색깔이 모여 무지개를 이루는 것처럼 **저리고, 찌르고, 뜨겁고, 근육이 뭉치고 뻣뻣한 느낌 등 여러 가지 통증이 섞여 있는 것이 특징**이다. 그래서 더 고통스럽고 당혹스럽다. 처음 겪으면 그 **기기묘묘(奇奇妙妙)한 고통**에 심하게 당황하게 된다. 사람마다 표현도 제각각이다.

"전기가 오듯 저리다."
"땅긴다." 또는 "당긴다."
"뻐근하다"

등의 단순한 표현부터

"근육이 썩는 것 같다."
"뼈에 고름이 잡힌 것 같다."

"앞가슴부터 견갑골까지 대못으로 꽉 찍는 듯하다."

하는 엽기적인 설명도 자주 듣는다.

"쌩긴다."
"우리하다."
"징하다."

등등 지방색 강한 표현도 흔히 곁들여진다. 어깨면 어깨, 팔목이면 팔목만 아픈 것이 아니라 목부터 팔까지 여러 부위가 한 덩어리로 엮이면서 통증이 뻗쳐 가니 여간 괴로운 것이 아니다.

모든 목 디스크 탈출증이 목, 어깻죽지, 견갑골에서 팔로 뻗쳐 가는 극심한 통증으로 나타나는 것은 아니다. 뒤통수나 앞가슴 통증을 동반하기도 하고 뻗쳐 가다 멈추는 경우도 있으며 건너뛰는 양상도 보인다 **4.2 참조**. 통증의 정도도 "일상생활이 좀 불편한 정도" 혹은 "잊고 지내다 가끔 성가신 정도"로 느껴지는 경우도 많다. 사람마다 얼굴 생김새가 각각 다르듯 방사통도 아픈 사람마다 모두 다르다.

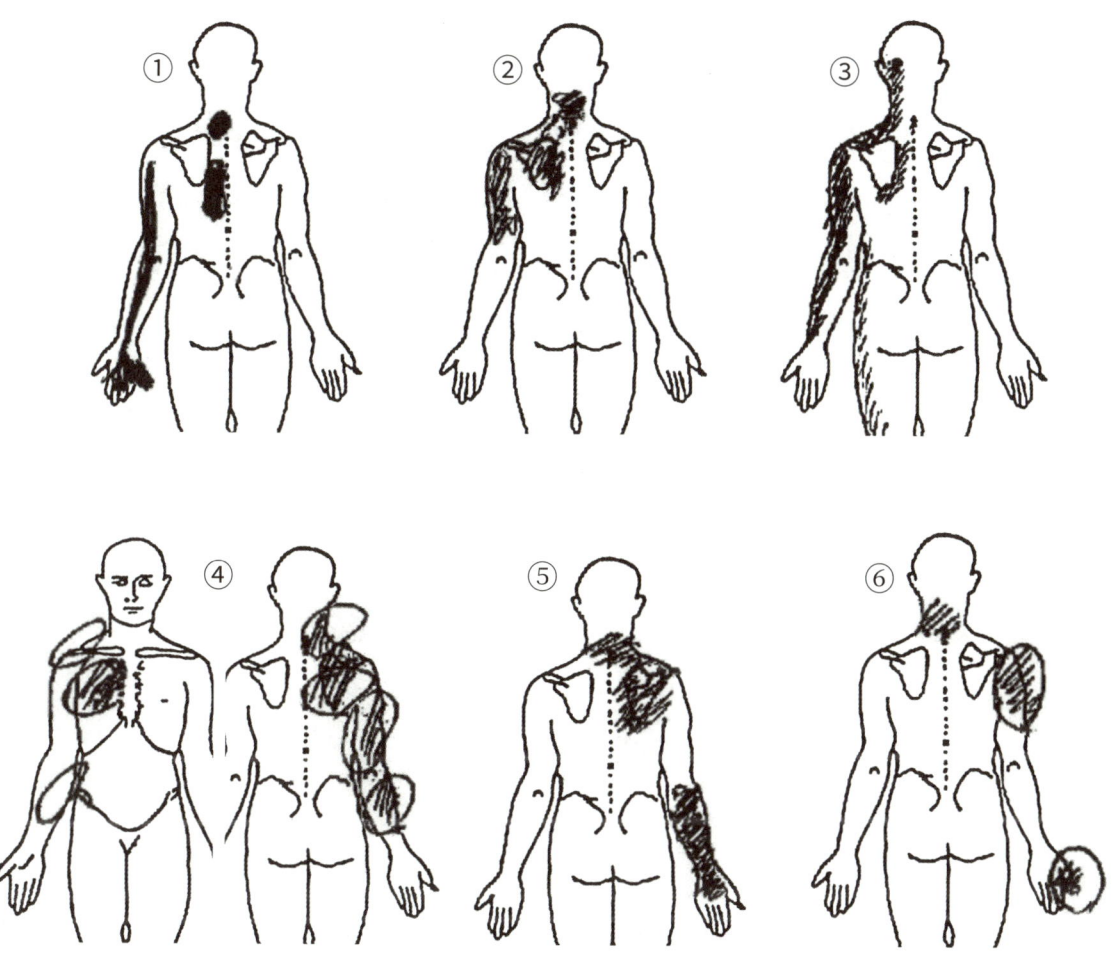

4.2 목 디스크 탈출증을 겪은 환자들이 자신의 통증 부위를 직접 그린 통증 그림. 증례마다 매우 다양한 양상을 보인다. ① 목에서 견갑골 주변을 거쳐 팔, 손으로 뻗쳐 가는 전형적인 방사통이다. ② 통증이 위팔까지만 뻗쳐 가는 방사통이다. ③ 전형적인 방사통에 뒤통수 통증이 동반된 상황이다. ④ 방사통에 앞가슴 통증이 동반되었다. ⑤, ⑥ 방사통이 뻗치는데 건너뛰는 부분이 있다. 위팔과 아래팔은 건너뛰고 통증이 손으로 바로 넘어간다. **대부분의 환자가 견갑골 주변 통증을 느낀다는 것은 눈여겨볼 필요가 있다.**

믹스터 박사, 그게 끝이 아니야, 시작이었어

수많은 사람들이 예사롭지 않은 통증으로 괴로움을 겪으니 '왜 이런 방사통이 생기는지' 히포크라테스도 기원전부터 무척 궁금했으리라. 방사통에 대한 오랜 궁금증은 19세기 말부터 조금씩 풀리기 시작했다. 병리학의 아버지로 불리는 루돌프 루트비히 카를 피르호(Rudolf Ludwig Karl Virchow, 1821~1902)가 디스크가 탈출된 것을 최초로 발견했다. 그런데 그는 탈출된 물질을 종양이라고 생각해서 '피르호 종양'이라고 명명했다.[21] (피르호는 국립 국어원의 외래어 표기법에 따른 표기이다. 그러나 국내 의학계에서는 관행적으로 '비르효'라는 표기를 사용한다.) 이후 이 종양(디스크의 탈출된 부분)을 수술적으로 제거하기 위해 척추 후궁 절제술(laminectomy)이 시행 되었다.

1934년 하버드 대학교 의과 대학의 윌리엄 제이슨 믹스터(William Jason Mixter)와 조지프 바(Joseph S. Barr)가 18명의 좌골신경통 환자에 대한 수술 소견을 보고하면서, 드디어 "방사통은 디스크 속의 내용물이 디스크 밖으로 탈출되어 신경뿌리를 누르기 때문에 생긴다."라고 결론을 내렸다.[22] 『백년 허리 진단편』 84~86쪽 참조

수천 년간 인류를 괴롭히던 방사통의 원인이 밝혀졌다는 생각에 많은 사람들이 환호했다. 동시에 "방사통이 생기면

척추를 열고 탈출된 디스크를 제거해야 한다."는 수술적 치료 원칙이 널리 퍼졌다. 후세의 사람들은 믹스터가 방사통으로 고통 받던 사람들을 '디스크의 왕조(dynasty of the disc)'로 인도했다고 칭송했다. 방사통의 원인과 치료의 문제가 단번에 해결된 것으로 여겨졌기 때문이다.

그러나 믹스터 박사의 발견은 방사통 치료의 종결이 아니라 새로운 시작이었다. 왜냐하면 어떤 의문도 결코 허투루 넘어가지 않는 과학자들의 치열한 반박과 논쟁이 뒤따랐기 때문이다. 그 논쟁들 덕분에 지금은 방사통에 대한 좀 더 정확한 이해와 대책이 마련되어 있다. 그렇지만 아직도 1930년대의 발견에 머물러 있는 치료 원칙들이 그대로 환자 치료에 적용되는 경우를 드물지 않게 본다. 가슴 아픈 일이다. 1940~1950년대의 그 치열한 논쟁을 잊으면 안 되는 이유다.

방사통에 관한 잊혀지면 안될 논쟁: 신경 눌러도 아프지 않던데!

'방사통이 있는 사람들에게서 탈출된 디스크가 신경뿌리를 누르고 있는 것을 확인했고, 탈출된 디스크를 제거하니 방사통이 사라지더라.'는 발견으로부터 '방사통은 탈출된 디스크가 신경뿌리를 눌러서 생기는 것이다.'라고 결론을 내리는 것은 논리상 너무도 당연해 보였다. 그럼에도 불구하고 이 결론에 강한 반박을 하는 두 사람의 대가가 있었으니 캘리포니아 주립 대학교 샌프란시스코 캠퍼스(UCSF)의 정형외과 과장 번 인먼(Verne T. Inman) 교수와 호주의 류머티즘 전문의 마이클 켈리(Michael Kelly) 박사였다.

우연히도 두 사람 모두 1905년생 동갑이었다. 친절한 성품을 가진 인먼교수는 해부학 박사학위를 취득한 후 공학을 공부하여 해부학 뿐만 아니라 현대 신경생리학과 생체역학 분야의 태두 같은 존재이다. 켈리 박사는 개원의였지만 말초신경 해부학의 대가였던 시드니 선덜랜드(Sydney Sunderland) 경 밑에서 해부학을 공부하고 류머티즘 분야에서 세계적인 업적을 쌓은 학자였다. 다만 성격이 지극히 논쟁적이며 주장이 강해 다른 사람을 괴롭힐 정도의 괴팍한 성격이었다고 한다.[23]

나라와 전문 과목, 심지어 성격까지 판이했지만 디스크 탈출증과 좌골신경통에 대해 두 대가가 주장하는 바는 비슷했다. 바로 **"신경뿌리가 눌려 방사통이 생긴다는 주장을 믿지 못하겠다.'**는 것이었다.

1947년 발표된 논문[24]에서 인먼은 해부학, 생체 역학 그리고 신경 생리학의 대가답게 디스크의 생체역학과 신경이 손상될 때의 생리학적 변화를 자세히 정리하면서 **"신경 자체를 압박한다고 해서 방사통이 생길 수는 없다."**라는 주장을 한다. 말초신경을 오래 누르면 저린 느낌이 생기지만 방사통과 같이 근육과 뼛속 깊은 통증을 만들지는 않는다는 실례를 들면서….

타고난 논쟁가답게 켈리는 100편이 넘는 참고문헌을 근거로 믹스터 박사의 발견에 조목조목 반박하는 논문을 발표한다. 1956년의 일이다.[25] 지금과 같이 컴퓨터도 없고 인터넷으로 논문을 찾을 수도 없던 시절에 한 편의 논문을 쓰기 위해 100편이 넘는 참고문헌을 섭렵했다는 사실에 입이 딱 벌어진다.

켈리의 주장을 요약하면 아래와 같다.

- 신경뿌리에 종양이 생겨 압박이 가해져도 통증을 호소하는 경우는 거의 없었다.
- 따라서, 신경 압박 자체가 방사통을 일으킬 수는 없다. 뭔가 다른 원인 때문에 신경이 이미 예민해진 상태에서 압박을 하니 방사통이 생기는 것이다.
- 허리 디스크는 탈출되어도 아프지 않을 때가 많고 저절로 흡수되는 경우도 많다.

켈리 박사가 타임머신을 이용했던 것이 아닌가 싶을 정도로 1990년 대 이후가 되어서야 밝혀진 사실들을 언급하고 있는 것도 참으로 놀랍다. 아무튼 켈리도 인먼과 같은 주장을 한 셈이다. **"신경뿌리가 눌려 좌골신경통이 온다는 말 못 믿겠다. 직접적이고 명백한 증거가 있냐?"**

두 대가가 이렇게까지 강력하게 의문을 제기한 근본적 이유는 무엇일까? 인먼의 논문 서두에서 실마리를 찾을 수 있다. (강조는 필자)

"디스크 탈출이 요통과 좌골신경통의 병리학적 원인이라는 사실이 요즘 점점 더 공고히 받아들여지고 있다. 초창기의 열광에도 불구하고 **많은 증례에 대한 후궁절제술과 신경뿌리 감압술이라는 수술적 치료의 결과가 매우 실망스럽다는 사실은 대부분 동의할 것이다.**

Herniation of the nucleus pulposus, or protrusion of the disc, is now firmly established pathological mechanism associated with low-back pain and sciatica. Despite initial enthusiasm, we have little doubt that the majority will agree that *the treatment of many of these cases by laminectomy and nerve-root decompression has been disappointing.*"[24]

믹스터가 연 디스크의 왕조가 그리 성공적이지만은 않았던 것이다. 디스크 왕조는 이들의 도전에 어떻게 대응을 했을까?

스미스 박사의 엽기적 실험: 신경뿌리 누르니 방사통 생기잖아!

인먼과 켈리가 제기한 의문 '신경뿌리가 눌려 방사통이 생기는 증거가 있냐?'에 대한 답을 찾기 위해 엽기적 인체 실험[26]을 한 인물이 있다. 영국 리즈 대학교 병원(University Hospital, Leeds)의 정형외과 의사 맬러카이 조지프 스미스(Malachy Joseph Smyth) 박사다. 스미스 박사는 인먼과 켈리의 주장이 틀렸다는 것을 증명하기 위해 엽기적 인체 실험을 기획하여 5년에 걸쳐 수행한다. 물론, 대상 환자들에게 동의를 받고서.

디스크 탈출증으로 수술을 받는 사람들을 대상으로 디스크 탈출 부분을 제거한 후 눌렸던 신경뿌리에 나일론실을 돌려 걸친 다음 실의 양쪽 끝을 피부 밖으로 뽑았다. 피부 밖으로 나온 두 가닥의 실을 동시에 잡아당기면 탈출로 눌렸던 신경뿌리에 인위적인 압박이 가해지도록 했던 것이다 **4.3 참조**.

수술 후 방사통이 가라앉은 다음 두 가닥의 실을 잡아당겨 신경뿌리를 눌렀더니 수술 전 겪었던 방사통이 '그 느낌 그대로' 재현되었다. 그리고 당기던 실을 느슨하게 하면 통증이 금방 사라졌다. 이 결과로 '신경뿌리는 살짝만 압박해도 심한 방사통이 생긴다.'는 것을 증명했다. 인먼과 켈리의 주장 **'신경뿌리가 눌려 방사통이 생긴다는 건 믿을 수 없어!'** 에

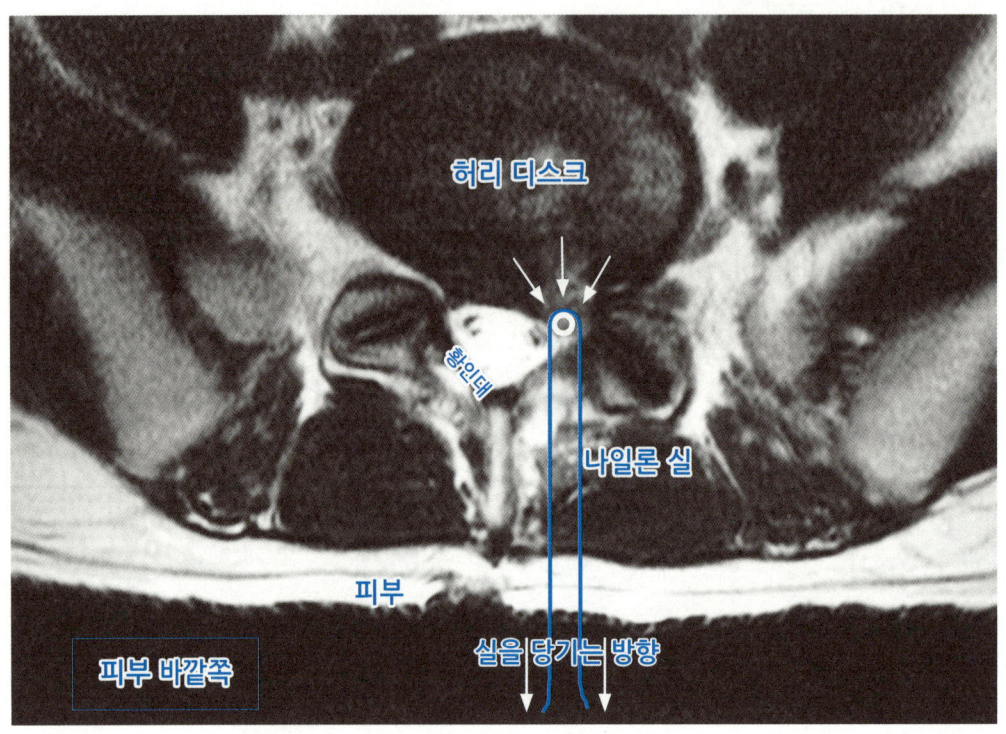

4.3 스미스 박사의 실험의 도해. 디스크 탈출증 수술을 받은 환자의 MRI를 이용하여 필자가 알기 쉽게 그림으로 표현한 것이다. 탈출된 디스크를 제거한 부위(흰색 화살표) 아래 쪽에 신경뿌리의 단면(흰색 원)이 보인다. 나일론실(파란색 곡선)을 신경뿌리에 걸친 다음 실의 양 쪽 끝을 황인대를 거쳐 피부 밖으로 나오게 했다. 스미스는 수술 후 환자의 통증이 가라앉은 다음 삽입해 둔 실을 흰색 화살표 방향으로 잡아당겨 방사통을 재현했던 것이다. 실험이 끝나면 실의 한쪽 끝만 잡아당겨 실을 쉽게 제거할 수 있었다. **신기하게도 탈출된 디스크 옆에 있는 신경뿌리는 실을 당겼을 때 아팠지만 정상 디스크 옆의 신경뿌리는 약간 찌릿한 느낌만 생겼다.**

대한 완벽한 반증이었던 셈이다.

스미스의 연구가 후대에 길이 남아 여전히 큰 영향력을 가지게 된 이유는 그 반증을 확인하는 데서 멈추지 않았기 때문이다. 실험 정신이 투철했던 스미스는 탈출로 눌리지 않았던 정상적인 신경뿌리에도 실을 걸어서 압박을 가해 보았다. **신기하게도 정상적인 신경뿌리는 압박을 가해도 별로 아프지 않고 '찌릿'한 느낌만 생겼다. 이 현상은 인먼과 켈리의 주장과 일치하는 게 아닌가?**

디스크 탈출로 눌렸던 신경뿌리는 실이 살짝만 닿아도 엄청나게 아픈 방사통이 생기는데, 정상적인 신경뿌리는 눌러도 방사통이 생기지 않는 현상을 어떻게 설명해야 할까? 지금의 지식으로는 **"당연하지, 탈출된 수핵이 신경뿌리에 염증을 일으켜 예민해졌을 때 눌러야 방사통이 생기는 것이지. 염증이 없는 정상 신경뿌리는 아무리 눌러도 아프지 않아. 전기 오듯 찌릿함만 느끼지."** 라고 하겠지만 당시에는, 뒤에서 설명할, 1993년 키엘 올마르케르(Kjell Olmarker) 박사의 실험 결과[27]를 알 리가 만무했다.

신경뿌리의 염증에 대해 알 수가 없었던 스미스는 "신경뿌리가 오래 눌려 예민(hypersensitive)해진다."라고 해석했다. 이를 근거로 **"디스크 탈출로 인한 방사통이 생기면 신경뿌리가 더 예민해지기 전에 바로 수술 하는 것이 유리하고, 수술 시 디스크 탈출이 보이지 않더라도 멀쩡한 디스크 속의**

수핵이 언젠가는 문제를 일으키므로 이를 모두 제거하는 것이 좋을 것이다."라고 기술하였다.

5년에 걸쳐 30명이 넘는 환자를 대상으로 한 엽기적인 인체 실험의 결론은 "디스크 탈출이 신경뿌리를 눌러 예민하게 만들고 방사통의 원인이 된다. 방사통이 있으면 최대한 빨리 수술하고 수술 시 탈출이 보이지 않으면 정상 수핵이라도 제거해야 한다."라는 것이었다. 1958년에 발표된 이 논문으로 믹스터가 연 디스크의 왕조는 더욱 굳건히 지속되었다.

만약 스미스의 인체 실험 당시에 **신경뿌리가 예민해지는 이유가 오래 눌려서가 아니라 수핵이 묻어 생긴 염증 때문이라는 것**을 알고 있었다면 어땠을까? 디스크 탈출증에 대한 치료 방침이 많이 바뀌었을 것이다. 아쉽게도 신경뿌리에 생기는 염증의 원인은 그로부터 한참 후에 밝혀진다.

신경뿌리에 뭐가 있기에?

아무나 따라할 수 없는 스미스 박사의 인체 실험 결과 덕분에 방사통에 관한 대가들의 논쟁은 '탈출된 디스크가 신경뿌리를 눌러서 아프다.'라는 '압박설'의 압도적인 우세로 종결되었다. 그럼에도 불구하고 과학자들의 연구는 지속되었다.

먼저, 말초신경은 눌러도 방사통이 생기지 않는데 유독

신경뿌리에서만 방사통이 생기니 신경뿌리 중에 어느 부위가, 왜 그렇게 예민해지는지가 궁금했다. 신경뿌리를 자세히 보면 신경섬유가 다발로 지나가는 가느다란 부위와 감각신경세포가 모여 있어 통통하게 두꺼워진 **배측신경절(背側神經節, Dorsal Root Ganglion, DRG)이 있다** 4.4 참조. 동물실험을 통해 배측신경절 부위와 배측신경절이 없는 얇은 부위를 눌러 보았다. **신경세포로 이루어진 배측신경절을 누르면 오랫동안, 즉 몇 분에서 25분 이상 신경의 흥분이 지속되었지만 신경세포가 없는 신경다발 부위는 반응이 거의 없거나 반응이 있어도 몇 초간 지속될 뿐**이었다.[28] **배측신경절이 신경뿌리에서 가장 예민한 부분이고 배측신경절 때문에 방사통이라는 그 괴로운 통증이 생긴다**는 사실을 밝혀낸 것이다.

방사통이 신경뿌리 중 통통한 배측신경절 때문임이 밝혀졌지만 의문은 여전히 남았다. 디스크 탈출이 신경뿌리의 배측신경절을 압박하고 있음에도 방사통이 전혀 없는 사람들이 많았기 때문이다. 스미스 박사의 결론과 달리 신경뿌리가 오래 눌려도 예민해지지 않는 경우가 자주 관찰되었기 때문에 '압박설'의 설득력이 점점 약해졌다. **'압박'이 아닌 '염증'이 작용할 것이라는 가설**들이 여기저기서 제기되었다.

배측신경절에 생기는 염증을 증명하는 동물실험도 많이 발표되었다. 예를 들면 쥐의 배측신경절 바로 위쪽에 수술용 실을 묶어서 기계적으로 신경뿌리를 누르는 실험[29]이 있었다.

한 그룹은 염증 반응을 일으키지 않는 실크 봉합사(silk)를, 다른 그룹은 염증을 일으키는 크롬 창자실(chromic gut)을 사용하여 비교했다.

실크 봉합사는 우리 몸에 들어와도 아무런 염증 반응을 일으키지 않기 때문에 평생 남아 있게 된다. 따라서 수술 시 실크 봉합사를 썼다면 수술 후 상처가 아물고 나면 봉합사를 제거 해야만 한다. 흔히 '실밥을 뽑는다'라고 알고 있는 과정이다. 반대로 크롬 창자실은 소나 양의 창자에서 뽑아낸 콜라겐이 주성분이라 우리 몸에 들어오면 염증 반응을 일으키고 그 과정에서 저절로 몸에 흡수되는 봉합사이다. 수술 후에 실밥을 뽑지 않아도 되는 실이 바로 크롬 창자실이다. 이 실험에서는 크롬 창자실의 주변에 염증이 일어난다는 사실에 착안하여 **배측신경절 주변에 크롬 창자실을 묶어 배측신경절에 염증을 가하는 상황을 인위적으로 만든 것**이었다.

실험 결과, 양쪽 다 압박으로 신경이 손상되기는 했으나 염증을 일으키는 크롬 창자실을 사용한 그룹에서만 방사통이 유발되었다. **염증이 배측신경절을 예민하게 만들어 방사통을 일으킨다는 실험적 증명**이었다.

여러 과학자들의 혁신적인 실험을 통해, **신경뿌리 중에 유난히 통통한 부분인 배측신경절이 가장 예민한 부분이고 이곳에 염증이 생기면 방사통을 느끼게 된다는 것은 알게 되었다.** 그럼에도 불구하고 디스크의 탈출증이 방사통의 원인

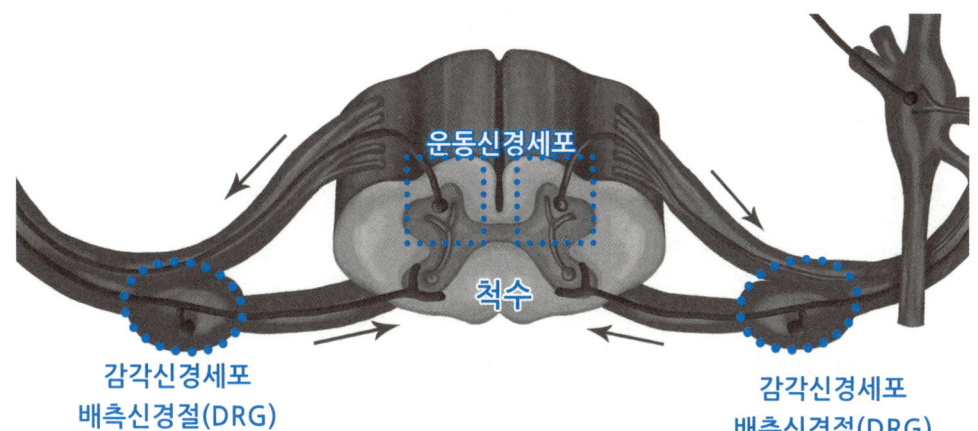

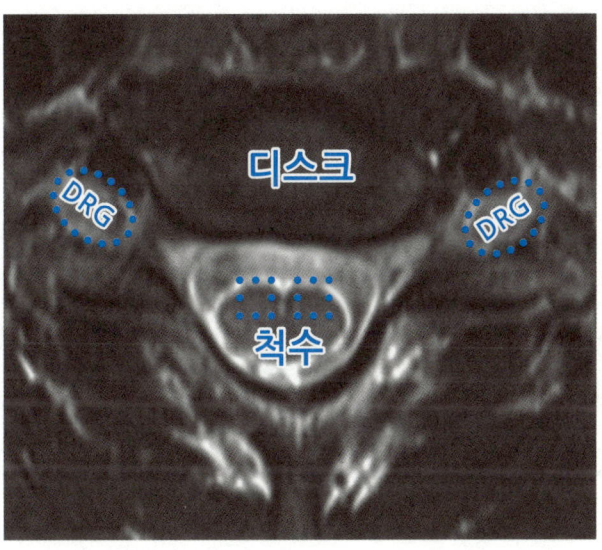

4.4 배측신경절(DRG)을 중심으로 살펴보는, 운동신경세포와 감각신경세포의 극명하게 다른 해부학적 위치. 위쪽의 도해를 보면 운동신경 세포(점선 사각형 안쪽의 콩나물 대가리)는 척수라는 큰 신경 덩어리 속에 안전하게 들어 있는데 비해 감각신경 세포(점선 타원형 안쪽의 콩나물 대가리)는 척수에서 떨어져 나와 외부에 노출 되어 있다. 운동신경 세포는 구중궁궐 속에 살고 감각신경세포는 경비실에서 사는 형국이다. 이해를 돕기 위해 세포를 하나만 그렸으나 실제로는 하나의 배측신경절에 1만 개 이상의 감각신경 세포가 존재한다. 아래는 가로단면 MRI 영상에서 운동신경 세포(점선 사각형), 감각신경 세포(DRG, 점선 타원형)와 디스크의 위치 관계를 잘 보여준다.

이라는 조각그림 맞추기 퍼즐의 마지막 조각은 찾지 못하였는데 그것은 '**디스크 탈출 때 배측신경절에 염증이 생기는 이유는 무엇인가?**'였다.

퍼즐의 마지막 조각은 스웨덴 올마르케르 박사의 돼지를 이용한 실험에서 찾게 되었다. 『백년허리 진단편』의 94~96 쪽에서도 소개했듯이 **돼지의 허리 디스크에서 뽑은 수핵을 같은 돼지의 꼬리 쪽 척추를 열어 신경뿌리에 살짝 묻혀두었더니 신경뿌리 중 불룩한 부분인 배측신경절에 심한 염증이 생기면서 신경 전도 속도가 반으로 줄더라**는 획기적인 사실을 밝힌 연구였다.[27]

올마르케르 박사의 연구팀은 후속 연구를 통해 **섬유륜 속에 있던 수핵이 밖으로 나오면 수핵 속에 있던 수핵세포가 죽으면서 세포막이 분해되는 과정에서 염증을 유발하는 물질이 생성되어 배측신경절에 염증을 일으킨다**는 사실도 밝혔다.[30] 또한, 수핵세포의 괴사((壞死, necrosis)로 인해 생긴 **배측신경절의 염증은 시간이 지나면 저절로, 즉 별다른 치료를 하지 않아도 자연경과로 줄어드는 현상**도 같은 연구진이 밝혔다 『백년허리 진단편』 101쪽 '더 놀라운 사실, 신경뿌리 염증을 쭉 지켜봤더니' 참조.

이로써 **디스크 속의 수핵이 탈출하여 신경뿌리의 예민한 부분인 배측신경절에 묻어서 염증이 생기면 방사통이 유발된다**는 퍼즐이 완벽히 맞춰졌다.

지긋지긋한 방사통, 조물주의 실수인가?

디스크 탈출증이 방사통을 일으키는 과정의 퍼즐을 다 맞추어 보니 아래와 같은 사실을 알게 된다.

- 방사통은 신경뿌리 중 **배측신경절**에서 생기는 통증이다.
- 디스크 탈출증 때 **수핵이 배측신경절에 묻어 염증이 발생**한다.
- **염증이 생긴 배측신경절**을 누르거나 잡아당기는 것과 같은 **기계적인 자극을 가할 때 방사통 발생**한다.

예사롭지 않은 통증, 방사통은 디스크 탈출증의 가장 중요한 증상이다. 목이나 허리, 심지어 흉추(가슴 쪽 척추)도 디스크가 탈출 되면 방사통이 생긴다. 물론, 배측신경절에 염증이 발생하는 다른 병으로도 방사통이 생긴다. **대상포진**이 대표적인 병이다. 배측신경절에 바이러스성 염증이 생기니까 그토록 괴로운 대상포진 통증이 생기는 것이다. 그렇지만 **가장 흔한 방사통의 원인은 디스크 탈출증**이라고 보면 된다.

디스크가 탈출되어 배측신경절에 염증이 생기고 방사통으로 고생 하는 많은 사람들을 보면서 근본적인 의문이 생긴다. **왜 감각신경세포를 모아 만든 배측신경절을 디스크 바로**

옆에 둔 것인가? 감각신경세포가 모여 있으니 조금만 잘못되어도 심한 통증을 일으킬 것이 뻔한데 왜 하필 터지면 수핵이 흘러나오는 디스크 바로 옆에 둬서 수많은 사람들이 방사통으로 고생하도록 만든 것일까? 방사통이야말로 조물주 최대의 실수 아닐까? 아래와 같은 대화를 상상해 본다.

해부학자: "아니 조물주님, 왜 배측신경절을 디스크 바로 옆에다 두셨어요? 사람들이 방사통으로 고생할 것이 뻔한데! 신경뿌리 중 디스크로부터 먼 곳에 둬도 되고 운동신경세포처럼 척수 속에 집어넣어도 되었을 것을!"

조물주: "그랬나? 앗 나의 실수! 만들다 보니 어쩌다 거기 있었네……. 거 참…, 그런데 어따 대고 반말이야!"

디스크 바로 근처에 놓인 배측신경절의 위치를 우연이나 조물주의 실수로 보기에는 석연치 않은 부분이 있다. **4.4**에서 신경뿌리의 구조를 찬찬히 살펴보자. 신경뿌리는 척수에서 말초신경이 시작되는 지점이다. 신경뿌리를 만들기 위해 운동신경 분지(分枝)는 척수 앞쪽으로 나오고 감각신경 분지는 척수 뒤로 나와서 서로 합쳐진다. 그런데 자세히 들여다보면 앞쪽 운동신경세포는 척수 속 깊이 묻혀 있는데 뒤쪽 감각신경세포는 모여서 척수 바깥, 즉 신경뿌리 중 배측신경절에 있다.

같은 말초신경인데 왜 운동신경의 세포는 척수 속에 깊이 넣어 두고 감각신경은 척수 바깥에 빼놓았을까? 감각신경세포도 척수 속에 묻어 두었다면 디스크가 찢어져서 수핵이 튀어나와도 지금처럼 방사통을 겪지 않고 잘 지낼 텐데! 만물의 영장이라고 자만하고 까부는 인간한테 조물주가 뭔가 억하심정이 있었던 걸까?

아마도 그렇지는 않은 듯하다. **왜냐하면 어류, 양서류, 파충류, 조류, 포유류를 포함하는 대부분의 척추동물은 동일한 구조를 갖고 있기 때문**이다. 조물주가 고등어나 메추리한테까지 억하심정이 있을 리는 없을 테니.

지긋지긋한 방사통 – 진화의 축복!

방사통을 일으키는 배측신경절의 신경 해부학적 위치가 조물주의 실수 때문이 아니라면 **진화의 축복**이라고 보는 것이 옳지 않을까?

만약 배측신경절이 척수 속에 깊이 묻혀 있어 디스크가 탈출되어도 방사통을 전혀 느끼지 않는다면 어찌될까? 당장은 통증이 없어 좋겠지만 디스크가 심하게 손상된 것을 모르고 계속 몸을 움직이다가 척추와 척수(척추 속에 들어 있는 중추 신경 통로)가 더 심하게 망가질 것이 분명하다. **디스크**

가 심하게 찢어져 수핵이 탈출 되어도 심한 방사통은 느끼지 않겠지만 우리 몸의 기둥인 척추가 무너지고 중추 신경 통로인 척수가 망가져도 눈 하나 깜짝 하지 않고 평소에 하던 척추에 나쁜 행동을 그대로 하다가 일찍 불구가 될 가능성이 아주 높다.

어쩌면 배측신경절이 디스크가 탈출된 것을 발견하여 경보 신호를 주는 중요한 역할을 담당하는 것 아닐까? 수억 년 전 척추동물이 생겨나 진화를 시작할 당시에는 아마도 배측신경절의 위치가 디스크로부터 멀리 떨어진 원시 척추동물도 있지 않았을까? 척수 속에, 척수 밖 디스크 바로 옆에, 혹은 척수 밖 디스크로부터 멀리 떨어진 곳 등등 여러 위치에 배측신경절을 갖고 있던 척추동물들이 제각기 진화를 시작했을 것이다.

진화 과정에서 배측신경절이 척수 속에 있거나 디스크로부터 멀리 떨어져 있는 동물들은 디스크가 손상되는 것을 감지할 능력이 없었기 때문에 일찍 척추가 망가졌고 그 결과 자연 선택(natural selection)에서 배제 되었을 가능성이 높다. 그리하여 지금은 **디스크 바로 옆에 배측신경절을 가진 척추동물만 자연 선택되어 살아남은 것** 아닐까?

필자는 **배측신경절에서 생기는 방사통이야말로 척추동물의 척추와 척수를 지켜 주는 가장 중요한 감시 체계이고 방어 기전**이라고 본다. 방사통을 일으키는 배측신경절이 디스크 바로 옆에 있다는 것은 디스크 손상을 빨리 감지하게 해 주는 **진화의 축복**이다.

'방사통이 진화의 축복'이라는 필자의 가설을 학계에서 처음 공개했을 때 두 가지 반론을 들었다. 하나는 "네발짐승은 디스크를 앓지 않는다던데?"라는 질문이었다. 척추 디스크 손상은 일어서서 걷기 때문에 생기는 인간만의 문제이고 네발로 걷는 짐승은 척추 디스크에 중력의 압박이 가해지지 않기 때문에 디스크 손상이 없다는 뜻이다. 따라서 디스크 옆에 위치한 배측신경절이 척추동물이 물고기부터 네발짐승을 거쳐 인간으로 진화되는 과정에서 생긴 결과라는 것은 말이 안 된다는 주장이다.

천만의 말씀이다. 의학 논문 검색 엔진 중 하나인 퍼브메드(PubMed, www.ncbi.nlm.nih.gov/pubmed/)에서 "개(canine 혹은 dog)"와 "추간판 탈출증(intervertebral disc herniation)"을 검색해 보면 700개가 넘는 수의학 논문이 검색된다. 그중 한 편을 보니 견종(예를 들어 닥스훈트)에 따라 많게는 20퍼센트 정도가 심한 디스크 탈출증을 겪는다고 한다.[31] 사람보다 더 흔하다

개가 디스크 탈출증을 앓는다면 토끼나 사자도 마찬가지일 것이다. 사람이나 개, 소, 말, 돼지, 치타, 사자, 참새, 독수리 등 모든 척추동물은 디스크 손상을 겪는다. 중력이 척추에 수직 혹은 수평으로 작용하는 차이는 있어도 디스크 탈출증

은 디스크를 가진 척추동물이면 누구나 겪는 문제이다. 『백년허리 치료편』 346쪽 '요통은 직립보행의 저주, 네발짐승 허리 아픈 거 봤나?' 참조 **척추에 가해지는 중력의 방향이 중요한 것이 아니라 중력이 존재한다는 것, 그리고 사람이나 동물이나 모두 먹고 살기 위해 그 중력을 이기면서 힘을 쓰는 것이 바로 디스크 손상의 원인이다.** 중력 뿐만 아니라 스스로의 근육 힘이 디스크를 손상시킨다는 것이다. **우리가 먹고 살기 위해 몸을 쓸 때 척추를 사용하는 법을 정확히 알아야만 소중한 척추를 100년 동안 큰 탈 없이 사용할 수 있다는 말이다.**

또 다른 반론은 우리 연구팀 내부에서 나왔다. 디스크 손상은 나이가 들어서 겪는 퇴행성 병변이라 진화에 영향을 미치지 못했을 것이라는 주장이다. 앞에서 등장하기도 했던 김기원 교수가 제기한 반론이었다. 정리하자면 이렇다.

퇴행성 병변은 나이가 들어 생기는 문제라 이미 자식을 다 생산하고 나서 일어난다. 따라서 어떤 개체가 퇴행성 병변을 심하게 겪어도 이미 자식을 다 낳았으므로 자연 선택(자연도태)에 영향을 미치지 않는다. 배측신경절이 척수 속에 있어 디스크 탈출을 빨리 감지하지 못해 척추가 일찍 망가지더라도 그 무렵에는 이미 배우자와 짝짓기를 끝내고 자식도 많이 낳았을 것이므로 그것 때문에 해당 유전 형질이 자연 도태될 가능성은 낮다. 따라서 배측신경절의 위치가 진화의 산물로 보기 힘들다는 주장이다.

진화론에 깊은 조예(造詣)가 느껴지는 반론이다. 그러나 김교수의 논리에는 '척추동물은 척추의 퇴행(노화)이 시작되기 전에 짝짓기와 자손 생산을 모두 완료할 것'이라는 강한 신념이 느껴진다. 과연 그럴까? 사람이나 고등 척추동물의 경우에는 그럴 수 있지만 하등 척추동물도 그럴까?

 진화론적으로 척추동물의 시조(始祖)인 칠성장어는 강에서 태어나 성체가 되어 바다로 간다. 바다에서 평생을 살다가 강으로 다시 올라와 체외 수정을 한 직후 죽는다. 즉 생식이 생의 마지막에 일어난다. 이런 생애 주기라면 척추의 퇴행 정도가 생식력에 얼마든지 영향을 미칠 수 있을 것이다. 성체가 되어 바다에서 살다가 강을 거슬러 올라오는 도중 **척추 손상을 빨리 감지할 수 있는, 즉 배측신경절이 디스크 근처에 있는,** 칠성장어는 좀 쉬기도 하고 헤엄치는 방법도 바꿔 가면서 수정이 일어나는 상류에 도착할 가능성이 높았을 것이다. 이에 비해 **배측신경절이 척추 디스크로부터 멀리 떨어져 있어 디스크가 터져도 방사통을 못 느끼던 칠성장어는 척추가 망가져도 아랑곳 않고 헤엄만 치다가 어느새 척추와 척수가 망가져 더 이상 움직일 수 없는 상태**가 되지 않았을까? 다른 칠성장어보다 일찍 **척추가 비틀어지고 척수가 마비되어** 짝짓기가 이루어지는 강의 상류에 이르지 못하고 흐르는 물살에 휩쓸려 떠내려 갔을 것이다.

난생 처음 느끼는 이상하고도 불쾌한 방사통, 이 통증이

얼마나 불안하고 당혹스러운지 잘 안다. 그러나 이젠 이렇게 받아들이면 된다. '척추에 달려 있는 손상 경보 장치가 작동하기 시작한 것'이라고. 방사통은 조물주의 실수가 아니라 진화의 축복인 것이다.

디스크 탈출의 경보신호 - 방사통 해석하기

목 디스크가 심하게 찢어지면 수핵이 디스크 밖으로 흘러나와 이른바 '디스크 탈출증'이 된다. 디스크가 많이 손상된 것이다. 흘러나온 수핵이 신경뿌리의 배측신경절에 묻는다. 배측신경절에 묻은 수핵 속의 세포들이 죽으면서 세포막이 분해되고 염증 물질이 생성되면서 염증이 시작된다. 배측신경절이 잔뜩 예민해진 상태에서 탈출된 디스크 덩어리가 신경뿌리를 밀거나 눌러 난생 처음 경험하는 기기묘묘한 통증을 느낀다. **조물주가 척추에 달아 놓은 손상 경보 장치가 작동하기 시작한 것**이다. 경보음이 심하게 울리기 시작한다. 바로 **목, 어깻죽지, 견갑골을 거쳐 팔로 뻗치는 방사통**이다.

　　조물주가 만든 장치라 그런지 경보음이 참으로 다양하다. 여러 개의 목 디스크 중 어느 레벨의 디스크가 탈출되는지에 따라 경보음, 즉 방사통의 양상이 조금씩 다르다. 같은 레벨의 디스크 탈출이라도 사람마다 조금씩 다르고 같은 사람이라도 탈출 후 경과한 기간에 따라 달라진다. 겪어 본 사람은 알겠지만 **하루 중에도 시시각각으로 다르다.**

이처럼 다양한 경보 신호를 어떻게 해석하느냐, 좀 더 엄밀하게는 **어떻게 해독(解讀)하느냐**가 목 디스크 탈출증의 **진단과 치료의 핵심**이다. 천의 얼굴을 가진 방사통으로부터 다음과 같은 정보를 얻어낼 수 있다면 치료는 끝난 것이나 다름없다.

- 제대로 된 경보인지: 정말 **디스크 탈출로 인한 방사통이 맞는지?**
- 어느 부위가 고장 났는지: **어느 레벨**의 디스크 탈출 때문에 생긴 방사통인지?
- 얼마나 심하게 고장 났는지: **염증이 얼마나 심한지?**
- 앞으로 어떻게 될지: 염증이 **더 심해질 것인지 아니면 줄어들 것인지?**

요즘 나오는 자동차는 엔진에 고장이 나면 특수 컴퓨터로 스캔하여 고장 원인을 정확하게 잡아낸다. 인간의 방사통에는 그런 방법이 아직 없다. 방사통을 완벽하게 해독할 객관적 방법이 없다 보니 의사의 지식과 경험에 크게 의존한다. 앞으로 더 많은 연구가 필요한 부분이다. 방사통 해석을 위한 중요한 연구를 하나 소개한다.

미국 펜실베이니아대학교 병원 재활의학과 교수인 커티스 슬립먼(Curtis W. Slipman) 박사는 목 디스크 탈출증 환자들의 신경뿌리 염증을 스테로이드 주사로 치료 하면서 일부러 신경뿌리를 바늘로 건드려 보았다. 염증이 생긴 신경뿌리를 건드릴 때 방사통이 어디로 뻗치는 지를 보기 위함이었다.[32]

  4.5는 4, 5, 6, 7번 경수신경(목의 신경뿌리)을 건드릴 때 통증을 느끼는 부위다. 모두 공통적으로 목과 어깻죽지, 견갑골 주변으로 통증이 발생한다. 4, 5번 경수신경에서는 어깻죽지 통증이 흔했다. 6, 7번 경수신경에서는 목, 어깻죽지, 견갑골을 포함하여 팔에서 방사통이 생기는 양상이 나타났다. 슬립먼 박사는 이 그림을 제시하면서 "사람마다 참으로 다양한 패턴을 보인다."라고 기술한다.

방사통이 보내는 메시지 해독(解讀)하기

실제 상황에서 방사통을 어떻게 해석하는지 증례를 보자.

  증례 1: 평소 알고 지내던 공과대학 건축학과 교수님.
  하루 전부터 시작된 왼쪽 목, 어깻죽지, 위팔로 뻗치는 심한 통증으로 응급실을 방문했다. 우리 병원 피부과 교수님과 친분이 있었는데 극심한 방사통이라 아직 피부 발진이 나

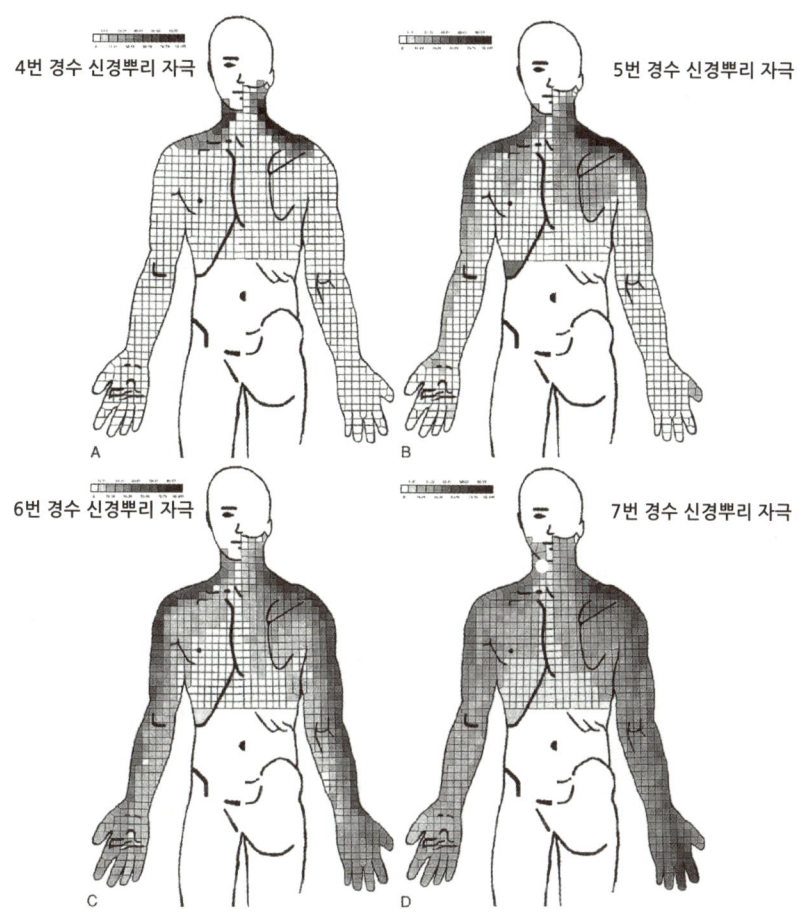

4.5 목에 있는 신경뿌리 중 4번, 5번, 6번, 7번 경수 신경뿌리를 자극했을 때 방사통을 느끼는 부위. 몸의 왼쪽 반은 **몸의 앞부분**, 오른쪽 반은 **몸의 뒷부분**을 나타낸다. 검은색이 진할수록 많은 사람들이 공통적으로 통증을 느끼는 부위다. 4번이나 5번 경수 신경뿌리를 자극하면 팔보다는 어깻죽지 쪽에서 통증을 많이 느끼는 데 비해 6번이나 7번 경수 신경뿌리를 자극하면 팔이나 손 쪽으로 방사통을 느끼는 것을 알 수 있다. **중요한 것은 4, 5, 6, 7번 경수 신경뿌리 모두 어깻죽지 통증은 공통적**으로 느낀다는 것이다. 어깻죽지 통증이 목 디스크 손상 때 가장 흔히 나타나는 이유이다. 참고로 흔히 발생되는 5-6번과 6-7번 경추 디스크 탈출 때는 각각 6번 경수 신경뿌리와 7번 경수 신경뿌리의 배측신경절이 자극을 받아 방사통을 일으킨다.

타나지 않은 대상포진 초기라고 의심하여 항바이러스제를 투약했다. 약을 먹었지만 3일이 지나도 전혀 좋아지지 않았고 피부 발진도 없었다. 왼쪽 팔을 머리 위로 들고 있으면 통증이 호전되는 양상을 보였다. 목 디스크 탈출증으로 인한 방사통 때 전형적으로 보이는 배코디 증후(Bakody Sign)이다 **305쪽 9.9 참조**. 목 MRI를 확인하니 5-6번 목 디스크가 크지는 않으나 왼쪽 신경뿌리 옆으로 탈출되어 있다 **4.6 참조**. 방사통에 대한 적절한 해석은?

필자의 해석은 아래와 같다.

"건축학과 교수님이시니 아마도 컴퓨터 작업을 오래 하시면서 목 디스크가 많이 상한 것으로 보입니다. 디스크가 찢어져 수핵이 흘러나와 신경뿌리에 염증이 심합니다. 통증이 너무 심하므로 일단 신경뿌리 주변에 강력한 소염제인 스테로이드를 묻혀 주는 주사를 하겠습니다. 그렇지만 찢어진 디스크가 잘 아물 수 있도록 교수님도 노력을 하셔야 합니다. 평소 생활에서 척추위생을 철저히 지키셔야 한다는 뜻입니다."

증례 2: 6-7 목 디스크 탈출로 **4.7 참조** 심한 방사통을 겪다가 경막외 스테로이드 주사를 맞은 후 통증이 가라앉은 40대 후반 남성.

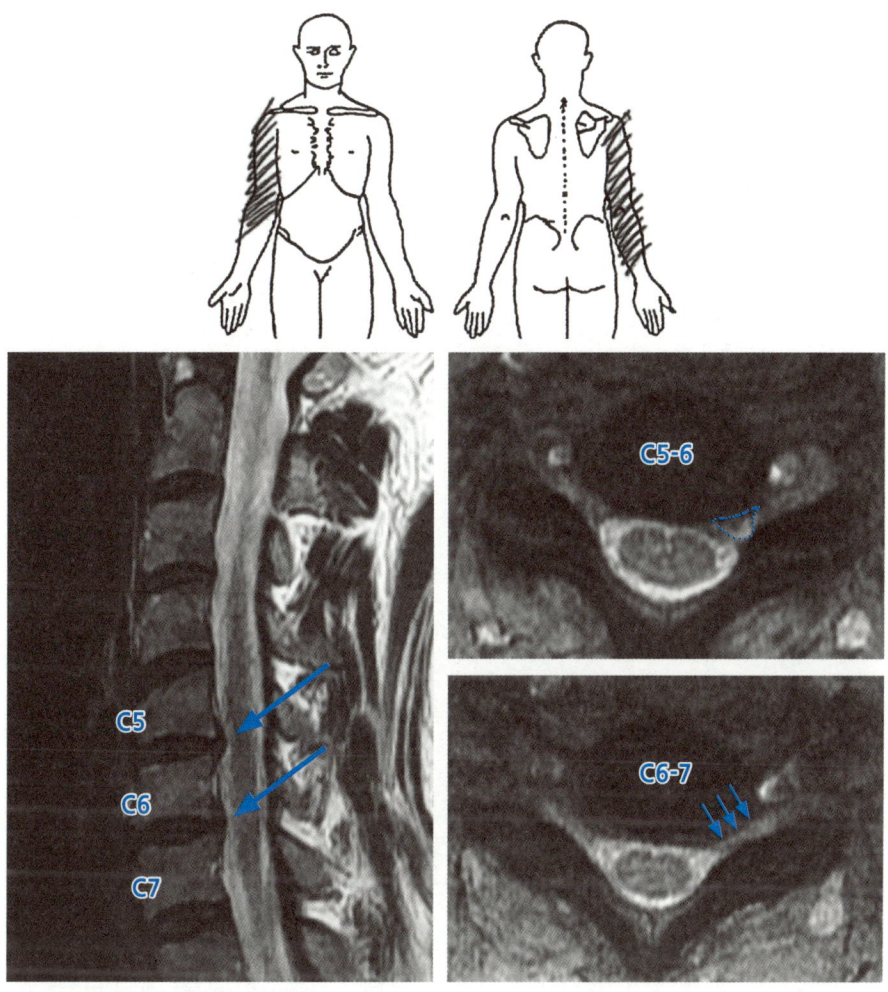

4.6 극심한 좌측 팔 통증으로 응급실을 방문하고 대상포진으로 진단되었던 50대 초반의 건축학과 교수님의 통증 그림과 5-6번, 6-7번 목 디스크 탈출 MRI 영상. 5-6번 목 디스크가 왼쪽으로 희끄무레하게 탈출(오른쪽 중간 그림의 점선 표시)되어 있고 6-7번도 왼쪽으로 탈출(오른쪽 맨 아래 그림의 화살표들)이 보인다. 6-7번 디스크 탈출보다 5-6번 디스크 탈출이 좀 더 크고 탈출된 수핵이 밝은색으로 보여 최근에 탈출된 것으로 보인다. 신경뿌리와 가깝게 옆으로 치우쳐 급성 방사통이 생겼던 것이다.

4장 목 디스크 탈출증과 방사통

"지긋지긋하던 통증은 없어졌는데 컴퓨터 마우스를 잡으면 오른손이 저려 옵니다. 직업이 컴퓨터 프로그래머라서 컴퓨터를 많이 사용합니다. 마우스를 클릭 하면서 손에 무리가 되어서 그럴까요?"

"아닐 겁니다. 얼마 전 목 디스크 탈출로 앓았던 방사통이 아직 조금 남아 있는 상태입니다. 마우스로 클릭을 할 때 '몰두본능'이 더 강해지고 '거북목'이 심해집니다. 그때 아물어 가던 목 디스크가 좀 더 뒤로 밀리면서 염증이 좀 남아 있는 신경뿌리를 건드리는 것 같습니다."

"저런, 그럼 어떻게 하지요? 또 주사를 맞아야 하나요?"

필자의 답은 이렇다.

"그렇지 않습니다. 마우스를 잡을 때 손 저림은 선생님의 목 자세가 나쁜 상태라는 것을 알려 주는 알람(alarm)입니다. **약이나 주사로 없애려 하지 말고 디스크가 잘 아물 때까지 조물주가 마련해 준 알람을 유용하게 사용하세요.**"

이런 방사통은 찢어진 목 디스크가 아물 때까지 더 이상의 손상을 막을 수 있도록 하는 아주 고마운 통증이다. 같은 방사통이라도 그 정도에 따라 쓰임새가 다르다는 뜻이다.

방사통에 대한 스테로이드 주사의 효과가 워낙 뛰어나

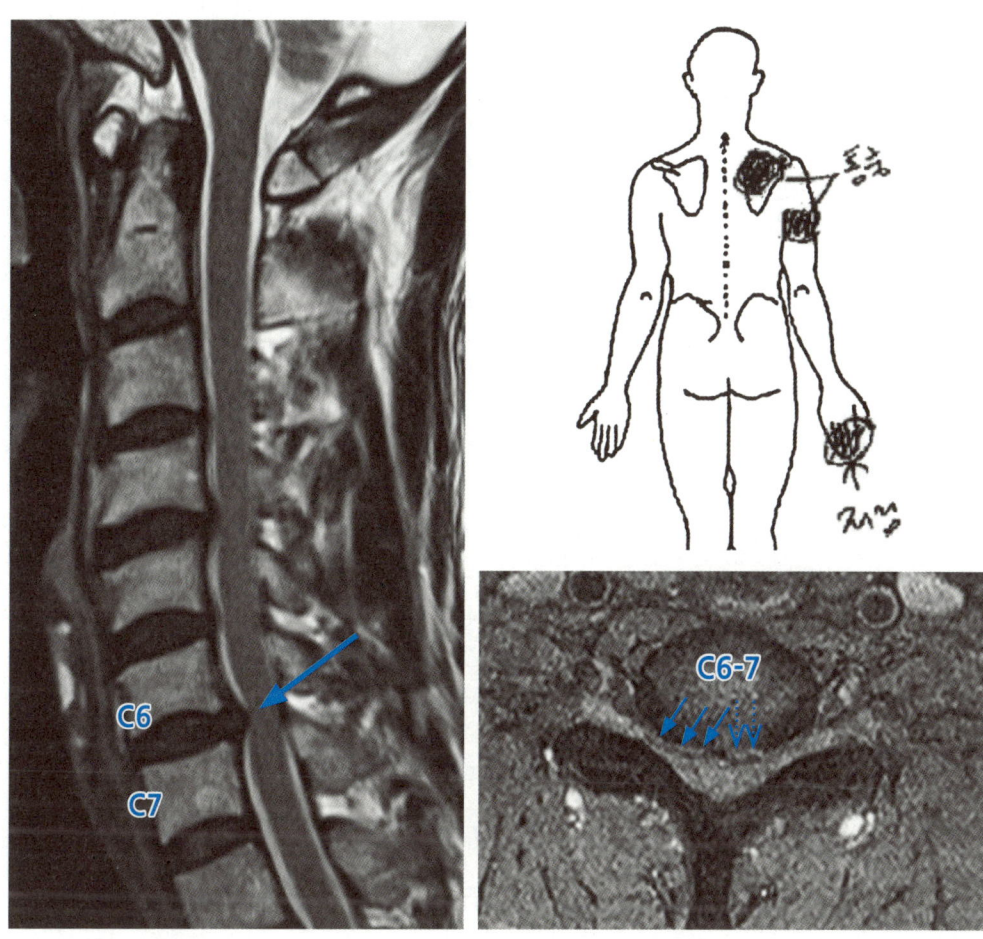

4.7 경막외 스테로이드 주사로 심한 방사통을 치료받은 후 마우스를 잡을 때마다 손가락이 저려 오는 40대 중반 남성의 통증 그림과 MRI 영상. 오른쪽 아래 MRI 영상을 보면 6-7번 디스크가 오른쪽(실선 화살표)과 가운데(점선 화살표)로 탈출된 것이 보인다. 오른쪽 탈출이 배측신경절에 가까우므로 현재 통증의 원인이 된다. 스테로이드 주사를 맞아 방사통이 줄었으나 아직도 디스크가 탈출되어 있으니 마우스 잡고 모니터 쳐다볼 때 목 자세를 신전하는 척추위생을 지키라는 것을 바로바로 알려주는 **고마운 방사통**이다.

주사 전에 100점 아프던 것이 주사하면 20~30점으로 줄어든다. 워낙 효과가 좋아 한 번 더 주사를 요구하는 경우가 많다. 아래는 진료실에서 매우 흔한 대화이다.

"지난번 주사 맞고 통증이 20점으로 줄었어요. 주사를 한 번만 더 놔 주세요. 그러면 0점이 될 것 같은데."

"한 번 더 주사해도 0점이 되지는 않습니다. **지금 남아 있는 20점을 고마운 마음으로 지니고 계십시오.** 지금 가진 방사통이 하루 종일 똑같은 정도로 유지되지는 않을 것입니다. 하루 중에도 하나도 아프지 않을 때가 있고 더 심해질 때가 있지 않던가요?"

"예! 맞아요. 하루 중에도 더 아팠다가 덜 아팠다가 해요!"

"바로 그것입니다. **디스크에 좋은 자세, 좋은 행동을 하면 방사통이 줄게 되고, 디스크에 나쁜 행동을 할 때마다 심해질 것입니다. 방사통이 심해질 때마다 자세와 행동을 바로잡아 보세요.** 조만간 찢어진 디스크가 아물어 전혀 아프지 않게 될 것입니다. **마우스를 잡고 모니터 쳐다볼 때 마다 '허리와 목을 신전하는 척추위생을 반드시 지켜라'하고 친절하게 알려주는 방사통입니다.** 얼마나 고마운 통증입니까? 절대로 인위적으로 없애려고 하지마세요."

디스크 손상의 경보 신호인 방사통을 제대로 해석하기 위해서는 탈출증의 경보 신호인 방사통만 아는 것으로는 부족하다. 디스크 내부 손상의 경보 신호인 디스크성 통증(discogenic pain)과 이 통증과 관련된 연관통(referred pain)을 이해하는 것이 필수적이다. 왜냐하면 디스크 탈출에는 반드시 디스크 내부 손상이 동반되기 때문이다. 물주머니가 찢어 지지 않고 물이 새는 것을 본 적이 있는가? 이 책의 5, 6, 7장을 몇 번 더 읽어 보시라.

요점 정리

1 목에서 어깻죽지, 견갑골을 거쳐 팔로 뻗쳐 가는 극심한 고통은 방사통일 가능성이 높다.

2 디스크 속의 수핵이 탈출되어 배측신경절에 묻어 염증이 발생할 때 방사통이 생긴다. 염증이 생긴 배측신경절이 눌리거나 당겨지면 방사통이 심해진다.

3 방사통은 디스크 탈출증의 전형적인 증상이다. 따라서 방사통은 디스크가 탈출된 것을 알려주는 최고의 손상 경보신호이다. 조물주의 실수가 아니라 진화의 축복인 것이다.

4 목 디스크 탈출을 알려 주는 최고의 손상 경보신호인 방사통을 잘 해석하는 것이 목 디스크 탈출증 치료의 핵심이다.

5장
목 디스크 찢어지는 아픔 - 디스크성 목 통증과 연관통

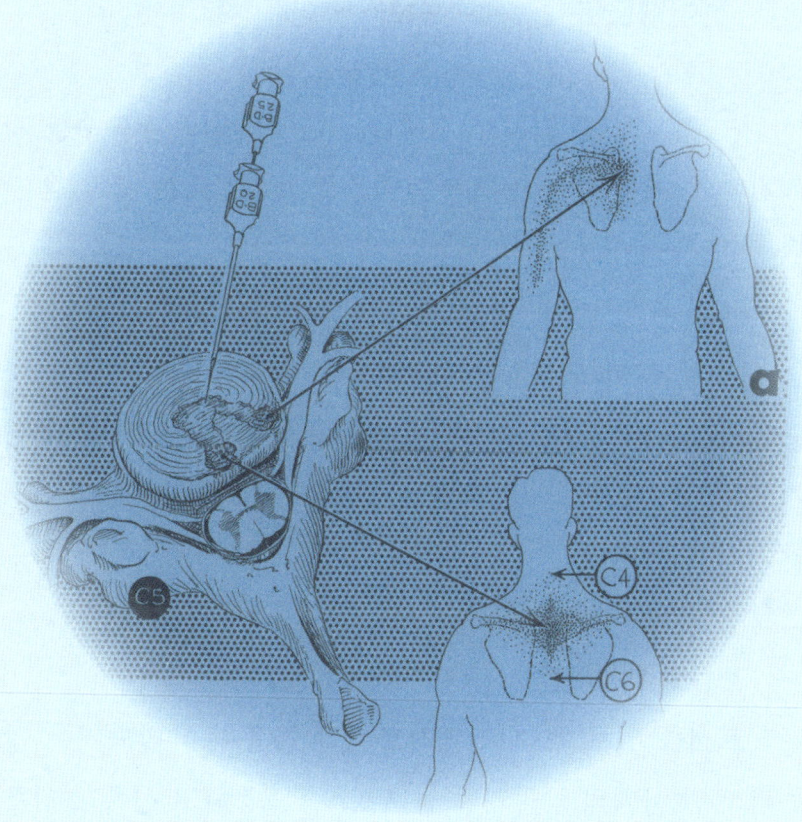

뒷목과 뒤통수가 아픈 마초 청년

목과 머리 뒤쪽이 아프다고 찾아온 20대 초반 남성. 기골이 장대해 근력 운동 관련해서는 한가락 하는 분위기다. 예상이 틀리지 않는다.

"열흘 전 레그프레스(leg press)를 강하게 하다가 목이 아팠어요."
"목만 아픈가요, 다른 곳은 아프지 않고요?"

'사나이'라 그런지 말로 하기보다는 손가락으로 뒤통수를 가리킨다. 오른쪽 목에서 뒤통수 쪽으로 올라간다는 뜻일 것 같다.

"언제 더 아픈가요?"
"힘을 쓸 때 그렇습니다. 유산소운동을 하면 그 부위가 땅기고, 바벨컬, 벤치프레스 같은 근력운동을 하면 심하게 아프죠."

운동할 때 아팠던 기억이 나는지 얼굴을 찡그린다.
고개를 뒤로 젖히고 돌려보지만 통증이 유발되지는 않는다. 5번 목뼈의 극돌기 쪽을 누르니 "윽" 하고 신음 소리를 낸다.

아픈 지 열흘이 지났는데 아직 어깻죽지나 팔 쪽으로 뻗치는 방사통이 없다면 디스크 탈출의 가능성은 떨어진다. 굳이 MRI까지 찍을 필요는 없다. 그런데 집안 형편이 나쁘지 않은지 따라온 보호자가 꼭 MRI로 확인하고 싶다고 한다. **5.1**은 그때 찍은 영상이다.

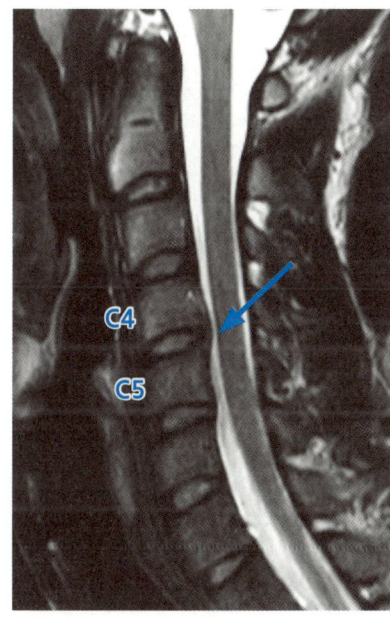 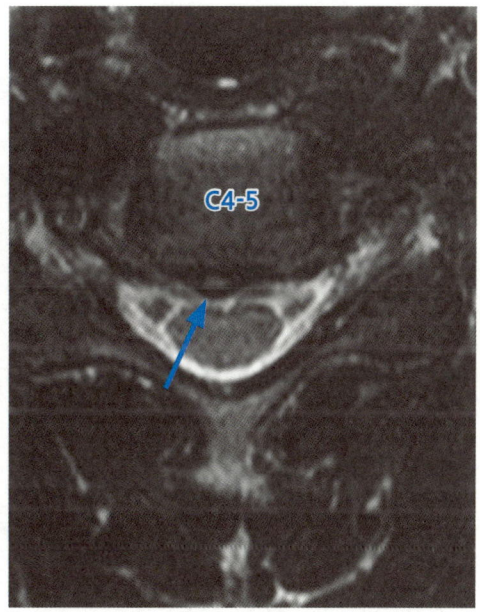

5.1 오른쪽 목과 뒤통수가 아팠던 기골이 장대한 20대 초반 남성의 목 MRI 영상. 왼쪽 영상에는 4-5번 목 디스크가 살짝 뒤로 밀려 나와 있다(화살표). 오른쪽 사진에서 보면 4-5번 목 디스크의 수핵이 가운데로 밀려 나오면서 약간 오른쪽으로(화살표) 치우쳐 있다. 젊고 싱싱한 디스크라 수핵이 밝고 하얗게 보인다.

디스크 가운데 있는 흰색 수핵의 일부가 후방 섬유륜을 찢고 극소량 밀려 나왔다. 신경뿌리에 닿을 정도는 아니어서 신경뿌리 염증으로 인한 방사통은 생기지 않고 있지만 후방 섬유륜이 찢어진 통증을 목과 뒤통수에서 느끼고 있는 것이다. 신전 운동을 하고 스마트폰 사용을 줄이도록 했다. 2주 후 다시 왔는데 전혀 통증이 없다고 한다.

  디스크 자체가 손상되어 생기는 디스크성 통증이다. 디스크성 목 통증(cervical discogenic pain)인 것이다. 4장에서 보았던 팔로 뻗쳐 가는 방사통과는 아픈 양상이 전혀 다르지 않은가? 며칠 만에 씻은 듯이 낫는 것도 초기 디스크성 통증의 전형적인 특징이다.

디스크성 통증과 방사통, 뭣이 다른데?

디스크성 통증(discogenic pain)을 말 그대로 해석하자면 **디스크(disc)에서 유래되는(-genic) 통증**이라는 뜻이다. 이렇게 설명하면 "방사통(radicular pain)도 디스크 때문에 생기는 통증이니 디스크성 통증에 해당되는 것 아닌가?" 하고 반문할 것이다. 글자 그대로 해석하면 그렇지만 **엄밀하게 보면 방사통은 디스크에서 나오는 통증이 아니라 신경뿌리의 배측신경절에서 나오는 통증**이다. 따라서 방사통은 디스크성 통증이 아니다. 오히려 상대되는 개념의 통증이다. 디스크성 통증이란 디스크 자체에서 통증 신호가 나오는 상황을 뜻한다. **주로 후방 섬유륜이 찢어지면서 생기는 통증**이라고 보면 된다. 디스크에 강한 압박이 가해져, 수핵이 뒤로 밀리면서 후방 섬유륜을 찢고, **괴사(壞死 necrosis)되는 수핵 세포의 세포막에서 생긴 염증 물질이 찢어진 후방 섬유륜의 상처에 묻어 염증 반응을 일으켜 통증의 원인이 되는 것이다.**[33] 『백년허리 진단편』 145쪽 '디스크성 요통이 생기는 이유' 참조

진단을 하는 입장에서는 '디스크성 통증'은 '방사통'에 반대되는 용어이다. 같은 디스크 손상이라도 **디스크만 손상된 것인지 아니면 내용물이 탈출될 정도로 심하게 손상되어 신경뿌리 염증으로 인한 방사통도 있는 것인지를 구분하는 것이 진단의 핵심**이기 때문이다. 손상의 정도를 가늠할 수 있고 치료 방침이 달라진다. 같은 디스크 손상이라도 손상의 정도가 크게 다르고 치료 방침도 다르므로 둘을 명확히 구분하는 것이 중요하다. 같은 짜장면이라도 주문을 받는 입장에서는 '보통'과 '곱빼기'를 반드시 구분해야 하는 것과 유사한 상황이다.

허리 디스크 때문에 생기는 디스크성 통증은 '디스크성 허리 통증(lumbar discogenic pain)' 혹은 '디스크성 요통'이라 부르고 병원에서는 좀 더 유식하게는 '요추 추간판 내장증(腰椎 椎間板 內障症, Internal Derangement of lumbar disc)'

이라고도 한다. 목 디스크 때문에 생기는 디스크성 통증은 '디스크성 목 통증(cervical discogenic pain)'이라 부르고 병원에서는 '**경추 추간판 내장증**(頸椎 椎間板 內障症, **Internal Derangement of cervical disc**)'이라는 어려운 말을 쓴다. 이 책에서는 **어려운 '내장증'이라는 말보다 '디스크성 목 통증' 혹은 '디스크성 통증'이라고 부르도록 하겠다.**

방사통과 비교할 때 **디스크성 목 통증의 가장 큰 특징은 팔로 뻗쳐 가는 통증이 없고 디스크가 위치한 목이나 그 근처만 아픈 것이다**5.2 참조. 또 방사통이 목, 어깻죽지, 견갑골, 팔 등 여러 부위에 뻗치면서 심한 통증이 느껴져 아주 특이한 데 비해 **디스크성 목 통증은 통증의 위치나 강도가 훨씬 애매하고 두루뭉술하다.** 그러다 보니 현대 의학에서는 '금방 좋아지지만 자주 재발하는 목 주변의 밋밋한 통증'의 원인으로 디스크 자체보다는 목 주변의 근육, 인대, 후관절 등을 주목해 왔다. '근육이 뭉쳐서', '근육이 찢어져서', '인대가 삐끗하여' 혹은 '후관절이 손상되어' 목 주변에 통증이 온다고 생각했던 것이다.

디스크성 통증은 1950년대부터 몇몇 선각자들에 의해 언급이 되다가 2000년대가 지나면서 확고한 개념 정리가 된다. 디스크가 찢어지면서 통증이 생긴다는 것을 인정하는 데 왜 그토록 오랜 시간이 필요했을까?

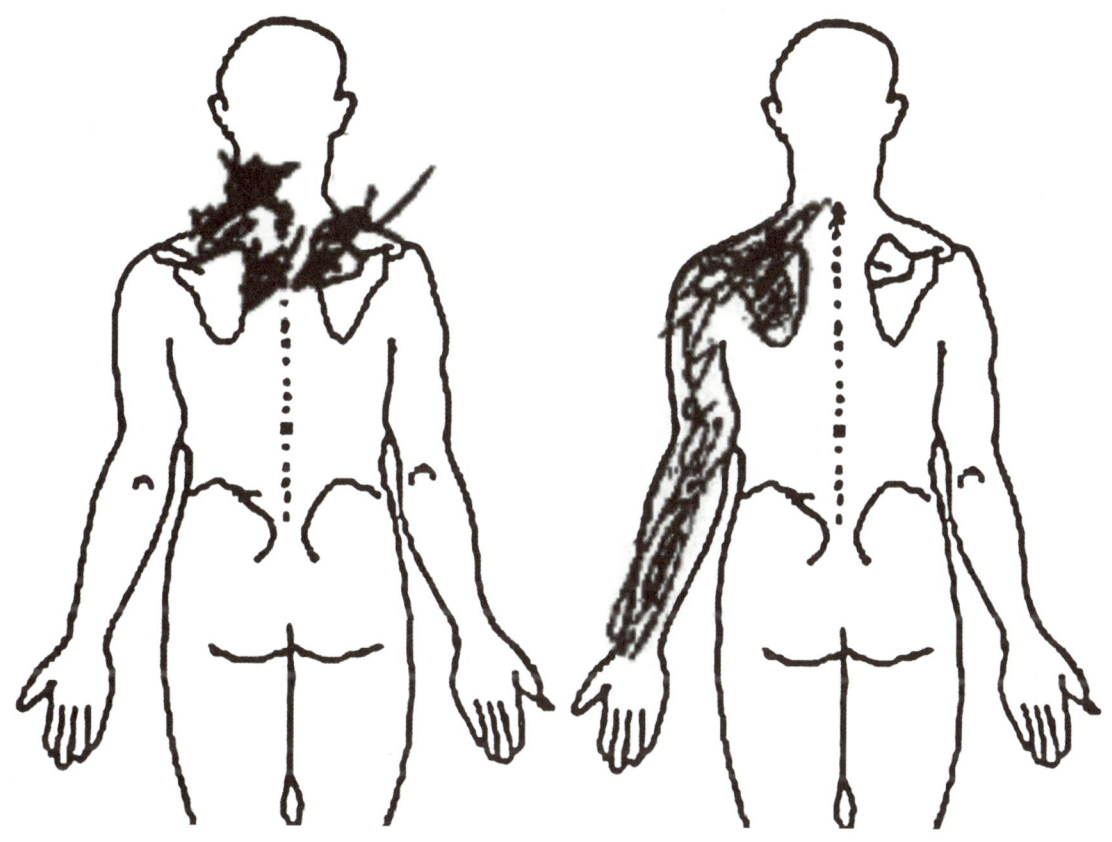

5.2 디스크성 목 통증과 방사통의 전형적인 통증 그림. 왼쪽은 전형적인 디스크성 목 통증 그림이다. 목과 목 주변에 통증이 집중되어 있다. 오른쪽은 전형적인 방사통의 통증 그림이다. **팔로 뻗치는 통증의 유무가 중요한 감별 포인트**이다.

디스크성 통증: 디스크가 찢어지니 아프네

디스크가 찢어지면서 디스크성 통증이 생긴다는 개념에 대해서는 학자들 사이에 치열한 논쟁이 있었다. 이것은 『백년 허리 진단편』 145～157 쪽에 자세히 기술되어 있다.

"디스크는 찢어져도 아프지 않아. 디스크에서 통증이 생긴다는 것은 말도 안 돼!"라고 주장했던 과학자들은 '디스크 속에는 혈관도 신경도 없기 때문에 통증을 느낄 수가 없을 것'이라는 가정에 근거했다. **그러나 디스크 가운데의 수핵에는 신경이 전혀 없지만 디스크의 바깥쪽 껍질인 섬유륜에는 신경이 분포한다. 정상 디스크의 섬유륜은 바깥쪽 3분의 1에 신경이 분포하여 이 부분에 손상을 받으면 통증을 느끼게 된다.** 더욱이 한 번 찢어졌던 디스크는 섬유륜이 찢어진 곳에 혈관과 신경이 자라 들어간다. 이 과정에서 안쪽 섬유륜까지 신경이 자라 들어가 디스크가 예민해져서, 압박과 같은 기계적인 자극에 쉽게 통증을 느끼게 된다. 디스크가 자꾸 반복해서 손상되면 섬유륜에 디스크성 통증이 생길 가능성이 높아지는 것이다.

전신마취를 하지 않고 국소마취만으로 수백 건의 척추 수술을 했던 척추 수술의 대가들이 있었다. 전신마취를 하지 않았으므로 환자의 정신이 말짱했고 수술하는 동안 국소마취가 약해질 무렵에 척추의 여러 부분을 눌러 보고 당겨 봐서 어디를 자극하면 통증이 생기는지를 물어볼 수 있었다. 요즘의 연구윤리 기준으로는 절대 허가받지 못할 엽기적인 방법이었지만 그 보고된 결과는 척추 통증을 이해하는 데 큰 도움이 되었다.

미국 미네소타의과대학 정형외과의 스티븐 커슬리치(Stephen D. Kuslich) 교수는 국소마취만으로 700건의 척추 수술을 했다. 그중에서 193명의 환자에 대한 결과를 정리해서 1991년에 보고했다.[34] 척추 속의 20개가 넘는 구조물을 모두 건드려서 통증이 생기는지를 확인한 광범위한 연구였다.

그런데 주목할 만한 결과는 **근육, 근막, 인대, 후관절 등에서는 통증 유발이 거의 없었던 데 반해 후방 섬유륜을 눌렀더니 3분의 2의 환자에서 수술 전에 겪었던 척추 주변부 통증을 다시 느꼈다**고 한다. **후방 섬유륜이 디스크성 통증이 발생되는 근원임을 알게 되었던 것이다.**

4장에서 소개한 스미스 교수도 왜 허리 가운데가 아픈지를 실험했다. 나일론실을 허리 디스크의 후방 섬유륜에 걸어서 당겨 봤던 것이다. 후방 섬유륜에 걸쳐 놓은 실을 당겼더니 방사통은 생기지 않고 평소 느끼던 허리 통증을 관찰할 수 있었다고 한다. **후방 섬유륜이 자극되면 척추 주변부에만 통증이 유발된다는 것을 알게 되었다.**[26]

커슬리치보다 20여 년 앞서 비슷한 방법의 수술로 척추 통증의 원인을 찾으려 했던 테네시의과대학 신경외과 프랜시스 머피(Francis Murphey) 교수의 보고[35]는 더 흥미롭다. '후방 섬유륜과 그 위를 덮고 있는 후종인대(posterior longitudinal ligament)는 서로 딱 붙어 있어 따로 자극을 하기 힘들었다. 이들을 동시에 건드리니 척추 근처에서 통증이 유발되었다. 목 디스크의 후방 섬유륜과 후종인대를 자극하니 목, 견갑골 안쪽(날개뼈와 척추 사이 공간), 앞가슴 등에서 통증이 느껴졌다. **목 디스크의 종판을 긁으니 척추 깊은 곳을 후벼 파는 듯한 통증(deep boring pain)을 느끼더라**'는 것이다. 그리고 '후관절 자극으로는 통증이 별로 유발되지 않더라'고 보고했다.

머피는 "목, 견갑골 안쪽(날개뼈와 척추 사이 공간), 앞가슴 통증은 디스크 탈출 때문이 아니라 디스크가 부분적으로 찢어지면서 생기는 통증이므로 수술하면 안 된다."라고 기술했다. 1968년도에 이미 방사통과 디스크성 통증을 명확히 구분했던 것이다.

혈관도 신경도 없이 무덤덤하고 무뚝뚝해 보이는 디스크지만 **후종인대가 붙어 있는 후방 섬유륜이 찢어지거나 척추뼈와 붙어 있는 종판에 손상이 오면 척추 중심부에 통증이 생긴다**는 것은 이제 대부분 동의하고 있다. 이것이 바로 **디스크성 통증**이다.

목 디스크가 찢어져 뒷목이 아픈 디스크성 목 통증

회사일로 과로하는 날이 많아지고 산더미 같은 일에 치여 정신적 스트레스를 받게 되면 뒷목이 당기는 경험을 하게 된다. 뒷목을 잡으면서 '열 받아서 혈압이 오르네!'라고 생각하는 사람들이 많다. 그러나 사실은 **목 디스크의 후방 섬유륜이 조금 손상되면서 느끼는 디스크성 목 통증**일 가능성이 높다.

건강하던 목 디스크가 크고 작은 인생의 무게로 찢어지기 시작할 때 제일 먼저 통증을 느끼는 부분이 목덜미, 바로 뒷목이다. 목 디스크 손상의 초기에 디스크성 목 통증을 느끼게 되는 부위이고 손상이 깊어져서 다른 부위에 통증(이를 다음 섹션에서 설명할 '연관통'이라 한다)이 느껴질 때도 뒷목 통증은 남아 있는 경우가 많다. **5.3**은 뒷목 통증을 호소했던 환자들의 통증 그림이다. **다른 부위에서 느껴지는 연관통이 없이 목덜미 통증만 있는 경우는 비교적 빨리 낫는다.**

디스크성 목 통증과 연관통

목 디스크 내부에 상처가 생겨 디스크성 통증이 오는 것을 디스크성 목 통증이라고 부른다. 목 디스크의 후방 섬유륜이 찢어지니 당연히 목이 아프겠지. 그런데 앞서 소개했던 기골이

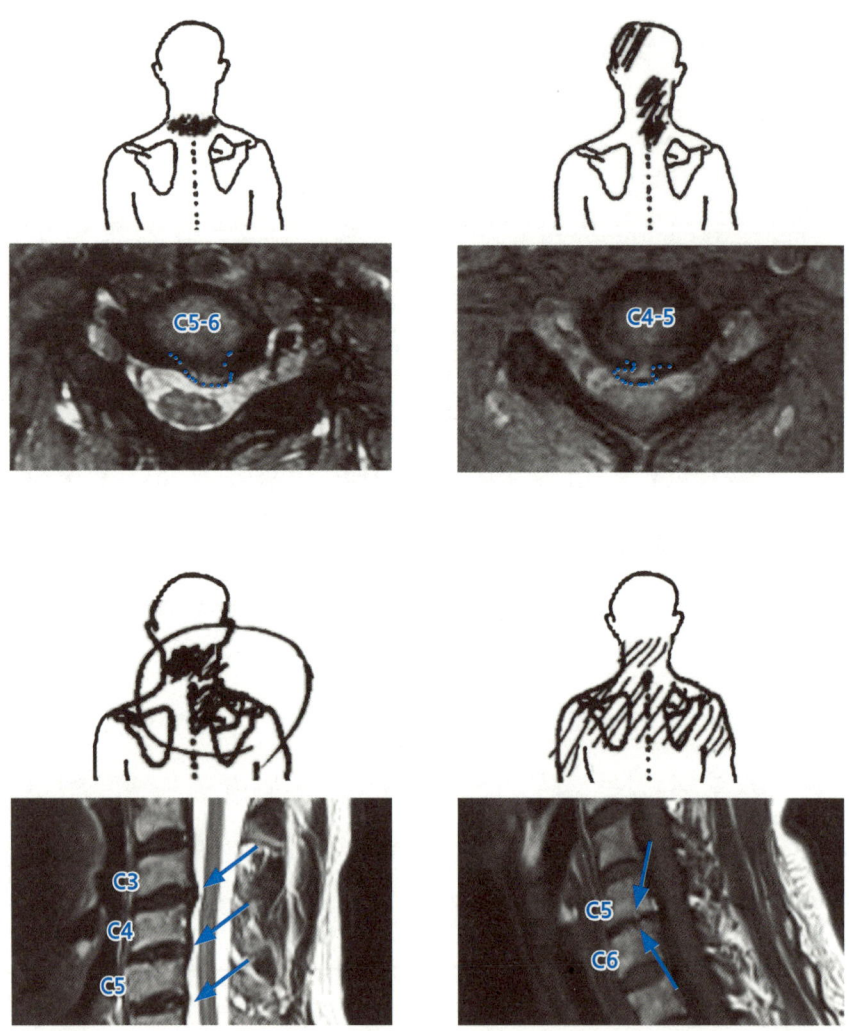

5.3 목 디스크가 찢어지면서 뒷목(목덜미)에 디스크성 목 통증을 느낀 환자들의 통증 그림과 MRI 영상. 왼쪽 위는 다른 곳의 연관통은 전혀 없이 뒷목만 아팠던 경우이다. 뒷목의 통증과 더불어 머리(오른쪽 위), 어깨죽지(아래) 등 다른 부위의 연관통이 동시에 느끼는 경우가 많다. MRI영상에서 점선 곡선은 수핵이 섬유륜을 찢고 나온 부분을 표시하며 화살표는 디스크의 손상 부위를 표시한다.

장대한 20대 청년은 뒤통수도 아팠는데 그것은 왜 그랬을까? 머리에도 무슨 문제가 같이 생긴 것일까? 그렇지 않다. 아래의 경우를 보자.

오른쪽 어깻죽지에서 목을 거쳐 특이하게도 턱까지 통증을 느끼는 40대 후반 여성 환자[5.4 참조]. 2년 전 3개월간 고개를 숙인 채 음식 재료를 강하게 누르고 자르는 동작을 많이 한 후 오른쪽 견갑골에 따가운 통증, 칼로 찌르는 통증이 생겼다고 한다. 참다못해 8개월 전 오른쪽 어깨 수술을 받았다. 수술 후에도 어깨 아픈 것은 그대로이고 오히려 오른쪽 턱까지 아프다는 것이다. 직접 그린 통증 그림을 보면 오른쪽 견

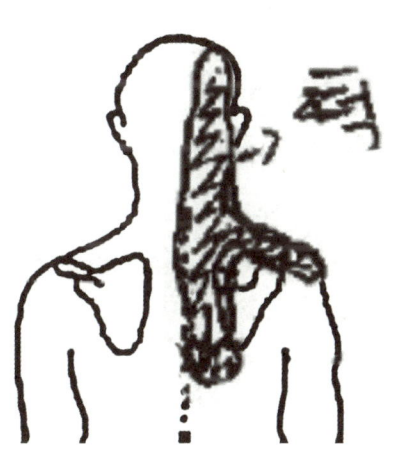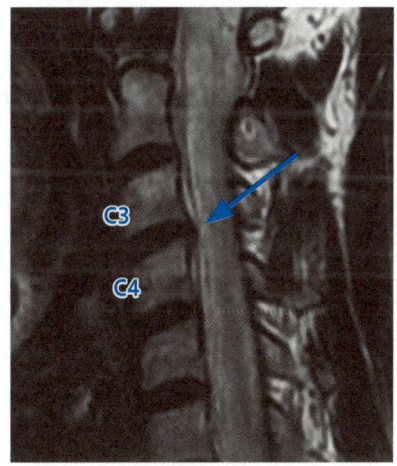

5.4 왼쪽은 견갑골 통증이 목을 타고 뒤통수와 턱으로 올라갔던 환자의 통증 그림. 턱이 아픈 것을 강조하기 위해 그림에 '턱'이라고 쓰기까지 했다. 오른쪽은 그 환자의 MRI 영상이다. 3-4번 목 디스크가 오른쪽으로 살짝 돌출된 것이 보인다(화살표).

갑골, 목뒤와 뒤통수 끝까지 통증이 올라간다**5.4 왼쪽 참조**. 턱이 아픈 것을 강조하기 위해 그림에 "턱"이라고 쓰기까지 했다. MRI를 보면 3-4번 목 디스크가 오른쪽으로 살짝 돌출된 것이 보인다**5.4 오른쪽 참조**.

바로 3-4번 목 디스크가 오른쪽으로 손상되었기 때문에 디스크성 목 통증이 오른쪽 견갑골, 뒤통수, 턱관절에서 느껴진 것이다. 이것이 바로 디스크성 목 통증의 **연관통(聯關痛, referred pain)**이다.

연관통이라니? 점점 더 복잡해지네!

이처럼 **다치거나 병이 난 곳으로부터 멀리 떨어진 부위에서 느끼는 통증을 연관통(referred pain)**이라고 한다. 목 디스크에 상처가 났을 경우 **상처 난 디스크로부터 멀리 떨어진 견갑골, 뒤통수, 턱에서 연관통을 느낄 수 있다. 견갑골, 뒤통수, 턱에는 아무런 문제가 없음에도 불구하고!**

의학계에서 가장 유명한 연관통은 협심증이 생겼을 때 왼쪽 어깨나 명치 끝이 아프다고 느끼는 것이다. 어깨에는 아무런 문제가 없는데도 말이다. 다친 곳이 바로 아프지 않고 멀리 떨어진 곳에서 통증을 느끼는 이유는 **우리 몸의 통증 감각이 척수를 통해 뇌로 올라갈 때 여러 부위에서 온 감각 신

호들을 모아서 하나의 통로로 전달하기 때문이다.

　　5-6번 목 디스크에서 나오는 통증 감각과 승모근에서 나오는 통증 감각이 각자 다른 말초신경을 통해 전달되지만 척수에서는 같은 통로를 지나기 때문에 실제 자극은 5-6번 목 디스크였는데 뇌가 느끼기에는 승모근에서도 자극이 왔던 것으로 착각하는 것이다. 북한강에 심한 악취가 나는 폐수를 방류했을 때 여의도에 사는 사람은 폐수가 북한강에서 오는 것인지 남한강에서 오는 것인지 알 수가 없는 것과 같은 이치다.

　　일찍이 척추 디스크의 연관통을 보고한 학자는 진주만 공습 때 부상한 미군들을 치료한 하와이의 신경외과 의사 랠프 클로어드(Ralph Bingham Cloward) 박사였다. 그 당시 4일 동안 44건의 개두술을 진행하였고 이후 경추 유합술을 창시하여 '신경외과의 미켈란젤로'라고 불리는 전설적인 신경외과 의사이다.[36] 그는 1959년 논문[37]에서, **디스크 조영술을 시행할 때 디스크가 찢어져서 자극 받는 부위에 따라 윗등이나 견갑골 주변으로 연관통이 생길 수 있음을 기술하면서 '디스크성 통증(discogenic pain)', '연관통(referred pain)' 같은 용어를 명확히 기술하였던 선각자였다**[5.5 참조].

　　왜 우리 몸의 신경계는 '연관통'이라는 헷갈리는 문제가 생기도록 설계되었을까? 불만스러운 독자들 많을 것이다. 이 연관통 때문에 목 디스크 진단이 어려워진다. 쓸데없는 치료

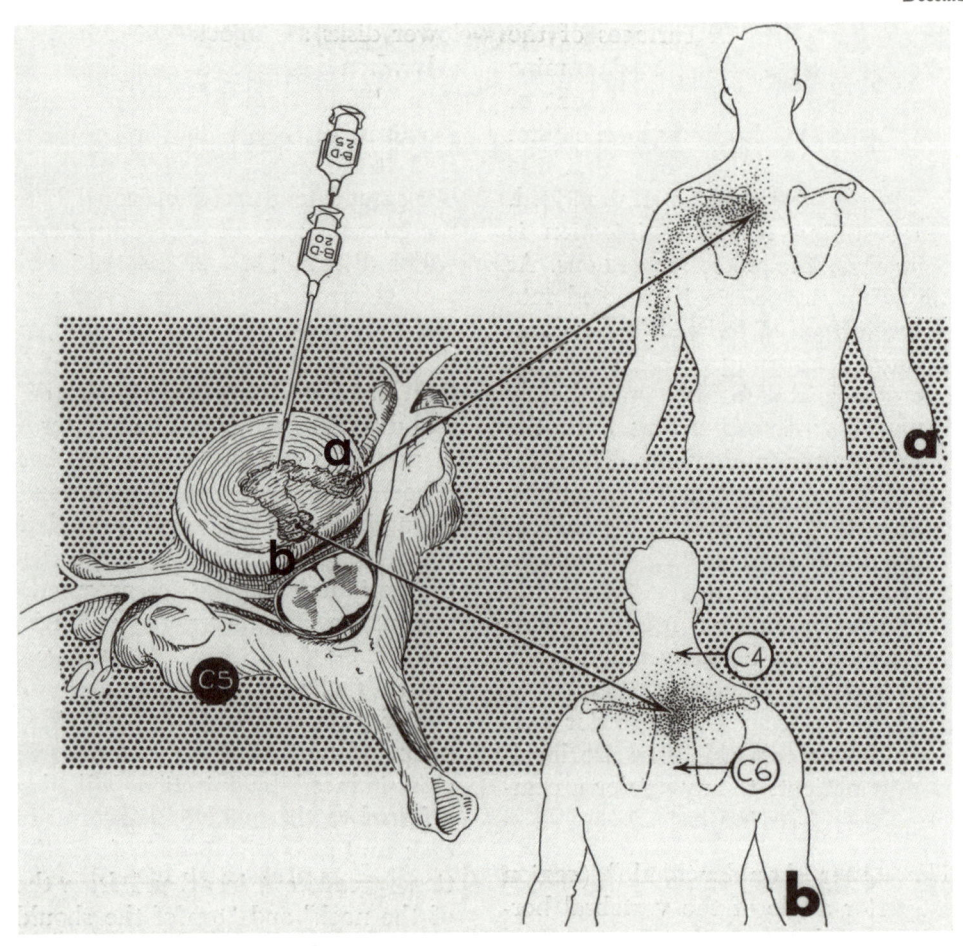

5.5 디스크 조영술로 디스크성 통증과 연관통을 일찍부터 보고하였던 클로어드 박사의 인체 실험 그림. 목 디스크의 찢어진 부위에 따라 디스크성 통증으로 인한 연관통을 느끼는 위치가 달라짐을 보여준다. 5-6번과 6-7번 목 디스크의 후방 섬유륜이 왼쪽으로 찢어지면(a 표시) 왼쪽 견갑골 쪽에서 연관통이 느껴졌지만 후방 섬유륜의 가운데가 찢어지면(b 표시) 양쪽 견갑골 사이, 윗등 가운데가 주로 아팠다고 기록하였다.

로 돈, 시간, 정력을 낭비하는 사람이 한둘이 아니다. 연관통 때문에 불편한 점이 한두 가지가 아니지만 **감각을 전달하는 신경계의 효율을 최대화하는 더 큰 이점이 있다.** 다음 설명을 보자.

깜깜한 밤에 모기가 물면 불을 켜지 않고도 정확히 물린 자리를 강타하여 내 피를 흘리며 장렬히 전사한 모기의 사체를 휴지로 닦아 본 적이 있을 것이다. 우리의 **피부는 매우 섬세한 감각 신경의 지배를 받는다.** 피부에서 자극을 받은 위치가 뇌로 정확히 전달된다. 모기가 무는 곳이 허벅지 앞쪽 슬개골로부터 몇 센티미터 위인지 눈으로 보지 않아도 정확히 알 수 있다. 만약 허벅지 앞쪽의 피부와 배꼽 주변의 피부에서 각각 올라가던 감각이 척수에서 하나의 신경을 타고 같이 올라간다고 생각해 보라. 모기가 허벅지를 물면 허벅지와 배꼽을 동시에 강타해야 하니 얼마나 비효율적일까?

피부와는 달리 외부 환경과 직접적으로 접촉하지 않는 심부 구조물들, 즉 근육, 뼈, 관절, 내장 등에서 오는 감각은 피부만큼 신경 전달이 정밀하지 않다. 피부만큼 섬세하게 감각을 느껴야 할 필요가 없기 때문이다. 여러 부위에서 느껴지는 감각과 통증을 묶어서 하나의 통로로 단순화하여 척수를 통해 뇌로 전달하도록 되어 있다. 인류가 수십만 년 동안 진화하면서 갖게 된 효율적인 신경 전달 시스템이다.

배탈이 났을 때 배가 전체적으로 더부룩하고 복통을 느

끼기는 하지만 "항문으로부터 57센티미터 위에 있는 대장의 외벽이 아픈데요." 같은 소리를 하지 않는 이유다. 그러다 보니 **실제로 병이 난 곳과 통증을 느끼는 부분이 달라지는 현상, 즉 연관통이 생기는 것**이다. 생명을 유지하는 가장 중요한 기관인 심장에서 느끼는 감각도 어깨나 명치의 감각과 묶여져 있다[5.6 참조]. 협심증으로 심장 근육에 심한 통증이 생길 때 왼쪽 어깨나 명치 끝에 통증을 느끼는 것도 전형적인 연관통이다. 협심증 환자가 응급실에 가기 전에 소화제를 먹게 되는 이유이다. 심장에 고장이 생겼는데 통증은 엉뚱한 곳에서 느껴지는 것이다.

만약 몸속의 모든 심부 구조물에 피부만큼 섬세한 감각 신경 분포가 이뤄진다면 뇌와 척수의 부피가 지금보다 10배, 20배는 더 커져야 할 것이다. 척수와 뇌의 대부분이 심부 구조물에서 올라오는 쓸데없는 감각을 느끼는 데 시간과 에너지를 다 사용할 것이다. 그 때문에 생각을 하거나 언어로 의사소통을 할 능력이 크게 떨어졌을 것이다. 아마도 척추동물의 조상인 칠성장어가 출현했을 당시에는 이런 감각 시스템을 가졌던 칠성장어도 있었을 텐데 심한 비효율로 도태되었을 것이라는 상상도 해 본다.

진화의 과정이 어떠했건 **심부 구조물에 문제가 생기면 멀리 떨어진 다른 구조물에서도 통증을 느끼게 된다.** 이런 현상이 매우 흔하다는 것만은 꼭 기억해 두자. **연관통**이라는 이름과 함께 말이다.

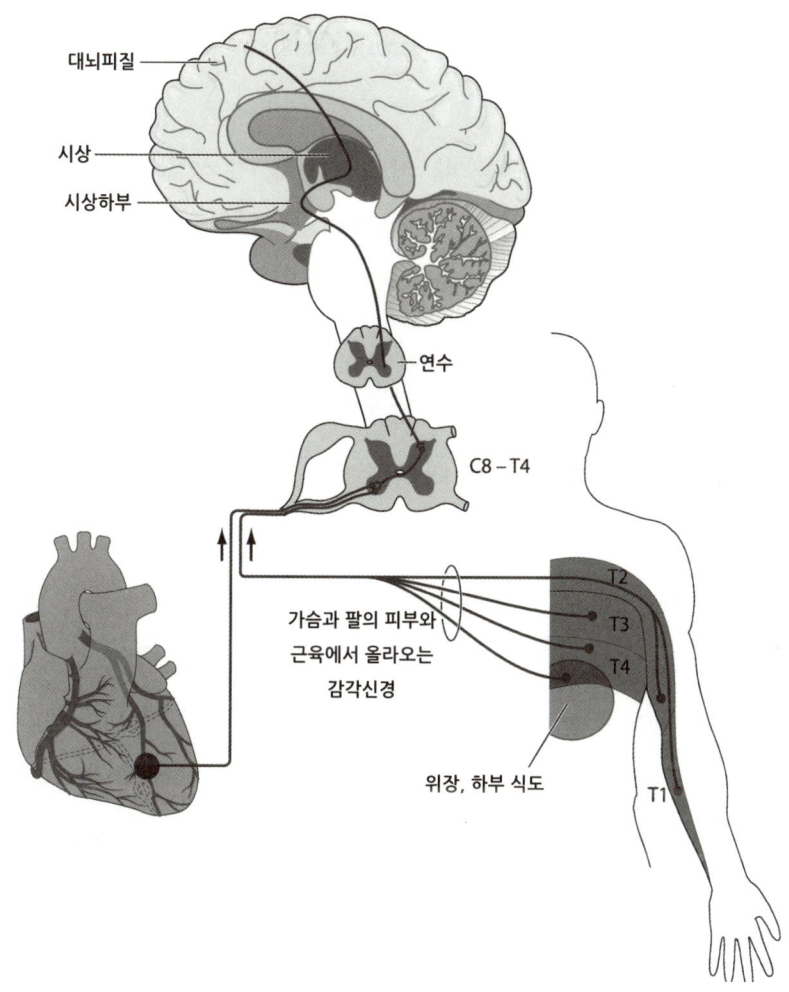

5.6 의학적으로 가장 널리 알려진 **연관통**의 예. 허혈성 심질환으로 심장 근육에서 통증이 생길 때 왼쪽 어깨나 명치 끝에서 통증을 흔히 느낀다. 심장 근육의 통증을 전달하는 감각 신경의 신호와 가슴과 팔의 피부와 근육에서 올라오는 감각 신경 그리고 위장과 하부 식도에서 올라오는 감각 신경 등이 척수에서 모두 모여 대뇌로 전달되기 때문에 실제로는 심장 근육에서 허혈성 통증을 일으키는데 대뇌는 그 통증이 어깨나 명치 쪽에서 오는 것으로 혼란을 겪는 것이다. **어깨나 명치 쪽에서 심장 근육 통증의 연관통을 느끼는 것이다.**

목 디스크를 자극하니 이런 곳도 아프네?

목 디스크가 손상되었을 때 어떤 연관통이 생기는지를 자세히 연구한 학자들이 있다. 목 신경뿌리를 건드려 방사통이 어디로 가는지를 확인했던 펜실베이니아대학교 병원 재활의학과 교수인 커티스 슬립먼 박사는 목 디스크에 대해서도 비슷한 연구를 했다. 수술을 앞두고 디스크 조영술을 시행해야 하는 환자들에게 목 디스크 내부에 바늘을 꽂은 다음 조영제를 주입하면서 느끼는 연관통의 위치를 기록한 것이다.[38]

4장에서 소개한 신경뿌리를 건드릴 때 느끼는 방사통을 추적한 그의 1998년 연구와 이 연구를 비교하면 참으로 흥미롭다. 방사통은 하나의 신경뿌리를 따라가기 때문에 신경이 지나가는 방향을 따라 목, 어깻죽지, 팔, 손으로 향한다. 이에 비해 여러 신경들이 척수에서 모여서 뇌로 전달되는 데서 생기는 연관통은 그 부위가 다양하다.

5.7은 5-6번 목 디스크를 건드릴 때 느끼는 연관통(왼쪽)과 5-6번 목 디스크 탈출 때 생기는 6번 경수신경의 방사통(오른쪽)을 비교한 것이다. **연관통과 방사통 모두 어깻죽지와 견갑골에 통증을 일으킨다.** 또 한 가지 주의 깊게 봐야 할 것은 **5-6번 목 디스크를 건드리면 통증이 목을 타고 귀를 지나 머리까지 올라간다는 것이다.** 5-6번 목 디스크 손상 때 두통을 느끼고 귓구멍이 아픈 경우가 바로 이런 이유 때문이다.

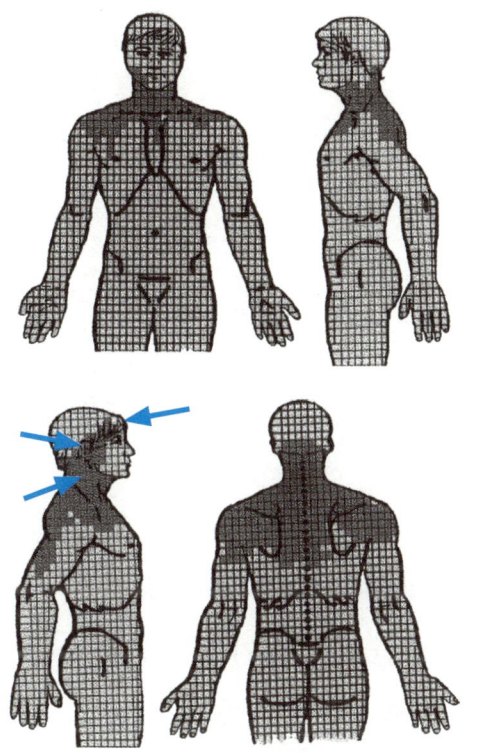
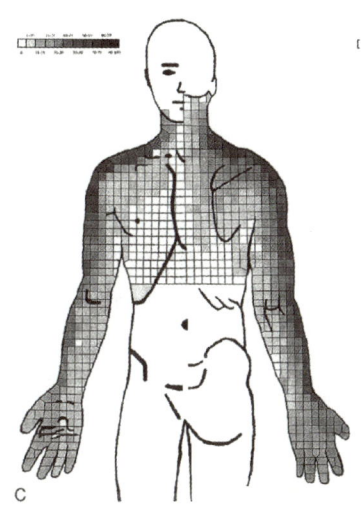

5.7 왼쪽은 슬립먼 박사가 목 디스크 조영술 중 환자들이 느낀 연관통을 그림으로 정리한 소견이다. 5-6번 목 디스크를 건드릴 때 느끼는 연관통(왼쪽 그림)과 5-6번 목 디스크 탈출 때 생기는 6번 경수신경의 방사통(오른쪽 그림)을 비교하면 **연관통과 방사통 모두 어깻죽지와 견갑골에 통증을 일으키는 것을 알 수 있다.** 연관통은 방사통보다 머리, 안면, 앞가슴 등 훨씬 다양한 부위에 통증이 분포된다. 왼쪽 그림에 화살표로 표시한 것처럼 5-6번 목 디스크를 건드리면 통증이 목을 타고 귀를 지나 머리까지 올라간다. **5-6번 목 디스크 손상 때 두통을 느끼고 귓구멍이 아픈 현상을 설명할 수 있다.**

연관통은 방사통에 비해 팔로 가기보다는 **머리, 뒤통수, 이마, 귀, 안면 부위, 턱, 쇄골, 앞가슴 등등** 다양한 부위로 가는 것이 주된 특징이다. 드물지만 **목구멍 통증, 즉 인후통(咽喉痛), 어지러움, 치통(齒痛), 이명(耳鳴) 등**도 목 디스크로부터 생기는 **연관통**이라고 보고된다.[39-41]

디스크성 목 통증의 다양한 연관통에 대해 좀 더 알아보자.

승모근을 뭉치게 하는 승모근 연관통

이 장의 도입부, 164쪽에서 소개한 20대 초반 청년처럼, 건강하던 목 디스크가 처음 찢어지면 뒷목에서 묵직한 통증이 느껴진다. 그러다가 **디스크 손상이 조금 더 깊어지면 어깻죽지에서 연관통을 느끼게 된다.** 바로 **승모근 연관통**이다. 승모근(trapezius muscle 252쪽 8.3 참조) 부위가 뻐근하고 근육이 뭉쳐 만지면 딱딱하고 누르면 압통(押痛)을 느끼게 된다 5.8 참조. **바쁘게 직장 생활을 하는 현대인이나 정신적 스트레스를 받는 사람들이 가장 흔히 겪는 통증이다.** 승모근 연관통을 느끼는 초기에는 '스트레스만 받으면 어깨에 사람이 한 명 올라타고 있는 거 같아요!'라고 불평하다가 디스크 손상이 깊어져 승모근 연관통의 강도가 높아지면 '**항상 어깨 위에 곰 한 마리가**

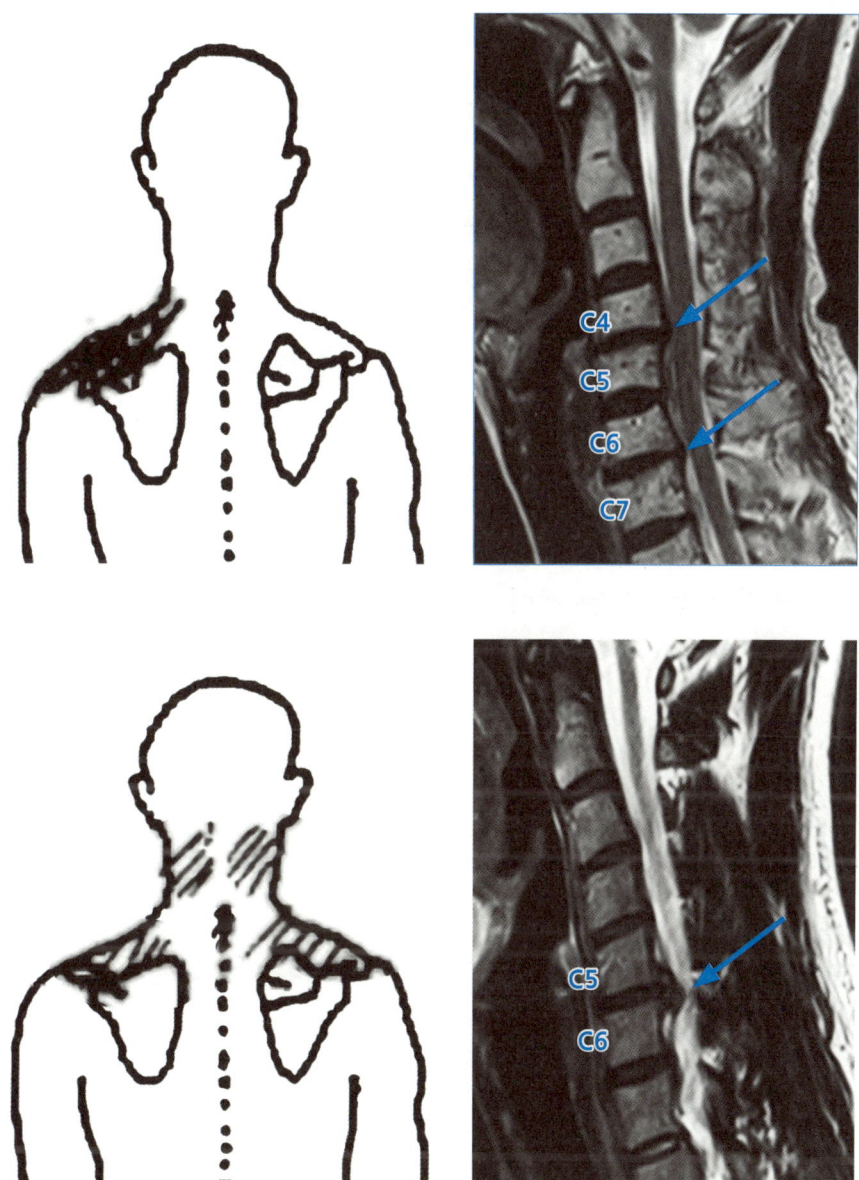

5.8 일측성 혹은 양측성 **승모근 연관통**으로 진료실을 찾았던 70대 중반 여성 (위)과 30대 초반 남성(아래)의 통증 그림과 MRI 영상. 화살표는 디스크 손상을 표시한다.

올라가 있어요.'라고 한다.

승모근 연관통은 목 디스크의 상처가 초기 단계를 지나 좀 더 깊어질 때 느껴지는 통증이다. 많은 사람들이 이런 현상을 승모근을 포함한 어깻죽지 근육이 뭉쳐서 아프다고 오해하여 근육을 푸는 스트레칭을 하게 되는데 이는 찢어진 목 디스크를 더 찢을 수 있기 때문에 조심해야 한다2편 15장의 '마라 1 - 목 스트레칭 하지 마라' 참조.

승모근이 뭉치고 뻣뻣하고 아픈 사람들은 '아, 내 목 디스크에 살짝 상처가 생겼구나! 상처를 빨리 아물도록 해야겠다!'라고 생각하는 것이 정답(正答)이다. 목 디스크 상처를 어떻게 아물게 하는지는 14장 '스위스 치즈 척추위생: 목 디스크 100년 동안 사용하는 방법'과 15장 '목 디스크가 운동을 만날 때 - 4마라 4하라'를 참조하라.

견갑골 사이가 썩어 들어가는 느낌의 윗등 연관통

뒷목이 뻐근하고 승모근이 뻣뻣해도 하던 일은 끝내야 하니 어쩔 수 없이 컴퓨터 앞에 오랜 시간 매달려 지내다 보니 어느새 목덜미 통증이 아래로 내려온다. **양쪽 견갑골 사이 - 윗등에서 통증이 느껴진다.** 뒷목이나 승모근 통증보다는 좀 더 깊은 곳에서 우러나오는 듯한 통증이다. 근육에 고름이 잡힌

듯 썩어 들어가는 통증이다. 바로 **윗등 연관통**이다.

양쪽 견갑골 사이의 어깻죽지에 해당하는 윗등에도 연관통이 잘 온다. **뒷목이나 승모근에만 통증을 느낄 때보다는 디스크 상처가 더 깊어졌다는 것을 의미한다.** 목 디스크 손상이 심해졌을 때 방사통이 생기기 전에 찾아오는 경우가 많다. **목 디스크의 건강에 각별한 신경을 써야 할 때가 되었다는 뜻이다.**

견갑골 사이에 능형근이 위치하기 때문에 능형근 통증으로 알고 있는 사람들도 많다 251쪽 '능형근 통증의 추억1' 참조. 디스크성 목 통증의 연관통을 잘 몰라서 갖게 되는 오해이다. **목 디스크의 상처가 깊어져 능형근이 있는 윗등 연관통을 느끼는 것인데 이를 근육 때문이라고 오해하면 목 디스크를 잘 보듬어 상처를 낫게 하기보다 근육을 주무르고 스트레칭해서 목 디스크 상처를 더 크게 만들 수 있으므로 특히 주의해야 하는 연관통이다.**

5.9는 5-6, 6-7 목 디스크 손상이 왼쪽으로 생기면서 왼쪽 윗등에 연관통을 겪었던 40대 중반 남성과 축구를 하면서 헤딩을 많이 하여 6-7 목 디스크의 종판이 깨어지면서 양쪽 윗등에 연관통을 느꼈던 40대 중반 남성의 통증 그림과 MRI 영상이다. 두 사람 모두 **상당히 심각한 윗등 연관통**으로 필자의 진료실을 찾았던 전형적인 경우이다.

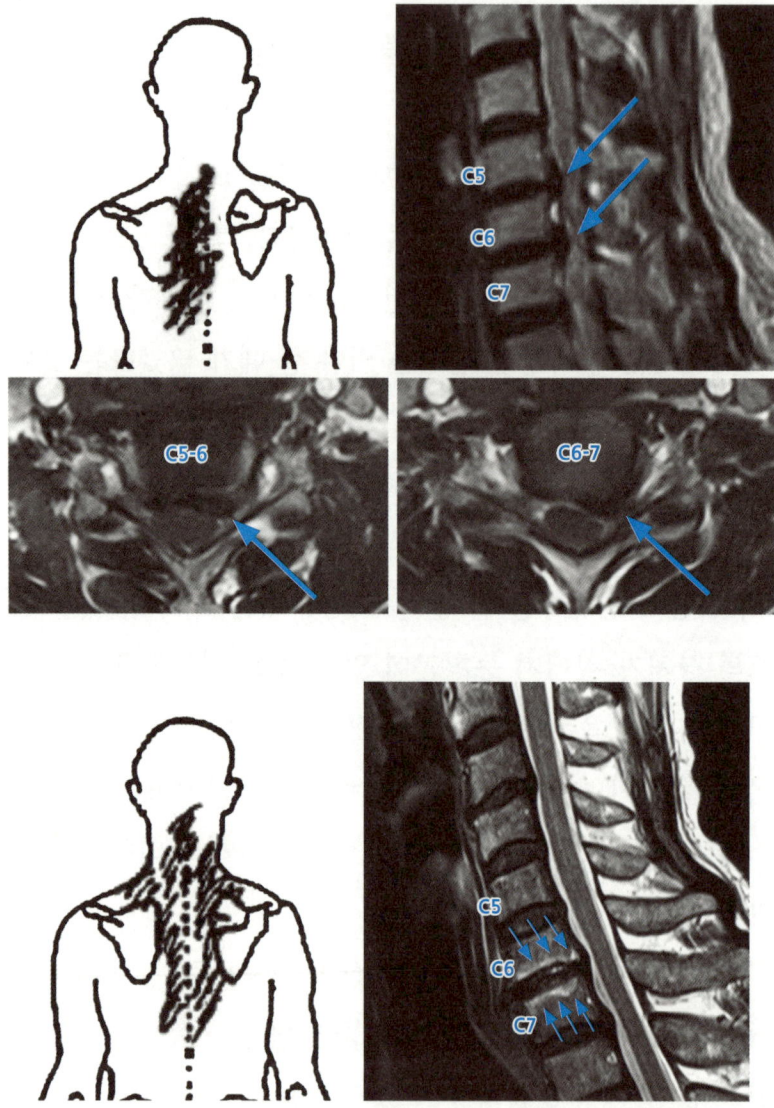

5.9 전형적인 윗등 연관통. 위 그림은 5-6, 6-7 목 디스크가 왼쪽으로 돌출하면서 찢어져 왼쪽 능형근 부위에 통증을 겪었던 40대 중반 남성의 통증 그림과 MRI 영상이다. 디스크 돌출이 있는 곳에 화살표로 표시하였다. 아래 그림은 사회인 축구 선수로 롱패스를 헤딩으로 많이 받아 6-7 목 디스크의 종판이 손상(화살표 표시)되어 윗등에 연관통을 느꼈던 40대 중반 남성이다.

견갑골에 대못이 꽂히는 견갑골 연관통

윗등 연관통이 오른쪽이나 왼쪽으로 치우치면서 견갑골에서 근육통이나 뼈가 썩는 듯한 통증을 느끼면 목 디스크 탈출증으로 고생할 날이 머지않았다는 뜻이다. 목 디스크의 상처가 더 심해진 상태이다. 섬유륜이 터져 수핵이 터져 나오기 직전일 가능성이 높다. 이때도 승모근과 마찬가지로 견갑골을 덮고 있는 근육들이 뭉치고, 누르면 압통이 생기는 현상을 쉽게 관찰할 수 있다 5.10 참조. **견갑골에 연관통이 대못처럼 꽂히면 정신을 바짝 차려야 한다. 조만간 수핵이 탈출되어 팔로 통증이 뻗쳐가는 심한 방사통으로 고생할 수 있기 때문이다.**

찬물에도 순서가 있듯 연관통에도 순서가 있다?

지금까지 설명을 정리하면, 건강하던 목 디스크에 **처음 상처가 생기고 그 상처가 깊어지면서, 통증을 느끼는 부위가 뒷목→승모근→윗등→견갑골 순으로 진행된다**고 하였다. 그러나 이 순서가 누구에게나 똑같이 적용되지는 않는다. 어떤 사람은 뒷목이나 승모근의 통증은 별로 겪지 않았는데 바로 견갑골 통증을 느끼면서 방사통으로 급격히 진행되는 경우도 있고 240쪽 '담 결렸다고 찾아온 외과 전임의' 참조 어떤 경우는 윗등에 심각한

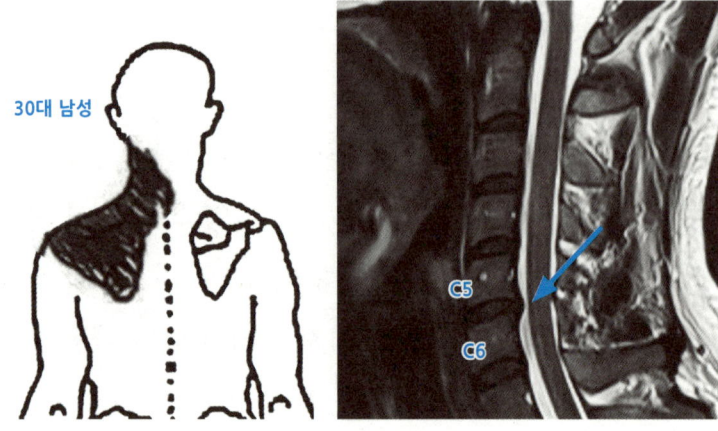

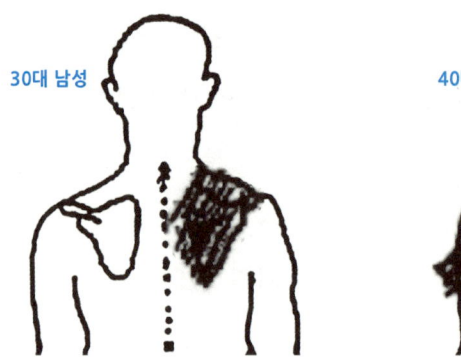
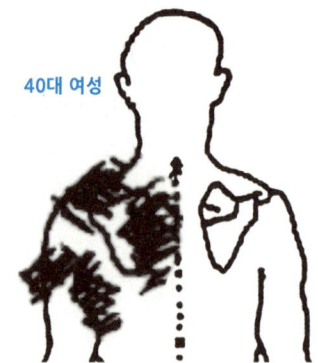

5.10 견갑골 연관통의 전형적인 모습. 무거운 물건을 들고 나서 발생한 왼쪽 견갑골 통증으로 일상생활이 어려운 30대 중반 남성. 5-6 목 디스크의 돌출(위 오른쪽 화살표)이 보이며 승모근과 견갑골 부위에 심한 연관통(위 왼쪽)을 겪고 있다. 아래 왼쪽은 장시간 컴퓨터 작업을 하면서 발생한 심한 오른쪽 견갑골 통증으로 직장을 그만두었던 30대 중반 남성의 통증 그림이며 아래 오른쪽은 짐볼에서 플랭크를 하면서 견갑골 통증이 시작되었으나 이후 아래로 당기기 벤치프레스 등 근력운동을 하면서 통증이 더 심해져서 병원을 찾은 40대 중반 여성의 통증 그림이다.

통증을 오랫동안 겪으면서도 견갑골 쪽으로 통증이 넘어가지 않는 경우도 많다. 사실 윗등 연관통과 견갑골 연관통은 디스크 상처가 얼마나 심한지에 따라 결정되기보다는 목 디스크의 후방 섬유륜이 가운데로 찢어지는지 아니면 바깥쪽으로 찢어지는지에 따라 달라지는 현상이다 178쪽 5.5 참조. 그렇지만 **뒷목이나 승모근 통증에 비해 윗등이나 견갑골에서 통증이 느껴지면 좀 더 심각한 상태라는 것을 직감하는 것은 목 디스크의 상처를 관리하는 데 매우 중요한 포인트가 된다.**

5.11은 승모근 연관통이 있던 사람이 시간이 지나면서 심한 견갑골 연관통으로 진행했다가 척추위생을 통해 경미한 견갑골 연관통으로 바뀌는 상황을 잘 보여주는 통증 그림이다.

목 디스크 연관통을 느낄 때 조심해야 할 오해

뒷목, 승모근, 윗등, 어깻죽지에서 근육통을 느끼면서 근육이 딱딱하게 뭉치는 현상은 전형적인 목 디스크 연관통이다. 목 디스크가 손상되면서 나타나는 증상이다. 더 정확히 말하자면 목 디스크의 섬유륜 특히 후방 섬유륜이 찢어지거나 디스크의 아래위 종판이 깨지면서 발생하는 증상인 것이다.

이런 증상이 있을 때 흔히 범하는 실수와 오해가 있는데

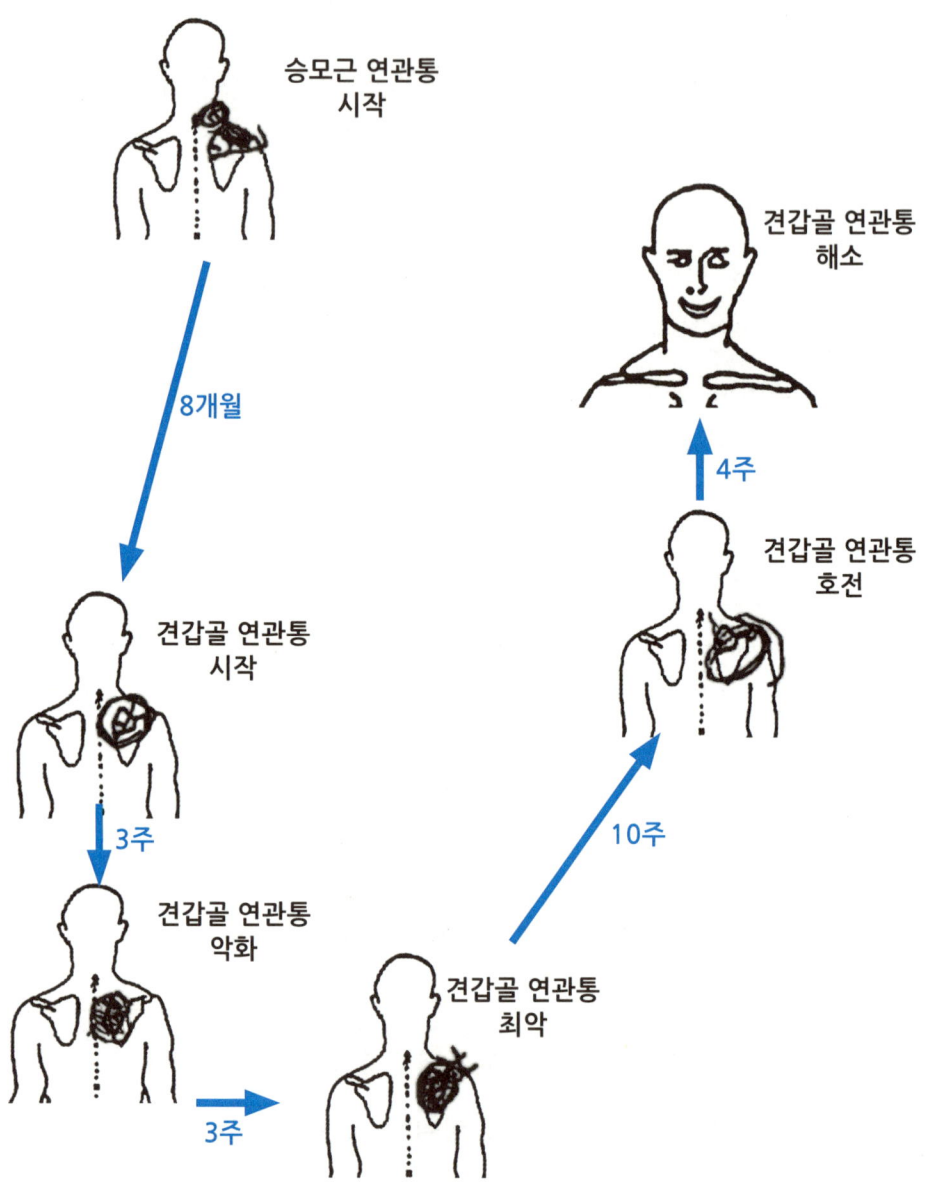

5.11 승모근 연관통과 견갑골 연관통의 관계를 잘 보여주는 증례. 가벼운 왼쪽 승모근 연관통을 느끼던 60대 후반의 여성이 8개월 만에 견갑골 연관통을 느끼기 시작하고 이후 점차 견갑골 연관통이 심각해지는 과정에서 그린 통증 그림들.

그것은 "근육이 뭉쳤다" 혹은 "담이 결렸다"라고 생각하는 것이다. **목 디스크 연관통을 '근육이 뭉치고 담이 결렸다'고 오해하여 근육을 푸는 스트레칭을 하거나 다른 쓸데없는 치료를 하다가 상태가 악화되어, 더 심한 목 디스크 연관통이나 디스크 탈출증으로 진행하여 눈물을 흘리며 필자의 진료실을 찾는 분들이 많다.**

건강하던 목 디스크가 처음 찢어지면서 목 디스크 연관통을 느낄 때는 근육을 풀거나 담을 푸는 부적절한 치료를 해도 잘 낫는다. 왜냐하면 **손상된 디스크가 아직 튼튼하여 잘못된 치료를 받아도 그 충격을 견디는 능력이 넉넉하기 때문이**다. 그러나 목 디스크의 손상이 누적된 경우나 예민한 디스크『백년허리 진단편』 213쪽 '예민한 디스크를 가진 분들의 디스크 블루' 참조를 가진 사람은 한두 번의 잘못된 치료나 스트레칭만으로도 극심한 통증을 오랫동안 겪게 된다. 진료받는 내내 한숨과 눈물로 자신의 잘못된 오해를 후회하는 분들이 드물지 않다.

뒷목, 승모근, 윗등, 견갑골에서 근육통을 느끼면서 근육이 딱딱하게 뭉치면 무조건 목 디스크 손상을 의심해야 한다. 목과 어깻죽지 근육이 찢어진 목 디스크를 지키기 위해 딱딱하게 뭉치면서 통증을 느끼는 것이다.

찢어진 목 디스크가 다시 붙으면 목과 어깻죽지 근육이 '손상된 디스크를 보호할 의무'에서 빨리 벗어나게 된다. 목 디스크의 상처가 빨리 아물어서 근육이 더 이상 딱딱하게 뭉치지 않아도 되는 상황을 만들어 주는 것이 뒷목, 승모근, 윗등, 견갑골 근육통과 근육 뭉침을 해결하는 가장 근본적인 치료 방법이다.

찢어진 목 디스크를 다시 붙이는 방법은 14장 '스위스 치즈 척추위생: 목 디스크 100년 동안 사용하는 방법'과 15장 '목 디스크가 운동을 만날 때 – 4마라 4하라'에서 확인하시라.

요점 정리

1 팔로 뻗쳐 가는 방사통 없이 목 주변에 통증이 생기는 것은 목 디스크 내부 손상 때문이다. 후방 섬유륜이 찢어지거나 종판에 손상을 받아서 생기는 디스크성 목 통증이다.

2 디스크성 목 통증은 목만 아픈 것이 아니라 뒷목, 승모근, 윗등, 견갑골 등에서 근육이 아프고, 근육이 뭉치고, 근육을 누르면 아픈 '압통'을 느끼게 된다. 목 디스크의 상처가 깊어짐에 따라 뒷목, 승모근, 윗등, 견갑골 순으로 연관통을 느끼는 부위가 변해 간다.

3 목 디스크가 찢어져 승모근, 윗등, 견갑골에서 연관통을 느낄 때 근육이 뭉쳤다고 오해하면 안 된다. 근육을 풀려고 애를 쓰다가 찢어진 목 디스크를 더 찢게 된다. .

4 디스크 상처가 아물어 가는 동안 다시 손상을 받지 않도록 하는 것이 관건이다. 목 디스크 상처가 잘 회복될 수 있도록 척추위생과 4마라, 4하라를 잘 지키는 것이 무엇보다 중요하다.

6장
목 디스크 상처의 별난 증상 – 특수 부위 연관통

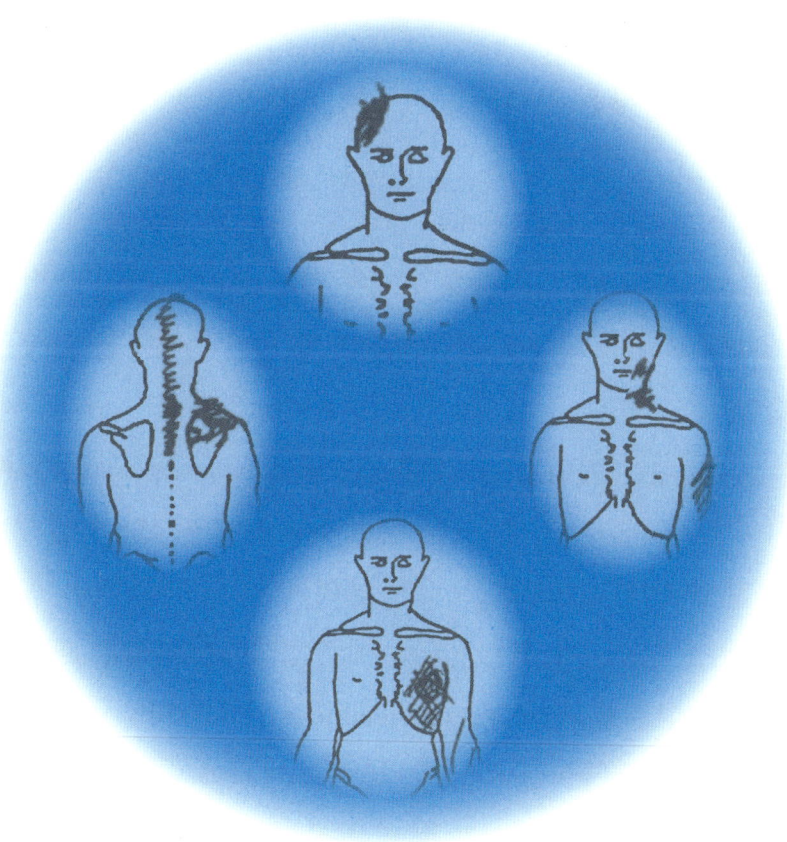

머리가 아픈데 목 디스크 때문이라고? 경추성 두통 – 특수 부위 연관통!

20대 중반 여성이 1년 6개월 전부터 시작된 오른쪽 편두통으로 진료실을 찾았다. 두통이 상당히 심하여 10점 만점에 6~7점으로 머리가 아파 아무것도 할 수 없을 정도라고 한다. 두통 때문에 10개월째 휴직을 한 상태이기도 했다. 신경과와 신경외과 진료를 받고 머리 MRI를 찍었으나 뇌에는 이상이 없다는 진단을 받았다.

아픈 양상을 자세히 물어보니 아침에는 좀 덜하고 시간이 지날수록 더 아프다. 특이한 것은 두통이 시작되면 목도 같이 아프다고 한다. 머리도 오른쪽, 목도 오른쪽이 아프다. 팔로 뻗치는 방사통은 없고 고개를 젖혀 돌릴 때 방사통이 생기지도 않는다. 목 디스크 탈출증으로 인한 방사통은 없다는 뜻이다.

엑스선을 찍어 보니 20대 중반임에도 불구하고 목이 완전히 일자목이다 **6.1 참조**. 목을 뒤로 젖혀도 경추전만이 생기지를 않는다. 일자목으로 고정된 상태이다. MRI를 찍어 보니 5-6번 목 디스크가 오른쪽으로 아주 경미하게 돌출된 상태이다. **경추성 두통**(cervicogenic headache)인 것이다.

경추성 두통이란 목(경추)의 문제 때문에 머리가 아픈 것이다 **6.2 참조**. 캐나다에서는 목에 통증이 있는 사람은 그렇지

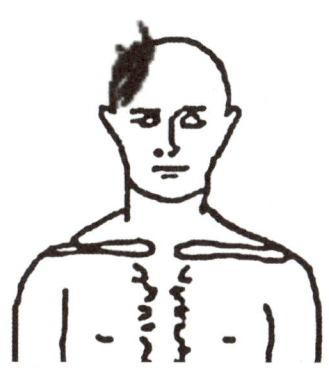

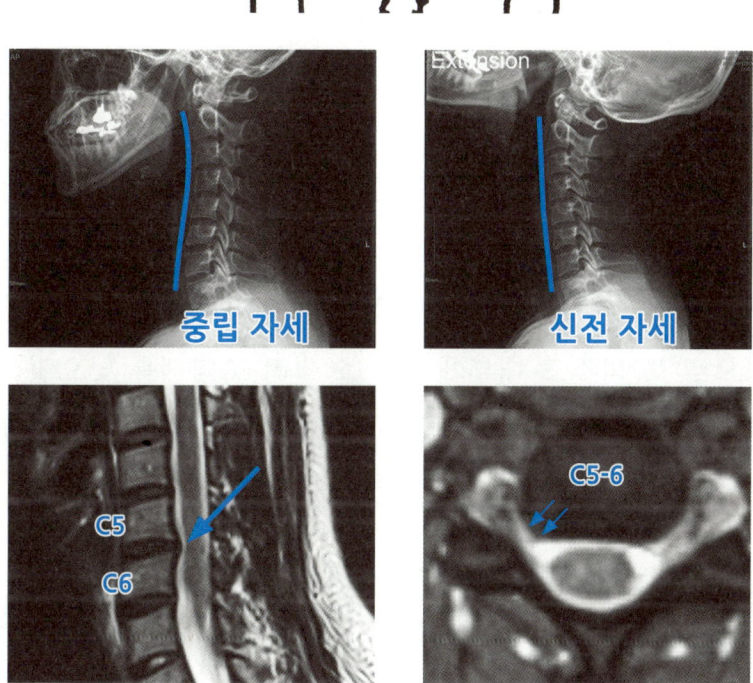

6.1 경추성 두통의 전형적인 예. 1년 6개월 동안 오른쪽 머리가 아파 회사를 휴직해야만 했던 20대 중반 여성의 경추 엑스선 사진을 보면 가만히 서 있을 때(가운데 왼쪽, 중립 자세) 목이 일자목으로 고정되어 있고 머리를 뒤로 젖혀도(가운데 오른쪽, 신전 자세) 경추전만이 돌아오지 않아 목 디스크에 이상이 있음을 시사한다. 아래 줄의 MRI 사진에서 5-6번 목 디스크가 오른쪽으로 아주 작게 돌출(화살표)된 것이 관찰된다.

않은 사람에 비해 두통을 느끼는 경우가 2~10배 더 흔하다고 보고했다.[42] 노르웨이에서는 만성적으로 목 통증을 겪는 50세 이하 성인의 절반이 두통을 같이 겪는다고 했다.[43] **목, 즉 경추에 문제가 생기면 두통을 느끼는 경우가 매우 흔하다는 뜻이다. 두통이 있을 때 목이나 팔의 통증이 동반되거나, 목을 움직일 때 두통이 심해지거나, 나쁜 목 자세 혹은 뒷목을 누를 때 두통이 심해진다면 경추성 두통을 반드시 의심해 봐야 한다.**

그런데 목에 문제가 생겼는데 왜 머리가 아픈가? 1996년 미네소타척추센터의 커트 셸하스(Kurt P. Schellhas) 박사는 목에 통증이 전혀 없고 MRI도 정상인 21~41세 남녀 10명을 대상으로 목 디스크 내부에 바늘을 찔러 조영제를 넣으면서 어디에서 통증이 느껴지는지를 관찰했다. 결과는 다음과 같이 참으로 다양했다.[40]

- 3-4번 목 디스크: **귀 뒤쪽, 관자놀이 부분, 턱, 턱관절, 두정부(parietal area, 머리의 옆쪽 위쪽 부분), 뒤통수, 머리와 목의 경계 부위**, 목, 인후, 승모근, 윗등, 어깨, 팔
- 4-5번 목 디스크: **귀 뒤쪽, 턱관절, 두정부, 뒤통수, 머리와 목의 경계 부위**, 목, 인후, 승모근, 윗등, 어깨, 팔, 앞가슴

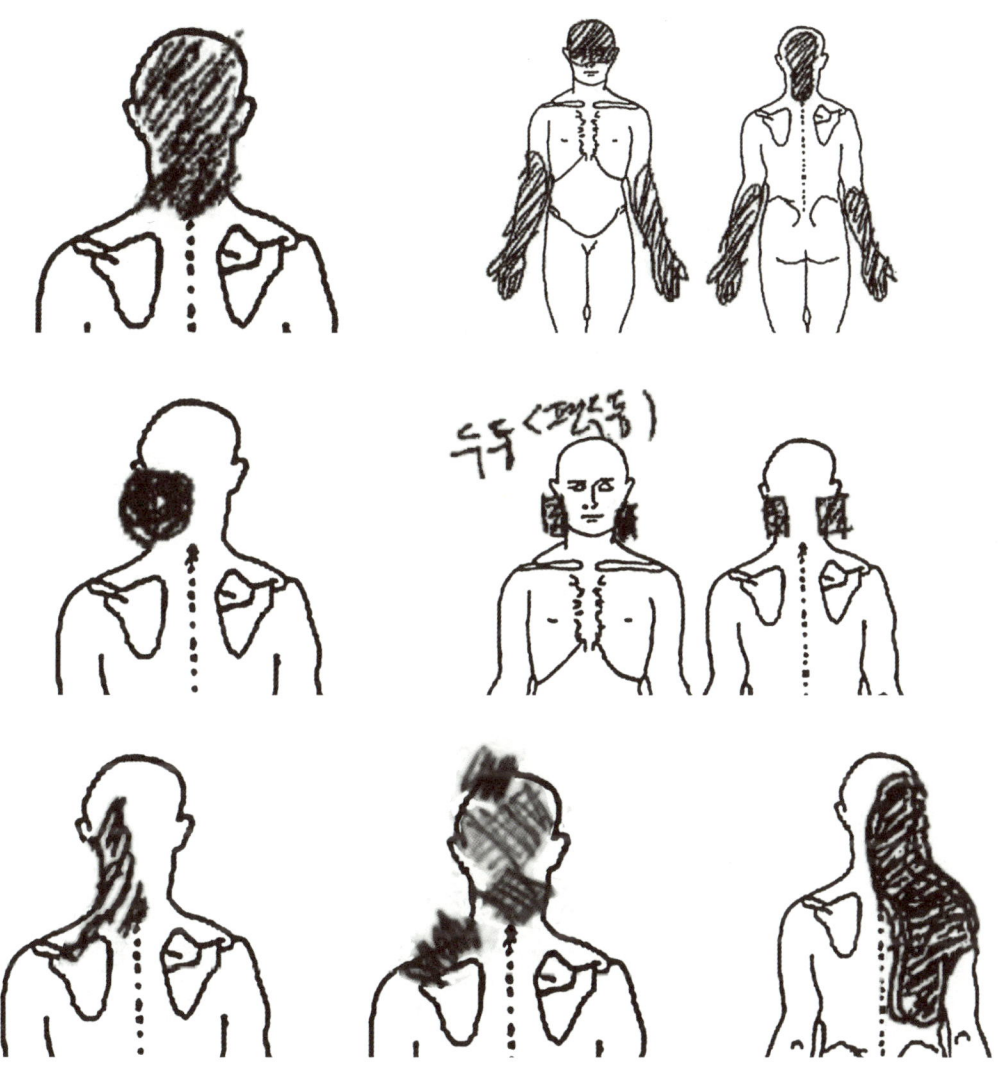

6.2 특수 부위 연관통 중 가장 흔히 발생하는 경추성 두통의 다양한 양상. 사람마다 얼굴 생김이 다르듯 경추성 두통의 양상도 천차만별이다. 머리 전체가 아픈 사람, 머리의 일부만 아픈 사람, 목 통증이나 승모근 연관통, 견갑골 연관통과 두통이 동반되는 경우 등등 경추성 두통의 양상은 달라도 이들 모두 목 디스크의 상처 때문에 생긴 것은 공통점이다.

- 5-6번 목 디스크: **뒤통수, 머리와 목의 경계 부위,** 목, 인후, 승모근, 윗등, 어깨, 팔, 앞가슴
- 6-7번 목 디스크: 목, 윗등, 견갑골, 승모근, 윗등, 어깨, 팔, 앞가슴

하나의 목 디스크를 자극할 때 느껴지는 연관통의 부위가 매우 다양함을 알 수 있다. 그리고 자극하는 목 디스크가 달라져도 비슷한 부위에서 연관통이 발생한다는 사실도 주의 깊게 봐야 한다. **연관통의 위치만으로 어느 목 디스크에 문제가 생겼는지를 알기 어렵다는 뜻이다.**

앞서 말한 20대 중반 여성은 MRI상 5-6번 목 디스크 손상인데 통증을 느끼는 부위는 두정부 쪽이라 셸하스 박사의 연구 결과와는 맞지 않는다. 그의 결과에 따르면 두정부에서 연관통이 생기려면 3-4번 목 디스크나 4-5번 목 디스크에 손상이 있어야 하기 때문이다.

두 가지 가능성을 생각해 볼 수 있겠다. 첫 번째로는 셸하스의 연구가 단 10명의 정상인을 대상으로 한 결과라 더 많은 사람의 목 디스크 자극 검사를 했다면 5-6번 목 디스크 손상 때 두정부에 연관통을 호소하는 사람이 있었을 가능성이 높다. 두 번째로는 20대 중반 여성의 MRI상 멀쩡해 보이는 3-4번이나 4-5번 목 디스크에 눈에 보이지 않는 손상이 있어서 그로 인해 두정부에 연관통이 발생했을 가능성이 있겠다.

앞에서 이야기한 환자의 5-6번 목 디스크 손상이 두정부 편두통의 원인이었는지 아니면 더 위쪽 디스크의 손상이 있었는데 MRI에 잘 안 보였는지는 확인하기 어렵다. 그러나 회사를 휴직해야 할 정도로 심각했던 오른쪽 두정부 편두통의 원인이 목 디스크 손상으로 인한 연관통이었음은 확신한다. 근거는? **두통이 시작되면 목도 같이 아팠고, 한 번의 소염제 치료와 2개월간의 목 디스크 회복을 위한 신전 운동으로 두통이 거의 없어졌기 때문**이다.

귓구멍이 아프고 어금니가 아픈 디스크성 목 통증 - 특수 부위 연관통

경추성 두통만큼 흔하지는 않지만 목 디스크가 얼굴과 가깝기 때문에 치아(齒牙)나 잇몸 혹은 귓구멍에서 디스크성 목 통증의 연관통을 느끼는 경우도 있다. **6.3**은 머리를 왼쪽으로 기울이면 오른쪽 어금니, 귓구멍 안쪽, 어깻죽지에 통증이 악화되는 양상을 보였던 40대 후반의 남성의 통증 그림과 MRI 영상이다. 4-5 목 디스크가 오른쪽으로 돌출되어 있기 때문에 머리를 왼쪽으로 기울여 목을 꺾으면 수핵이 상처 난 오른쪽으로 더 밀리게 된다. 수핵이 4-5 목 디스크의 오른쪽 상처를 자극하니 승모근 연관통과 더불어 귓구멍과 어금니 등의 특수 부위에서 연관통을 느꼈던 것이다. 목 디스크 증상이 호전되면서 귓구멍과 어금니의 특수 부위 연관통도 같이 사라졌던 증례이다.

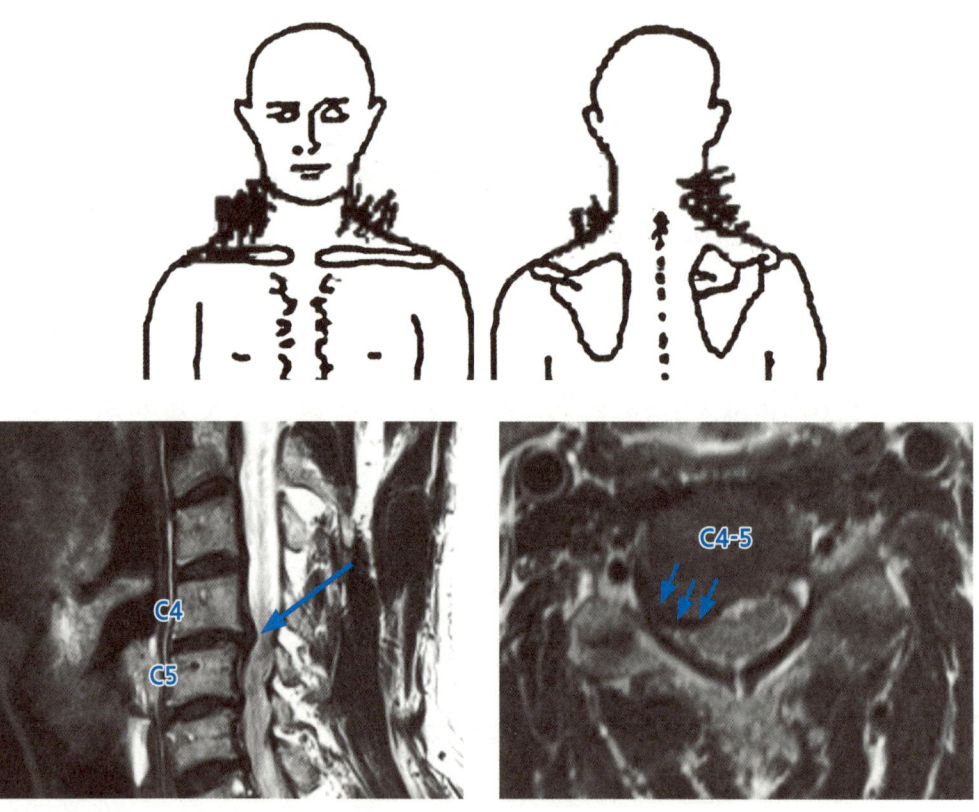

6.3 4-5 목 디스크가 오른쪽으로 손상되면서 양쪽 승모근에 심한 근육통을 겪었던 40대 후반 남성. 4-5 목 디스크가 오른쪽으로 돌출된 상황(화살표)이다. 특이한 것은 **머리를 왼쪽으로 기울이면 오른쪽 어금니, 귓구멍 안쪽, 어깻죽지에 통증이 악화되는 양상을 보였다.** 귓구멍과 어금니 등의 특수 부위에서 연관통을 느끼는 것이었다.

눈이 침침한 디스크성 목 통증 - 특수 부위 연관통

얼굴에서 느끼는 특수 부위 연관통으로 **눈이 침침한 느낌**도 드물지 않게 보는 목 디스크 손상의 증상이다[44]. **어지러움, 이명(耳鳴), 치아 통증 등과 동반되는 경우가 많다.**

수십 년 전부터 아프던 뒷목 통증이 한달 전부터 악화되어 필자의 진료실을 찾았던 50대 중반 여성은 뒷머리와 목의 정중앙, 우측 어깨의 통증**6.4 왼쪽 통증 그림 참조**이 누워있으면 호전되나 앉으면 악화되는 양상으로 정확한 진단명을 알고 싶다고 하였다. 도수치료, 주사치료, 한의원 침술 치료까지 받아봤으나 효과는 없었고 불면증, 불안증상으로 정신의학과 진료도 받고 있었다.

머리, 목, 우측 어깨의 통증과 더불어 눈이 침침하고 눈 주변의 근육이 떨리는 불편함을 호소하여 안과(眼科) 진료를 비롯해 말초신경과 근육에 대한 정밀 검사를 받았으나 정상 소견을 보였다.

외부 병원의 MRI 영상을 보면 6개의 목 디스크는 거의 정상으로 보여 특별한 진단을 내리기가 힘들어 보였다. 그러나 영상을 자세히 보면 4-5 목 디스크의 아래쪽 종판에 손상 **6.4의 오른쪽, 속이 빈 화살표 참조**이 보이고 5-6 디스크의 경미한 돌출 소견**6.4의 오른쪽, 화살표 참조**이 관찰되었다.

목덜미와 승모근에서 느껴지는 디스크성 목 통증의 **승모**

근 연관통과, 머리 정중앙의 **경추성 두통**과 더불어 **눈이 침침한 특수 부위 연관통**으로 진단할 수 있는 상황이다. 환자에게는 특별한 주사나 약물 투여 없이 지속적인 척추위생을 처방하였고 1년 이상 추적 관찰하여 통증이 호전됨을 확인할 수 있었다. **눈이 침침한 증상도 목 디스크 손상으로 발생한 연관통의 일종이었던 것이다.**

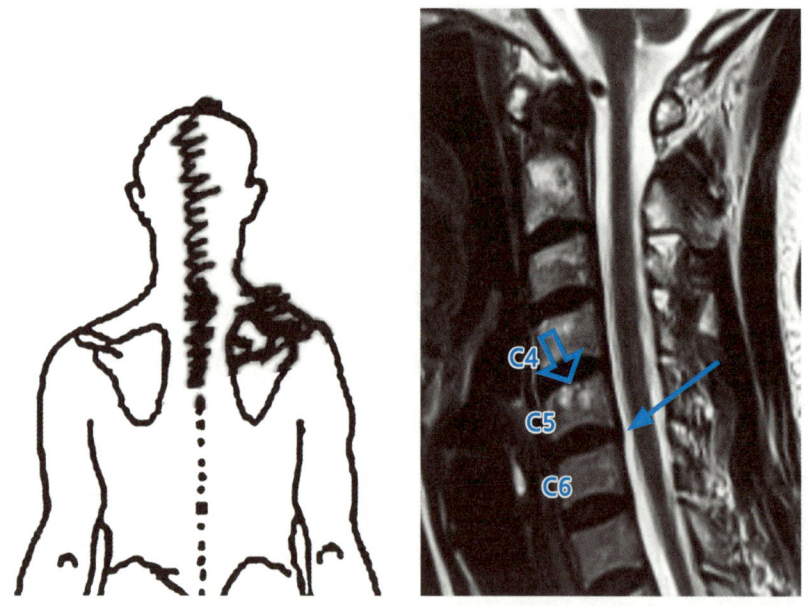

6.4 뒷머리와 목, 우측 어깨 통증과 눈이 침침하고 눈 주변의 근육이 떨리는 증상을 호소하였던 50대 중반 여성의 통증 그림과 MRI 영상. 4-5 목 디스크의 종판에 손상(속이 빈 화살표)이 보이고 5-6 디스크의 경미한 돌출 소견(화살표)이 관찰되었다. **눈이 침침한 증상도 목 디스크 손상으로 발생한 연관통**이었다.

앞 가슴이 아픈 디스크성 목 통증 - 특수 부위 연관통

목 디스크가 손상되면 대부분의 경우 **목덜미, 승모근, 견갑골, 윗등 등 목의 뒤쪽에서 연관통**을 느낀다. 그러나, 목의 앞쪽으로 연관통을 겪는 경우도 있다. **쇄골이나 가슴 앞쪽 즉, 흉곽(胸廓)에서 통증을 느끼는 경우를 가끔씩 보게 된다. 왼쪽 가슴에서 통증을 느낀다면 당연히 심장내과에서 정밀 검사를 받아야 한다.** 심장이 잘못되면 바로 사망에 이를 수 있기 때문이다.

1년 전 왼쪽 가슴에 저리는 느낌이 있다가 저절로 호전되었는데 3개월 전부터 증상이 재발하여 심장내과에서 진료받고 관상동맥의 컴퓨터단층촬영과 뼈 스캔 검사를 하였으나 이상 소견을 찾지 못하였다. 왼쪽 가슴에 통증**6.5 통증 그림 참조**이 있으나 심장 정밀 검사상 이상 소견이 없고 왼쪽 손에 저린 증상이 동반되어 목 디스크 증상을 의심한 심장내과 교수가 필자에게 진료를 의뢰하였다.

가만히 앉아 있어도 왼쪽 손 저림과 가슴 통증으로 괴로운 상황이라 MRI 촬영을 하였더니 여러 개의 목 디스크에서 탈출 소견이 보이며 그중에서도 6-7 목 디스크가 가장 크게 손상되어 왼쪽으로 찢어지고 탈출된 것이 확연히 보였다**6.5 MRI 영상 참조**. 3주 후 경막외 스테로이드 주사를 예약하고 신전 동작을 포함한 척추위생을 교육하였다. '통증이 좋아지면 시술을 취소하라'는 주의 사항과 함께.

　통증이 호전되었기 때문인지 아니면 심장 문제와 같이 심각한 상황이 아니라 병원에서 치료할 필요가 없다고 판단하였는지 이유는 알 수 없으나 환자는 시술을 취소하였다. 전자이건 후자이건 척추위생만 잘 지킨다면 굳이 병원에서 치료할 필요가 없는 상황임에 필자도 깊이 동의하는 바이다.

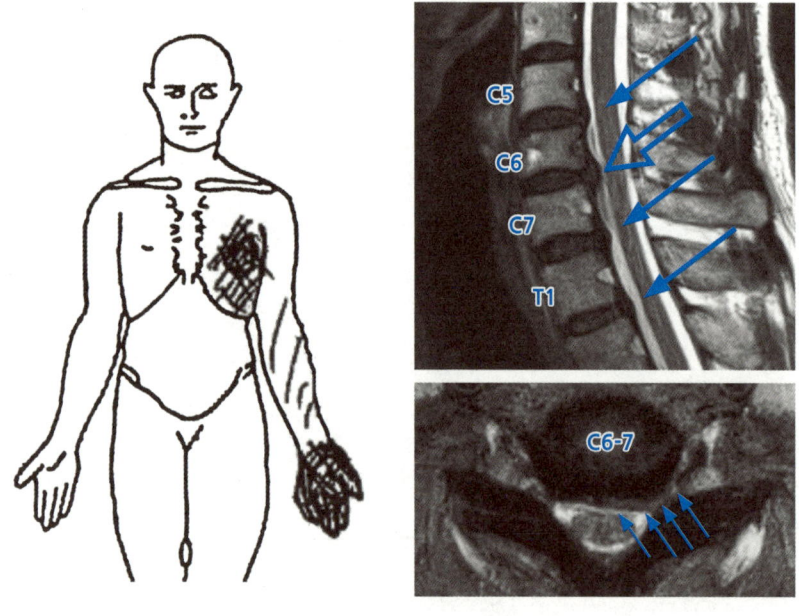

6.5 왼쪽 가슴이 욱신거리고 저리는 통증으로 심장내과 정밀 검사 결과, 정상 판정을 받고 왼쪽 손이 저려 재활의학과로 의뢰되었던 50대 중반 남성의 통증 그림과 MRI 영상. 여러 개의 목 디스크에서 탈출 소견(오른쪽 위 그림의 화살표들)이 보이며 그중에서도 6-7 목 디스크가 가장 크게 손상되어 왼쪽으로 찢어지고 탈출(오른쪽 위 그림의 속이 빈 화살표와 오른쪽 아래 그림의 화살표들)된 소견이 보인다.

칠흑 같은 한여름 밤에 발생한 경추성 이명(耳鳴) – 특수 부위 연관통

1년 반 전부터 왼쪽 목, 어깻죽지, 팔에 통증을 느껴 진료실을 찾은 40대 후반의 남성. 처음에는 뒷목과 승모근, 견갑골 부위에서 통증을 느끼기 시작하다가 차츰 악화되어 컴퓨터 키보드 작업을 할 때 왼쪽 팔 전체가 울리는 듯 아파 일상생활이 어렵고 식사도 하기 어려울 정도로 통증을 겪었다고 한다. 체중이 10킬로그램 이상 줄고 과로가 겹치며 갑자기 쓰러져 응급실에 실려갈 정도로 힘겨운 과정을 겪었다고 한다. 증상의 시작이 남다른 점이 있어 자세히 기술한다.

교육공무원으로 자전거를 이용하여 출퇴근하는데, 업무가 과중하여 늘 야간에 퇴근하면서 어두운 밤길을 비추기 위해 헬멧에 전조등을 달았다. 전조등을 단 무거운 헬멧을 목으로 컨트롤하며 칠흑 같은 어두움을 뚫고 퇴근하던 어느 한여름 밤, 시원한 밤바람이 어깨를 스치는가 싶더니 어느샌가 왼쪽 견갑골과 팔에 기기묘묘한 통증이 오더라는 것이다.

헬멧에 달린 전조등으로 어두운 거리를 비추기 위해 무거운 헬멧을 쓴 머리를 이리저리 움직이느라 목과 어깻죽지 근육을 과도하게 사용하였고, 그 과정에서 목 디스크에 심한 압박이 가해지면서 목 디스크가 찢어진 것이 분명하였다. 외부 병원에서 촬영한 MRI를 보니 6-7번 목 디스크가 왼쪽으로 꽤 크게 탈출되어 있었다6.6 위 참조. 아마도 무거운 자전거 헬멧을 쓰기 전부터 오랜 시간 컴퓨터 작업으로 목 디스크를 찢고 있었던 것이고, 마지막까지 근근이 버티고 있던 몇 가닥의 섬유륜마저 무거운 헬멧으로 찢어 버린 것이 그 한여름 밤에 일어난 사건의 본질이리라.

환자는 교육자답게 『백년목』 초판을 열심히 읽어 본인의 문제를 정확히 인식하고 척추위생을 실천하면서 첫 진료를 볼 당시 이미 증상은 상당히 호전되고 있었다. 특이한 점은 **목 디스크 증상과 더불어 발생한 어지러움과 이명**(耳鳴)**이었다.** 고음역대의 "윙~~" 하는 **이명이 목 디스크 증상이 심해질 때 동반**된다고 하였다. 이명에 대한 진단을 위해 뇌 MRI 검사를 포함하여 이비인후과 검사를 모두 받았으나 특별한 이상을 찾지 못하였다.

목 디스크가 손상되면서 생기는 디스크성 목 통증에 이명이 동반되는 것은 드물지 않게 보는 현상이다. 고개를 한쪽으로 꺾거나, 책이나 컴퓨터를 오랫동안 쳐다보는 경우, 혹은 높은 베개를 베고 자는 경우 등 디스크성 목 통증이 심해질 때 이명이 덩달아 심해지는 경우가 많다. 목이 잘못되어 이명이 느껴진다고 해서 **경추성 이명**(cervicogenic tinnitus) 혹은 소리를 듣는 청각(聽覺) 기능과 상관없이 몸에서 유래되는 이명이라서 **체성 이명**(somatic tinnitus)이라고도 부른다.

경추성 이명은 실체가 없는 가설일 뿐이라고[45] 반박하는

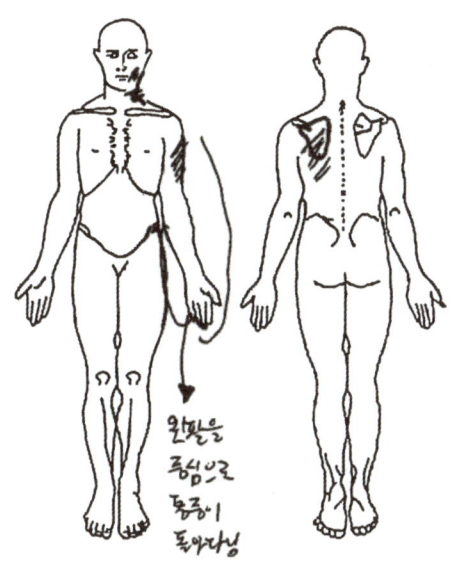
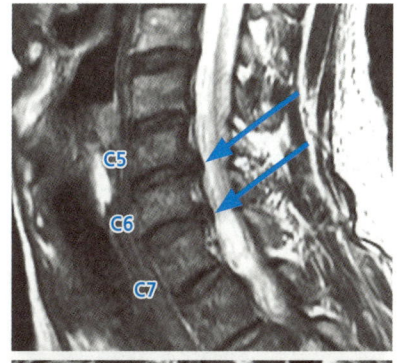
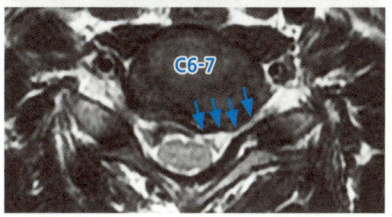
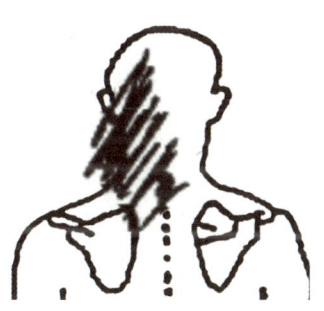
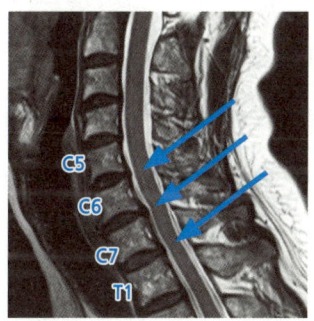

6.6 이명이 동반된 목 디스크 손상의 통증 그림과 MRI. 위 그림은 칠흑 같은 한여름 밤 어두운 밤길의 안전을 위해 헬멧에 전조등을 달고 자전거로 출퇴근 하던 교육공무원의 자료. 무거운 헬멧 때문에 5-6, 6-7 목 디스크 탈출(MRI 영상의 화살표)이 생겼고 왼쪽 목과 견갑골, 위팔 통증으로 고생한 통증 그림. 목과 견갑골 통증이 왼쪽 귀의 이명과 동반되는 양상을 보였다. 아래 그림은 5-6, 6-7, 7-1흉추 디스크의 손상(MRI 영상의 화살표)이 왼쪽 뒷목과 뒷통수의 통증을 일으키고 이와 동반된 이명이 특징적인 60대 중반 여성 환자의 통증 그림와 MRI 영상이다. 두 환자 모두 수개월간의 척추위생으로 이명과 통증이 모두 호전되었다.

학자도 있지만 동물실험 결과에서 경추의 척수나 배측신경절에서 뇌간(腦幹)의 청신경핵(cochlear nucleus)으로 신경섬유의 연결이 보고[46]되었고 난치성 이명을 느끼는 환자들에게 경막외 스테로이드 주사를 시행한 후 이명이 치료되었다는 보고[47, 48]도 있다. 경추 수술 후 이명이 사라졌다는 연구 결과[49]도 있어 **경추성 이명은 분명히 존재**한다고 본다.

이비인후과에서 정확한 진료를 받았는데도 이명을 일으킬 만한 질환이 확인되지 않고, 이명의 시작, 악화, 호전이 디스크성 목 통증의 시작, 악화, 호전과 시기적으로 일치하며, 목 디스크 증상을 악화하는 방향으로 고개를 꺾거나 돌릴 때 이명이 심해진다면 경추성 이명으로 간주하고 지속적인 척추 위생으로 호전되기를 기다리면 된다.

예를 들면, 14년 전 목 디스크 탈출증 진단을 받은 후 수술 빼고 시도해 보지 않은 치료가 없을 정도로 치료에 온 힘을 쏟았으나 여전히 책을 읽거나 컴퓨터 작업에 집중하면 왼쪽 뒷목과 뒷통수 통증이 심해지는 60대 중반 여성 환자가 있었다. 수년간 목 통증으로 고생하면서 갖은 치료를 받고 있던 중 몇 년 전부터 왼쪽 귀에서 잡음 같은 소리가 들리기 시작하였다. 잡음, 즉 이명(耳鳴)은 고개를 뒤로 젖힐 때 더 크게 들린다고 하였다. 외부 병원 MRI를 보니 경추5-6, 경추6-7, 경추7-흉추1 디스크의 손상을 보였다 **6.6 아래 참조**. **특징적인 것은 목과 뒤통수 통증이 좋아졌다 나빠졌다를 반복하는 경향**

인데 통증이 심해지면 이명도 심해지고 통증이 줄어들면 이명도 줄어드는 양상이었다. 고개를 뒤로 젖히면 뒷목 통증이 더 심해지는데 그때 이명도 더 크게 들리는 양상이라 경추성 이명의 가능성이 더 높았다. 경추 디스크의 손상으로 발생한 증상이라는 사실을 분명히 인식하고 4개월간 철저한 척추위생을 지키면서 통증과 이명이 거의 사라졌다.

뒷목이 아프면 어지러워요 - 경추성 어지러움증 - 특수 부위 연관통

경추성 이명과 마찬가지로 경추성 어지럼증(cervicogenic dizziness)도 목 디스크 환자들이 드물지 않게 겪는 문제이다[50]. 양쪽 승모근에서 디스크성 목 통증의 연관통을 겪던 40대 후반 여성은 **목이 뻣뻣하다가 뒷목 통증이 심해지면 배 위에서 걷는 것과 같은 어지럼증을 느낀다고 하였다.** 이 환자는 두통(頭痛)이나 치통(齒痛)이 동반되기도 하고 "뚜~~"하는 이명(耳鳴)을 포함하여 다양한 연관통을 느끼는 경우였다 [6.7 위 참조].

　　　목 디스크 증상과 동반된 어지럼증이 심하면 토할 것 같은 고통을 느끼는 경우도 있다. 20여년간 뒷목과 양쪽 어깨, 위팔 통증으로 고생하면서 목 디스크에 해로운 스트레칭을 꾸준히 하고 있던 50대 후반 여성이 그런 경우였다**6.7 아래 참조**. 뒷목이 아파 30분 이상 TV 시청이 불가능하였는데 **뒷목 통증이 심해지면 편두통과 눈이 아픈 안구통(眼球痛)이 발생하면서 어지럼증이 심해져 욕지기가 나올 정도의 괴로움을 느꼈던 환자였다.**

이명과 마찬가지로 어지럼증도 목 디스크의 증상이라고 간주하기 전에 반드시 신경과나 이비인후과에서 진찰을 받아 어지러움을 초래하는 다른 질병이 없는지를 확인해야 한다.

특수 부위 연관통에 대한 최선의 대책

뒷목, 승모근, 윗등, 견갑골 등에서 통증을 느끼는 전형적인 목 디스크 연관통뿐만 아니라 **머리, 앞가슴, 턱관절, 치아, 귓구멍 등에서 느끼는 특수 부위 통증, 그리고 눈 침침한 느낌, 이명, 어지럼증, 구역감 등** 참으로 다양한 증상이 목 디스크 손상으로부터 발생할 수 있다는 사실은 매우 놀랍다.

그런데 특수 부위 연관통이 정말로 목 디스크 상처 때문인지를 어떻게 알 수 있을까? 예를 들면, 두통을 느낄 때 머릿속 뇌 문제인지 아니면 목 디스크 연관통인지 어떻게 알 수 있을까? 왼쪽 앞가슴이 아플 때 심장 문제인지, 목 디스크 문제인지 어떻게 분간할 수 있을까? 이명이나 어지러움이 있을

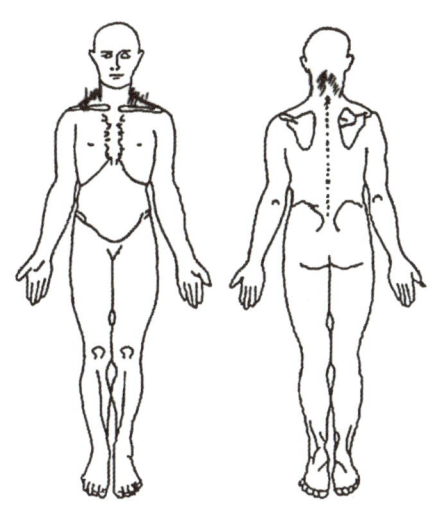
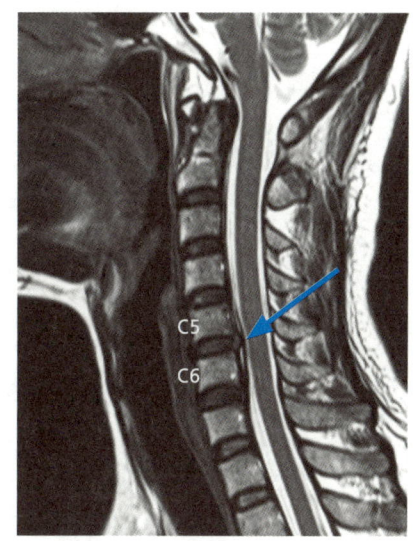

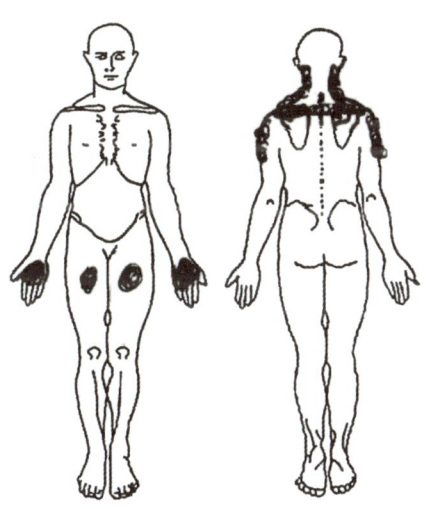
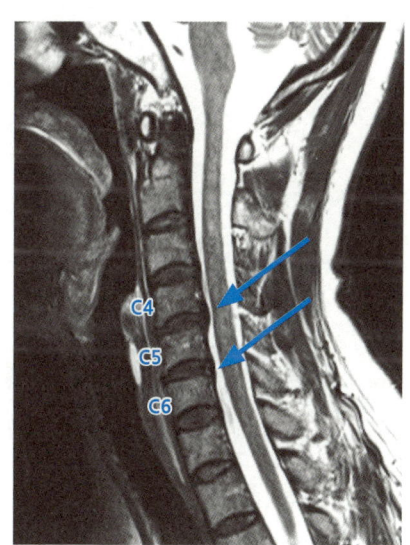

6.7 경추성 어지러움증(cervicogenic dizziness)을 호소했던 40대 후반 여성(위 그림)과 50대 후반 여성(아래 그림)의 통증 그림과 MRI. 두 사람 모두 **뒷목과 어깻죽지가 아픈 전형적인 목 디스크 증상이 심해질 때 어지럼증도 심해지는 양상을 보였다.** 두통, 치통, 안구통, 이명 등의 증상도 같이 호소하였다.

때 이것이 이비인후과적 문제인지 목 디스크 문제인지 어떻게 구별할 수 있을까?

몇 가지 중요한 포인트가 있다.

첫째, **대부분의 특수 부위 연관통은 전형적인 목 디스크 연관통이나 방사통(목 디스크 탈출증 증상)과 동반된다. 뒷목이나 어깻죽지 통증이 전혀 없이 두통이나 이명이 있다면 목 디스크 연관통이 아닐 가능성이 높다.**

둘째, **목 디스크 손상의 증상이 심해지는 자세나 행위를 할 때 특수 부위 연관통이 더 심해진다면 목 디스크 손상으로 인한 특수 부위 연관통일 가능성이 높다.** 예를 들면 귓구멍과 어금니에서 특수 부위 연관통을 느끼던 **6.3**의 40대 후반 남성의 경우 머리를 왼쪽으로 기울이면 오른쪽 어금니, 귓구멍 안쪽, 어깻죽지에 통증이 악화되었다. 4-5 목 디스크가 오른쪽으로 돌출되어 있어 고개를 왼쪽으로 기울일 때 오른쪽 돌출이 더 심해지면서 전형적인 목 디스크 연관통(어깻죽지 통증)과 특수 부위 연관통(어금니, 귓구멍 통증)을 동시에 악화시켰던 것이다. **6.6**의 60대 여성의 경우도 마찬가지였다. 책을 읽거나 컴퓨터 모니터를 쳐다보는 자세를 하면 뒷목 통증이 심해지면서 이명(耳鳴)이 더 크게 들렸던 경우이다. **자세나 동작에 따라 시시각각으로 변하는 자신의 증상을 자세히 관찰하는 것이 중요하다는 뜻이다.**

셋째, 긴 안목으로 봤을 때 뒷목이나 어깻죽지 통증이 좋아지거나 나빠질 때 특수 부위 연관통도 같은 추세로 호전과 악화의 파도를 탄다면 목 디스크 손상 때문에 생긴 증상임을 확인할 수 있다.** 더불어 목 디스크를 다시 아물게 하는 '척추 위생(14장)'과 '4마라 4하라(15장)'를 지속하면서 두통, 치통, 턱관절 통증, 눈 침침함, 이명, 어지럼증 등이 같이 호전되면 진단뿐만 아니라 치료까지 제대로 되고 있음을 알게 된다.

넷째, 무엇보다도 중요한 것은 **해당 증상을 주로 보는 전문과의 진료와 검사를 통해 목 디스크가 아닌 다른 심각한 질병이 없는지를 확인하는 것이다.** 왼쪽 앞가슴이 아프다면 심장내과, 치통이나 턱관절 통증이 있다면 치과, 두통이 있다면 신경과, 눈이 침침하면 안과, 이명이나 어지럼증이 문제면 신경과나 이비인후과 등 해당 전문의의 진료를 반드시 받는 것이 좋다.

특히 **6.4**의 환자처럼 심장의 문제가 의심이 될 때는 **섣불리 목 디스크로 예단하지 말고 반드시 심장 전문가의 진찰이 선행되어야 한다.** 왜냐하면 목 디스크 병은 평생 가지고 살아도 되지만 심장이 잘못되면 순식간에 세상을 마감할 수 있기 때문이다. **디스크성 목 통증이라 지레 짐작하고 병을 키우면 안 된다는 뜻이다.**

요점 정리

1 목 디스크가 찢어질 때 대부분의 경우 뒷목, 승모근, 윗등, 견갑골 연관통으로 표현되지만 두통, 귓구멍, 어금니, 턱관절, 인후부, 앞가슴 등에서 특수 부위 연관통으로 나타나는 경우도 드물지 않다.

2 눈 침침한 느낌, 이명, 어지러움 등의 특수 부위 연관통도 생긴다. 이런 연관통을 느낄 때는 다른 중한 병이 없는지, 정말로 목 디스크 손상 때문에 생기는 연관통인지를 잘 구별해야한다.

3 뒷목, 승모근, 윗등, 견갑골 통증이 심해질 때 특수 부위 연관통도 덩달아 심해진다면 목 디스크 손상의 연관통일 가능성이 높다.

4 특수 부위 연관통도 목 디스크 상처가 아물면 씻은 듯이 낫게 된다.

5 목 디스크 상처에 흉터가 생기면서 아물어 가는 동안 다시 손상을 받지 않도록 하는 것이 관건이다. 척추위생과 4마라 4하라를 잘 지키는 것이 무엇보다 중요하다.

6 척추위생과 4마라 4하라로 전혀 호전이 없다면 반드시 해당 분야 전문의 진료를 받아야 한다.

7장
목 디스크 상처 자세히 들여다보기

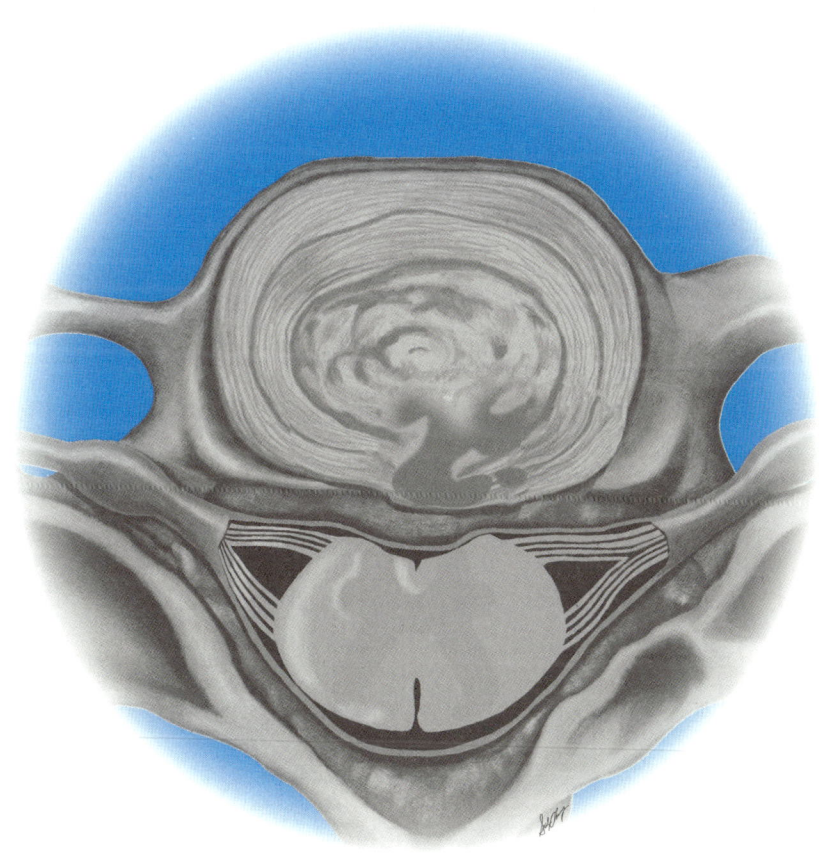

갖가지 연관통을 일으키는 목 디스크 상처는 어떻게 생겼나?

평생 스트레스 받을 때마다 달고 다녔던 **어깻죽지에 큰 돌덩어리**가 근육이 뭉친 것도, 혈압이 오른 것도 아닌 **목 디스크 내부 상처, 유식하게는 경추 추간판 내장증 때문**이었다는 사실이 놀랍지 않은가?

기안서 올리느라 컴퓨터 앞에서 며칠 밤을 새울 때, 찌푸린 얼굴이 펴지지 않을 정도로 늘 띵하게 아팠던 두통이 뇌종양이나 뇌혈관의 문제가 아니라, 바로 목 디스크 내부 상처, 목 디스크 내장증 때문이었고, 고개를 한쪽으로 돌리면 생기는 **이명, 어지러움, 눈 침침한 느낌도 모두 목 디스크 내부 상처 때문**이라니!!

일상을 따라다니며 성가신 고통을 초래하는 목 디스크 내부 상처는 도대체 무엇인가? **목 디스크 내부 상처를 좀 더 자세히 들여다보면 디스크성 목 통증과 연관통에 대한 해결의 실마리가 보일 듯하다.**

목 디스크의 내부 상처는 크게 두 가지 형태로 온다. 하나는 **섬유륜이 찢어지는 것**, 또 하나는 **종판이 깨지는 것**이다. 디스크를 구성하는 세 가지 구조물, 수핵, 섬유륜, 종판 중 수핵은 무정형의 젤리 같은 형상이므로 부서지거나 손상을 받을 일이 없다. 칼로 물을 벨 수 없는 것과 마찬가지다. 수핵 구성 세포가 죽거나 구성 물질(예, 수분, 당단백질 등)의

함량이 바뀌어 변성이 될 수는 있으나 '**손상**'을 받아 '**상처**'가 생기지는 않는다. **찢어지고 깨져 상처 받는 구조물은 섬유륜과 종판이다.**

찢어진 섬유륜 - 목 디스크 내부 상처

무정형의 젤리인 수핵에 비해 수핵을 단단히 싸고 있는 섬유연골인 섬유륜은 수핵이 강하게 밀면 찢어진다. 자동차 타이어를 오래 쓰거나 너무 강한 무게가 실리면 타이어가 터지는 것과 같은 이치다.

인간의 척추는 뒤로 젖힐 때는 어느 정도 이상 젖히지 못하도록 막아주는 구조가 있다. 후관절과 극돌기가 그것이다. 척추를 뒤로 젖히는 것은 제한되어 있는데 비해 앞으로는 훨씬 더 많이 수그릴 수 있다. 실제로 생활할 때 앞으로 수그려야 할 때가 훨씬 많다. 그러다 보니 **앞으로 수그릴 때 수핵이 뒤로 밀려 뒤쪽 섬유륜, 즉 후방 섬유륜을 찢는 경우가 가장 흔하다. 후방 섬유륜 손상이 디스크 내부 손상의 대표 주자인 이유이다.**

신기한 것은 **전방 섬유륜에 비해 후방 섬유륜이 찢어질 때 통증이 더 심하다는 것이다.** 이는 진화의 결과로 보인다. 뒤쪽에 있는 척수와 신경뿌리 쪽으로 수핵이 터져 나오는 것을 일찍 알아차리는 개체가 진화에 유리했던 것이다.

허리 디스크에 비해 목 디스크는 크기도 작고 수핵의 수분도 적은 편이라 수핵이 섬유륜을 찢었을 때 그 모습이 MRI 영상에 잘 잡히지 않는다. **7.1**은 필자가 지금까지 진료실에서 본 수많은 경추 MRI 중 그나마 섬유륜 상처가 잘 보이는 영상이다. 3일간 곡기를 끊고 찾아 헤맨 끝에 발견한 영상들이다.

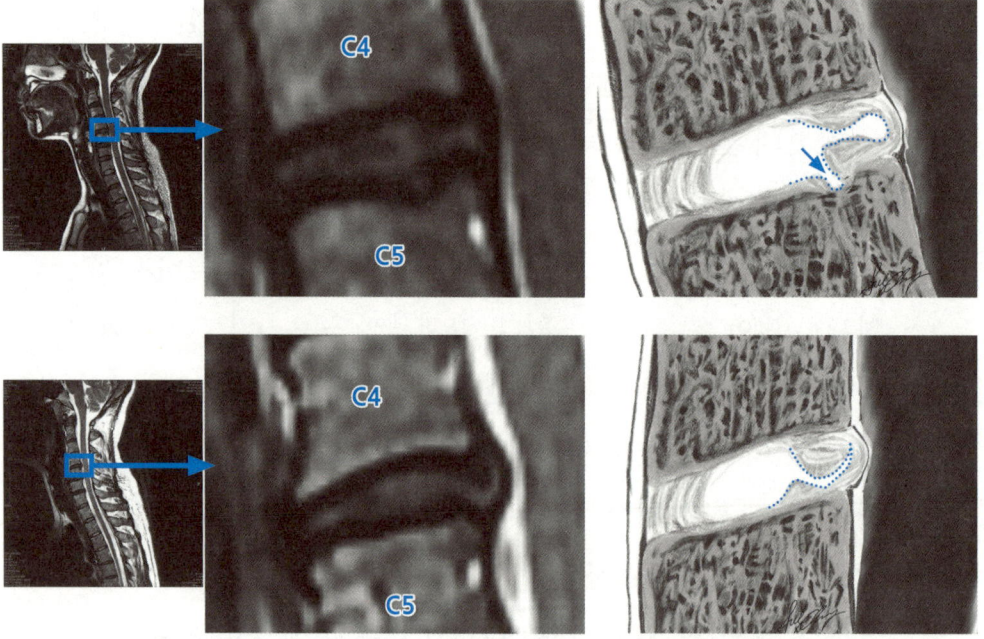

7.1 후방 섬유륜 손상을 세로단면으로 본 MRI 영상과 도해. 흰색 수핵이 후방 섬유륜을 찢고 뒤쪽으로 밀려 나간 것이 잘 보이는 영상이다. 위 영상은 직선으로 찢어진 데 비해 아래 영상은 갈고리 모양으로 찢어진 것이 특이하다. 둘 다 후방 섬유륜이 찢어지면서 약간의 돌출이 동반되었다. 수핵이 섬유륜을 찢은 부분은 오른쪽 도해에서 점선으로 표시하였다. 위 영상에는 아래쪽으로 찢어지며 종판 손상(화살표)을 일으킨 부분도 보인다.

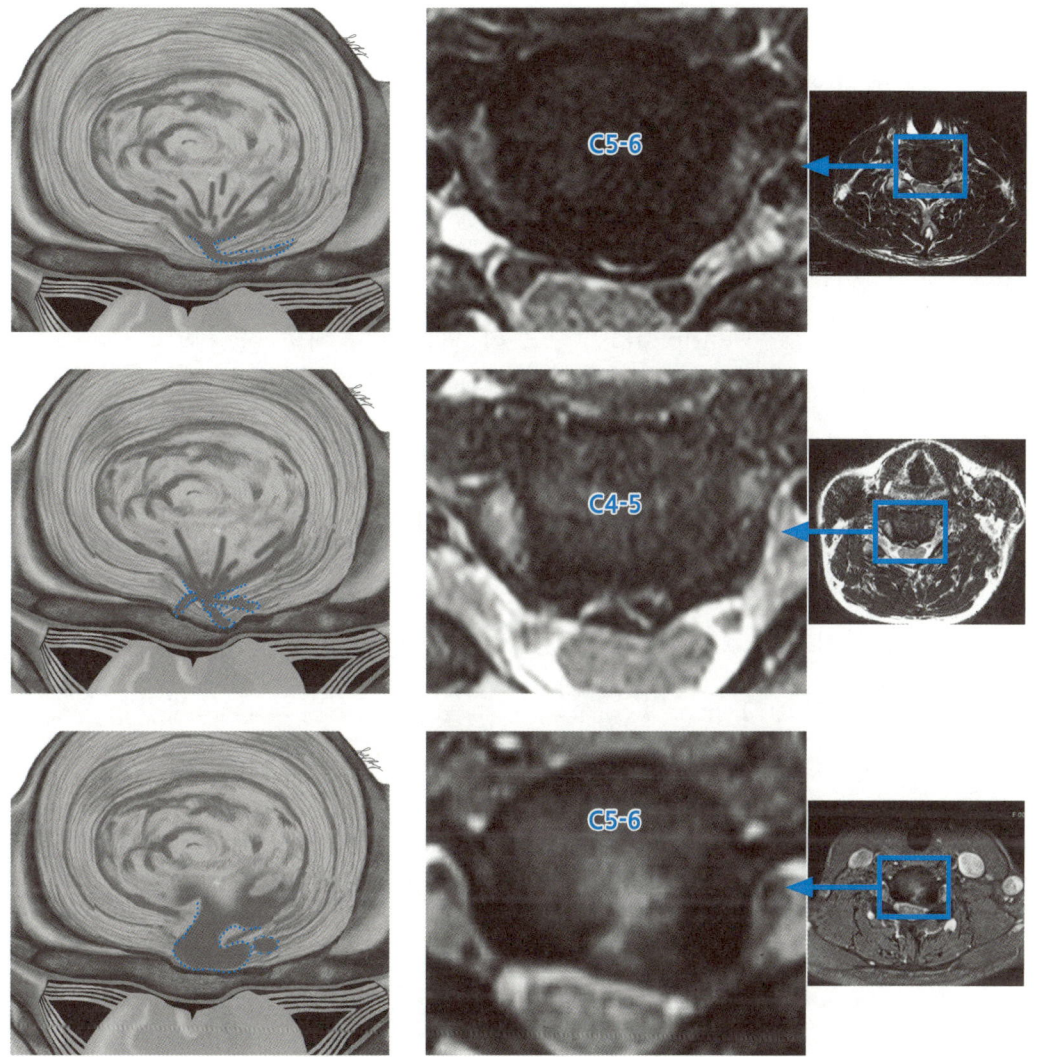

7.2 후방 섬유륜 손상을 가로단면으로 본 MRI 영상과 도해. 맨위는 흰색 수핵이 후방 섬유륜을 왼쪽으로 찢은 모습, 유식하게는 동심성 손상(concentric tear)이라고 한다. 가운데는 세 방향의 방사상 손상(radial tear)으로 삼지창 모양의 상처가 보인다. 맨 아래 영상은 방사상 손상으로 상당한 양의 수핵이 뒤로 밀린 것을 볼 수 있다. 세 경우 모두 돌출이 동반되었다. 수핵이 섬유륜을 찢은 부분은 오른쪽 도해에서 점선으로 표시하였다. 이 점선 부분에 염증이 생겨 디스크성 통증과 연관통이 발생하는 것이다.

깨진 종판 - 목 디스크 내부 상처

디스크라는 물렁뼈로 만들어진 물방석은 이를 사이에 둔 위와 아래의 척추뼈에 단단히 붙어 있다. 디스크와 뼈가 붙은 부분을 종판(endplate)이라고 하는데 이는 뼈와 물렁뼈의 성질을 동시에 가진 독특한 구조물이다. 뼈의 성질을 가지기 때문에 찢어지기보다는 깨어지듯 다친다. 이를 **종판 손상이라고 하는데 골절과도 유사한 상처를 입는다**7.3 참조.

종판 손상은 섬유륜 손상보다는 드물다. 섬유륜 손상이 깊어지면서 종판이 덩달아 손상되는 경우를 자주 본다. **종판의 상처는 섬유륜의 상처보다 드물지만 더 아프고 오래가는 경향이 있다.**

발을 헛디뎌 앞으로 넘어질 때 눈 주변에 푸른 멍만 드는 경우가 대부분이지만, 아주 세게 넘어지면 얼굴 뼈에 골절까지 생긴다. **푸른 멍만 드는 것이 섬유륜 손상이라면 얼굴뼈 골절은 종판 손상**이라고 보면 된다. **종판 손상은 섬유륜 손상보다 더 심각한 상처라는 뜻이다.**

찢어져서 아픈 디스크, 제거해야만 하나?

디스크가 내부에서 찢어져서 아프다. 디스크 내장증으로 통

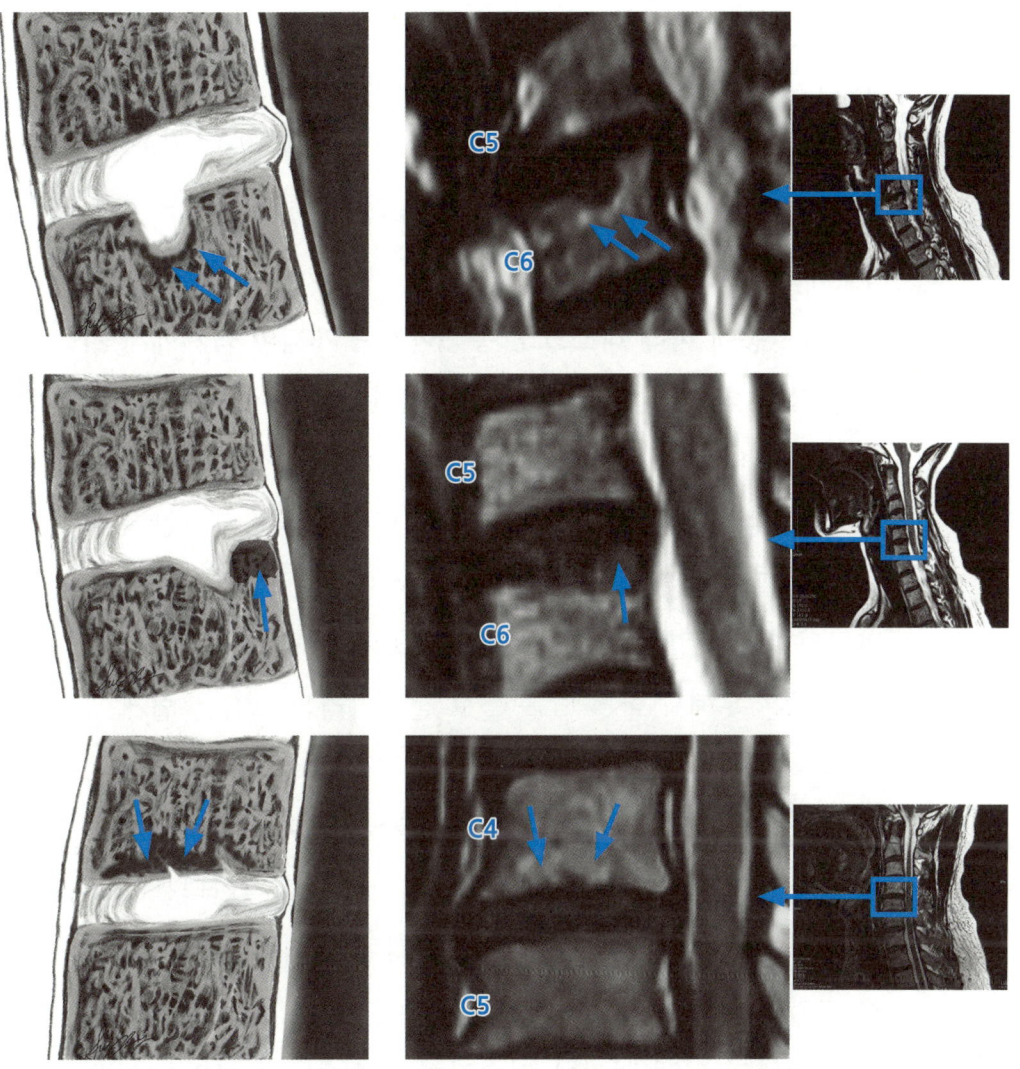

7.3 종판 손상을 옆에서 본 세로단면 MRI 영상과 도해. 맨 위는 종판의 국소 부위에 손상(focal defect)을 받은 모습이고 가운데는 뒷부분 모서리에 손상(corner defect)을 받은 모습이다. 맨 아래는 종판이 군데군데 까진 듯한 미란성 손상(erosive defect)을 보인다. 종판이 손상되면 손상 주변 뼈에 변성이 일어나 색깔이 변한다(도해와 영상 속 화살표).

증이 생긴다는 것이 바로 디스크성 통증이다. 좌골신경통이 디스크 탈출 때문이라는 것이 밝혀진 것이 1934년이었으나 디스크성 요통이 디스크 내부 손상 때문이라고 공식적으로 선언한 것은 1986년 호주 멜버른대학 정형외과 헨리 크록(Henry V Crock) 박사였다.[51]

방사통에 비해 디스크성 통증이라는 개념이 학계에서 자리를 잡는 데 50년 이상의 세월이 걸렸다. 몇 가지 이유는 있다. 먼저, 디스크 탈출로 인한 방사통은 동물실험을 하기가 쉬웠다. 말 못하는 동물이지만 수핵 탈출이라는 확연한 손상을 가하고 신경뿌리 염증이라는 드라마틱한 신경의 변화를 관찰하기는 어렵지 않았다. 통증이 워낙 심해 동물들이 아프다는 말은 못해도 아픈 발을 들고 절룩거리는 모습을 쉽게 관찰할 수 있었기 때문이다.

그렇지만 무덤덤한 디스크가 살짝 찢어져서 밋밋한 통증을 유발하는 디스크성 통증을 동물실험에서 관찰한다는 것은 불가능에 가까웠다. 디스크를 살짝 다친 생쥐가 보이는 미묘한 표정의 변화를 알아낼 도리가 없는 것이다. **디스크성 통증을 확인하기 위해 머피나 커슬리치가 수술받던 환자를 깨워 눌러서 아픈 곳을 물어보는 엽기적인 방법을 시도했던 것이 이해가 된다.** 얼마나 답답했으면 그랬을까?

그러나 디스크성 통증을 쉽사리 받아들이지 못했던 또 다른 이유가 있다. 그것은 **찢어진 디스크에 대한 처방이 너무**

도 과했던 것이다. 디스크성 통증을 해결하기 위해 의료계가 내놓은 처방은 **찢어져서 아픈 디스크 자체를 우리 몸에서 제거하는 것이었다.**

제거된 디스크가 있던 자리에 본인 혹은 타인의 뼈나 인공 구조물을 넣고 아래위 척추뼈를 금속으로 고정한다7.4 위 왼쪽 참조. 완전히 고정하면 그 주변 디스크에 무리가 가므로 최근에는 어느 정도 움직일 수 있는 인공 디스크를 삽입하기도 한다7.4 위 오른쪽 참조. 또 디스크 속에 철사 같은 카테터(catheter)를 꽂아 고주파를 흘려 수핵과 섬유륜을 태우는 시술도 한다7.4 아래 참조. 디스크성 목 통증 때 적용할 수 있는 치료법들이 이토록 공격적인 방법들만 있으므로 섣불리 디스크성 목 통증이라 진단을 붙이기가 부담스러운 것이 사실이다.

미국 드렉셀의과대학 신경외과의 새이드 앨러모(Saeid Alemo) 교수는 2010년 논문[52]에서 머피 교수의 1968년 논문172쪽 참조을 강력히 비판하고 있다. 도대체 어찌된 영문인가, 참으로 값진 연구 결과인데? 앨러모 교수의 결론은 이러하다.

"머피 교수의 주장에 근거하여 디스크 조영술(디스크 내부에 주사 바늘을 찔러 조영제를 넣는 검사 『백년허리 진단편』 152쪽 '캐러기 박사와 75명의 용감한 피험자들' 참조)을 하고 디스크를 잘라 내는 시술이나 수술을 해서는 안 된다."

앨러모 교수의 주장을 곱씹어 보면 디스크성 통증 그 자체에 대한 거부감보다는 그 치료에 대한 거부감이 훨씬 더 큰 것을 알 수 있다. **디스크성 목 통증을 치료하기 위해서는 과연 그런 공격적인 방법밖에 없을까?**

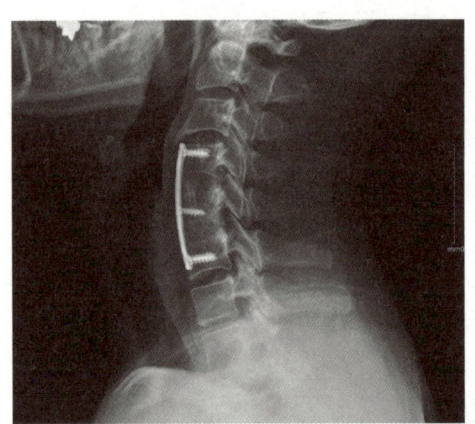
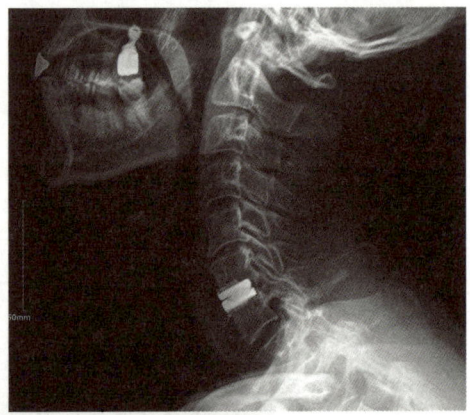
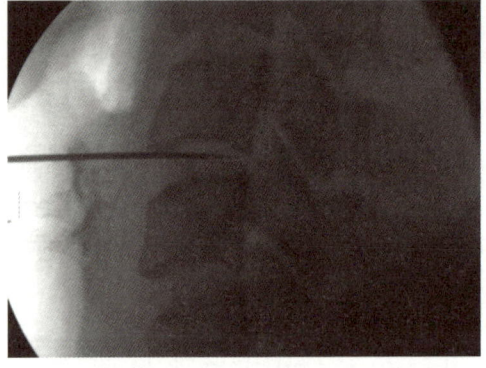

7.4 디스크성 목 통증에 대한 전형적인 치료법. 위 왼쪽은 통증이 유발되는 찢어진 목 디스크를 제거하고 아래위 목뼈를 금속으로 고정하는 경추유합술, 위 오른쪽은 제거된 목 디스크 자리에 인공디스크를 삽입한 영상, 아래는 디스크 내부에 카테터를 꽂아 수핵과 섬유륜을 갈아내거나 태우는 수핵성형술이다. 이런 치료 방법이 너무 과하다는 의견으로 디스크성 목 통증을 인정하지 않는 학자들이 많다.

찢어진 디스크, 재활용 안 되겠는가?

필자가 일하는 '재활의학과'에 오셔서 "여기가 재활용과가 맞는가요?" 하고 묻는 할머니들을 자주 뵙는다. 재활용을 좋아하시는 걸 보니 환경보호에 관심이 많으신가 보다. 디스크가 찢어져서 아프다는 설명을 들으시면 "어쩐다, 어째 재활용 안 되겠는가?" 하고 반문하시는 분들도 있다. **척추 디스크의 재활용이라.** 귀가 번쩍 뜨이는 말이다. 찢어진 디스크를 재활용할 수 있으면 얼마나 좋을까? 가능한 일일까?

디스크성 통증이 심할 때 그 디스크를 수술로 제거했던 이유는 디스크성 통증이 평생 낫지 않고 지속될 것이라고 믿었기 때문이다. 절대 재활용이 안 되고 아프기만 하니 몸에서 잘라 내야 한다고 생각했던 것이다. 그러나 1980년대 후반부터 발표된 개, 양 등 큰 실험 동물의 척추 디스크 손상에 대한 연구를 보면서 그 믿음이 틀렸다는 것을 알게 되었다. 개의 디스크 중 섬유륜을 6분의 1 정도 왕창 도려내고 12주 후에 확인하니 섬유화로 가득 차 있더라는 연구 결과가 있다.[53] 섬유륜의 결손 부위에 흉터가 생기면서 아물고 있다는 뜻이다. '양들의 천국' 호주에서 수많은 양을 대상으로 실험한 연구도 있다.[54] 호주의 정형외과 의사 오소 오스티(Orso L. Osti)는 양의 섬유륜에 전체 섬유륜 두께의 3분의 2만큼인 5밀리미터 너비로 칼집을 내고 방목했다. **2개월 후에 양을 잡아 보니 칼**

집 바깥쪽에 흉터가 자라나면서 상처가 아물어 가고 있었다. 1년 6개월 만에 잡은 양에서는 섬유륜 상처의 깊은 곳은 아물지 않았지만 바깥쪽은 잘 아물어 있었다**7.5 참조**.

미국 미시간주의 윌리엄보몬트 병원(William Beaumont Hospital)의 정형외과 의사 브래들리 알그런(Bradley D. Ahlgren) 박사의 연구 결과도 흥미롭다.[55] 양 디스크의 섬유륜에 5밀리미터 너비로 섬유륜 전체 두께를 관통하여 수핵에 닿을 때까지 구멍을 내고는 2, 4, 6주에 디스크가 압력을 견디는 힘이 얼마나 되는지 확인했다. 구멍을 내는 모양에 따라 좀 달랐지만 칼집만 넣었을 때를 보면 **2주째는 정상 디스크의 30퍼센트 정도의 강도를 보이다가 6주째는 75퍼센트 정도로 회복되었다.**

디스크에 구멍이 나서 충격흡수 기능이 30퍼센트 이하로 떨어졌다가 6주 만에 75퍼센트로 회복되었다는 것은 획기적인 일이다. 알그런 박사가 실험에 사용한 양은 사람에 비해 평균 수명이 8분의 1 정도였고 2개월 된 어린 양이었으므로 50대 중년 남성이 비슷한 손상을 받았다면 6주보다는 훨씬 오래 걸릴 것으로 생각된다. 그렇지만 **분명히 아물어서 정상에 가까운 기능을 하게 된다는 것을 확인할 수 있다.**

종판 손상에 대한 동물실험도 있었다. 개의 4번 요추의 상부 종판에 3.5미리 드릴 구멍을 내고 관찰했더니 **3개월이 지나면서 종판의 구멍에 섬유 조직이 차면서 흉터로 변하는**

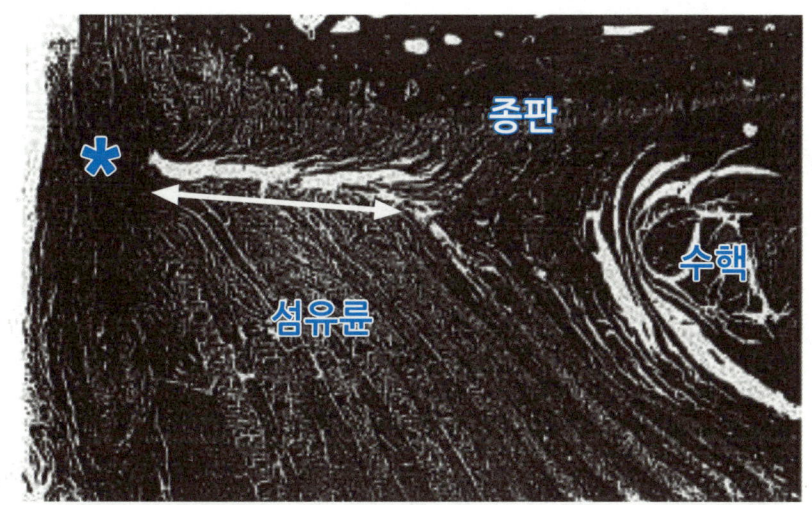

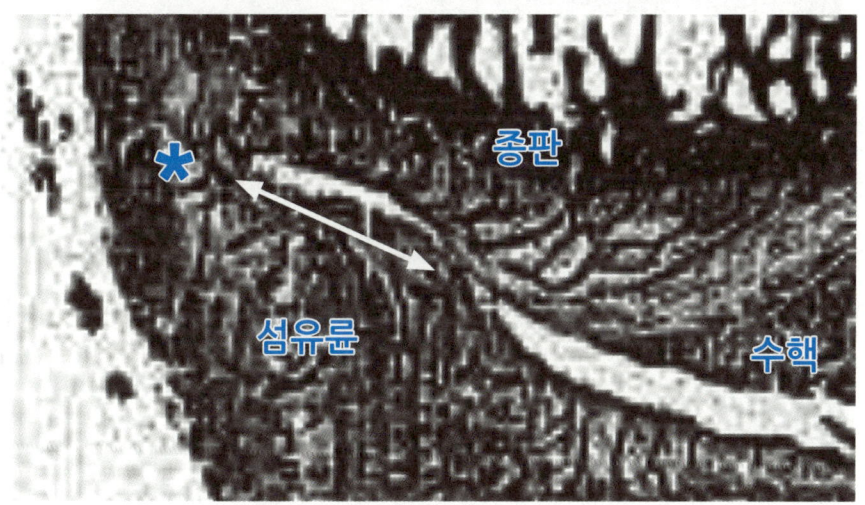

7.5 호주에서 수행되었던 양 척추 디스크 손상의 실험 결과. 위 사진은 상처를 낸 지 2개월 후에 확인한 것이다. 섬유륜 안쪽의 상처(화살표)는 그대로 있으나 바깥쪽(별표)은 막혀 있다. 1년 6개월 만에 확인한 아래 사진을 보면 안쪽 섬유륜은 아직 찢어져 있고(화살표) 수핵의 퇴행은 심해졌지만 바깥쪽(별표)은 더욱 두껍게 붙어 있는 것을 확인할 수 있다.

양상을 보고[56] **하였다.**

찢어 놓았던 디스크가 다시 아물었음을 보여주는 동물실험 논문들은 이보다 훨씬 더 많다. 이 정도면 '재활용과'를 찾아오신 어르신께 자신 있게 말씀드릴 수 있다.

"할머니, 찢어진 디스크도 재활용됩니다!"

찢어진 디스크 재활용에 대한 반문

찢어졌던 디스크가 시간이 지나면서 저절로 아물어 간다는 실험 결과를 보면 두 가지 의문이 든다. 하나는 "1980년대 말부터 디스크가 치유된다는 결과가 나왔는데 왜 아직 의학계에 널리 알려지지 않았나?"이고, 다른 하나는 "10년, 20년 동안 허리나 목이 아파 고생하는 사람들은 왜 그런가? 디스크가 저절로 아물지 않는 사람도 있다는 것인가?"이다.

1980년대 말부터 나온 동물실험 논문들을 자세히 살펴보면 한 가지 공통점이 있다. 동물의 섬유륜에 상처를 내고 시간을 보내면서 지켜본 이유가 '상처가 얼마나 잘 아물 것인가?'를 알기 위함이 아니라 '이 상처를 내면 디스크가 어떻게 더 퇴행될 것인가?'를 보기 위함이었던 것이다. 앞에서 소개한 호주의 양 실험도 결과를 보고할 때 상처의 바깥쪽이 잘 아물었던 것은 아주 짧게 언급하고 안쪽에 아물지 않고 퇴행이 오는 부분만 강조하고 있다. 미시간주의 알그런 박사 연구도 사실 섬유륜을 손상시키고 나서 실로 꿰매는 것이 좋을지를 확인하기 위한 연구였다. 결론은 꿰매나 안 꿰매나 비슷하더라는 것이었다. **6주 만에 디스크 강도가 75퍼센트만큼 회복된다는 것은 관찰 결과의 부산물에 불과했다.** 이들의 연구를 읽으면서 '왜 섬유륜이 치유된 것은 강조하지 않았을까?' 하는 의문이 머리를 떠나지 않았다. 그러던 중 영국 브리스틀 대학교 응용 해부학 교수이며 디스크 생체 역학의 대가인 마이클 애덤스(Michael A. Adams)의 2010년 글[57]을 읽으면서 무릎을 쳤다『백년허리 치료편』 386쪽 '애덤스 박사 코멘트의 팩트 체크' 참조.

"…… 대부분의 이런 실험들은 손상 후 디스크의 퇴행성 변화에 초점을 맞추었고, 안쪽 섬유륜과 수핵이 어떻게 퇴행되는지에 대해서는 큰 관심을 가졌으나 바깥쪽 섬유륜과 종판이 아물어 가는 것에는 별로 관심이 없었다.

…… Most of these experiments focus on degenerative changes in the disc that occur after injury, and more attention is given to the progressive deterioration of the inner anulus and nucleus than to healing of the outer anulus and endplate."

그토록 훌륭한 디스크 손상 연구자들이 우리 병원을 찾았던 할머니보다 '재활용'에 관심이 없었던 것이다.

찢어진 디스크의 자연치유

10년, 20년 동안 디스크가 아물지 않고 계속 아픈 사람들은 왜 그럴까? 떡가래를 썰다가 손가락을 베면 반창고 붙이고 3주 지나면 거의 다 낫지 않는가?

앞서 언급한 오스티의 양 실험[54]에서 볼 수 있듯이, 디스크는 손상된 후 2개월만 지나도 흉터가 자라면서 회복되고, 12개월이 지나면 새로 자라나는 섬유륜 조직으로 바뀐다. 그리고 18개월이 지나야 다 아물었다고 할 수 있을 정도로 섬유륜 조직이 성숙된다고 한다.

양의 디스크는 저절로 아무는 데 1년 6개월 걸리는데, 사람의 디스크는 손상이 심한 경우 낫는 데는 한 2년 걸리는 것으로 알려져 있다. 피부 상처가 3주 정도면 완전히 아무는 것과 비교하면 엄청나게 길다. 이것은 디스크를 구성하는 **연골세포의 신진 대사가 아주 느리기 때문이다.** 그와 더불어 디스크 상처가 아물어가는 긴 시간 동안 **다시 손상시키는 상황이 자주 발생하기 때문이다.**

일단 한 번 손상된 디스크는 저절로 아문다고 하더라도

이미 충격흡수 기능이 떨어져 예민해진 상태이다. 동작이나 자세가 약간만 잘못되어도 추가 손상을 받게 된다. 우리는 수시로 디스크를 손상시킬 행동을 한다. 거북목으로 컴퓨터를 오래 보거나 일자목으로 스마트폰 게임을 오래한다. 추가로 받은 손상은 더 심한 디스크성 통증을 일으키고 디스크의 자연 치유 과정을 늦춘다. 자세를 교정했다고 해도 불의의 사고나 충격으로 까딱 잘못하면 디스크는 쉽게 손상된다. 아물던 상처가 다시 벌어지는 것이다. 이런 일이 10년, 20년 동안 계속 반복되기 때문에 디스크가 쉽게 낫지 않는 것이다.

디스크성 목 통증을 10년, 20년 겪는 사람들의 공통점이 있다. "그동안 한결같이 아팠습니까?"라고 물어 보면 모두 하나같이 이렇게 말한다. "아뇨. 몇 달은 더 아프다가 몇 달은 좀 낫고 그래요."

디스크가 아물어 가는 몇 달 동안은 통증이 좀 줄었다가 새로운 충격을 받아 또 찢어지면 더 아픈 상태로 몇 달을 지내게 되는 것이다. 디스크가 워낙 천천히 아물기 때문에 1년에 한두 번만 새로운 손상을 받으면 10년, 20년 혹은 평생을 계속 아파하면서 살게 되는 것이다.

위생 관념이 없어 늘 더러운 손으로 음식을 집어먹는 사람이 있다고 하자. 입을 통해 균이 들어가니 설사를 자주할 것이다. 심한 설사로 고생하다가 나을 만하면 또 더러운 손으로 음식을 먹다가 탈이 나기를 반복한다면 평생 설사를 하면서 지낼 것이다. 아무리 좋은 약을 써도 음식을 먹는 위생이 좋아지지 않는다면 설사병이 해결되지 않을 것이다.

디스크성 통증도 마찬가지다. 일상생활에서 디스크를 찢는 비위생적인 행동과 자세를 지속적으로 반복하는 한 절대로 낫지 않는다. 손상된 디스크가 오랫동안 잘 아물어 갈 수 있도록 척추에 좋은 자세와 행동만 하는 척추위생을 잘 지키는 것이 가장 좋은 치료 방법이다. **『백년목 치료편』14장** '스위스 치즈 척추위생: 목 디스크 100년 동안 사용하는 방법'과 15장 '목 디스크가 운동을 만날 때 – 4마라 4하라'를 참조하라.

7.6은 목 디스크의 후방 섬유륜 손상과 종판 손상이 시간이 지나면서 자연경과로 아물어 가는 것을 보여주는 귀한 영상이다. 목 디스크 손상의 증상이 좋아졌을 때 MRI를 다시 찍어 보는 경우가 흔치 않으므로 이런 현상을 직접 관찰하기는 쉽지 않다. 필자도 3일 밤낮으로 찾아 헤맨 결과 겨우 발견한 귀한 영상이므로 독자들께서는 자세히 봐 두길 바란다.

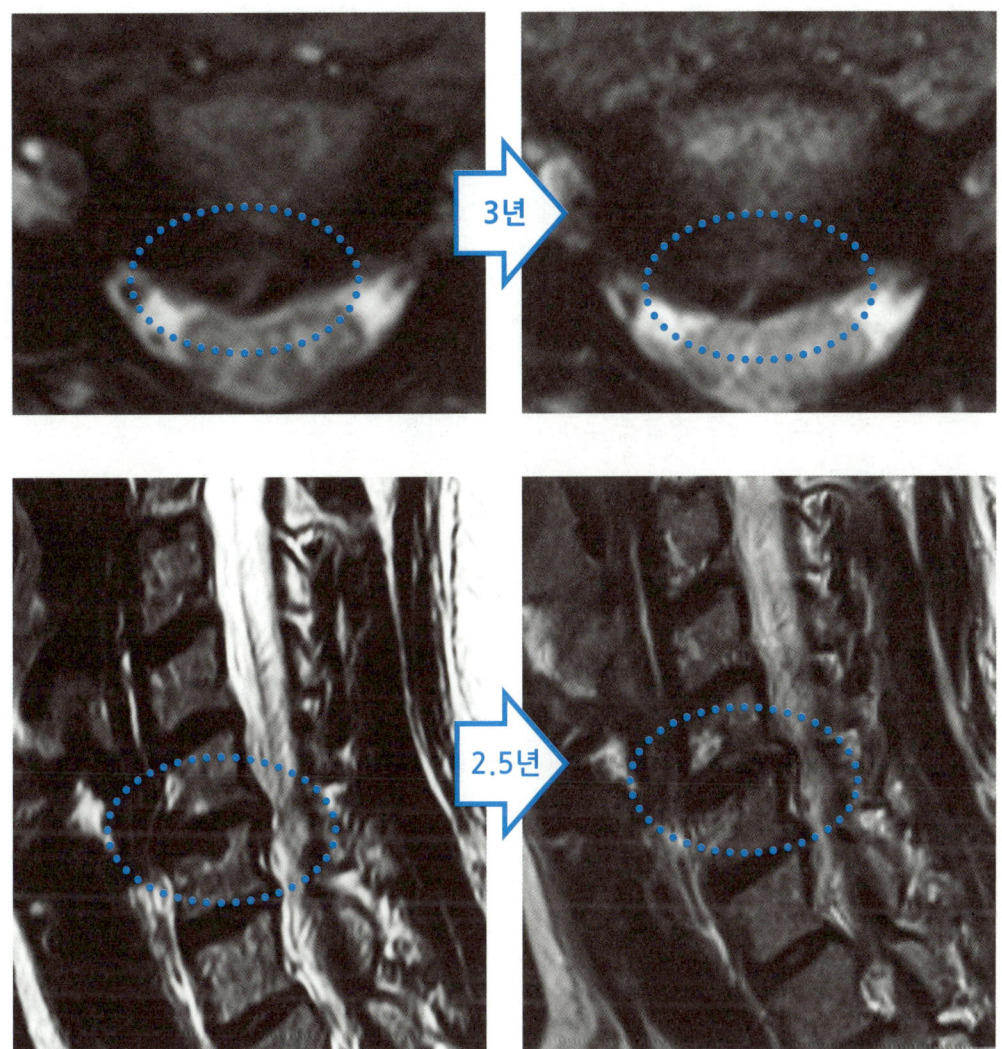

7.6 섬유륜과 종판 손상의 자연 치유. 시간이 흐르면서 후방 섬유륜 손상(위 그림, 45세 남성)과 종판 손상(아래 그림, 38세 여성)이 자연경과로, 저절로, 아물어가는 것을 확인할 수 있는 MRI 영상이다. 위 그림의 삼지창 모양의 후방 섬유륜 손상은 3년이 지나면서 삼지창의 양쪽 가지는 거의 없어지고 가운데 가지도 가늘어진 것을 확인할 수 있다. 아래 그림에서는 비교적 큰 국소적 종판 손상이 시간이 지나면서 거의 없어져 가는 것을 볼 수 있다.

요점 정리

1 목 디스크 내부 손상 = 목 디스크 내부 상처 = 목 디스크 내장증 = 경추 추간판 내장증은 살아가는 동안 오랜 시간 갖가지 성가신 통증과 불편감을 일으킨다.

2 목 디스크 내부 손상은 크게 섬유륜이 찢어지는 것과 종판이 깨지는 것으로 나눈다.

3 섬유륜 손상은 뒤쪽으로 찢어지는 후방 섬유륜 손상이 가장 흔하고 가장 아프다.

4 종판 손상은 섬유륜 손상보다 더 깊은 상처이다. 섬유륜 상처보다 드물지만 더 오래 아프고 많이 아프다.

5 섬유륜이 찢어진 상처나 종판이 깨진 상처 모두 평생 동안 안고 가는 병이 아니다. 시간이 지나면서 자연경과로 저절로 아물게 된다.

6 저절로 아물어 가는 동안 다시 찢지 않는 것이 가장 강력한 치료이다. '척추위생'과 '4마라 4하라'에 집중하라.

8장
목 디스크 탈출증과 디스크성 목 통증의 협주곡

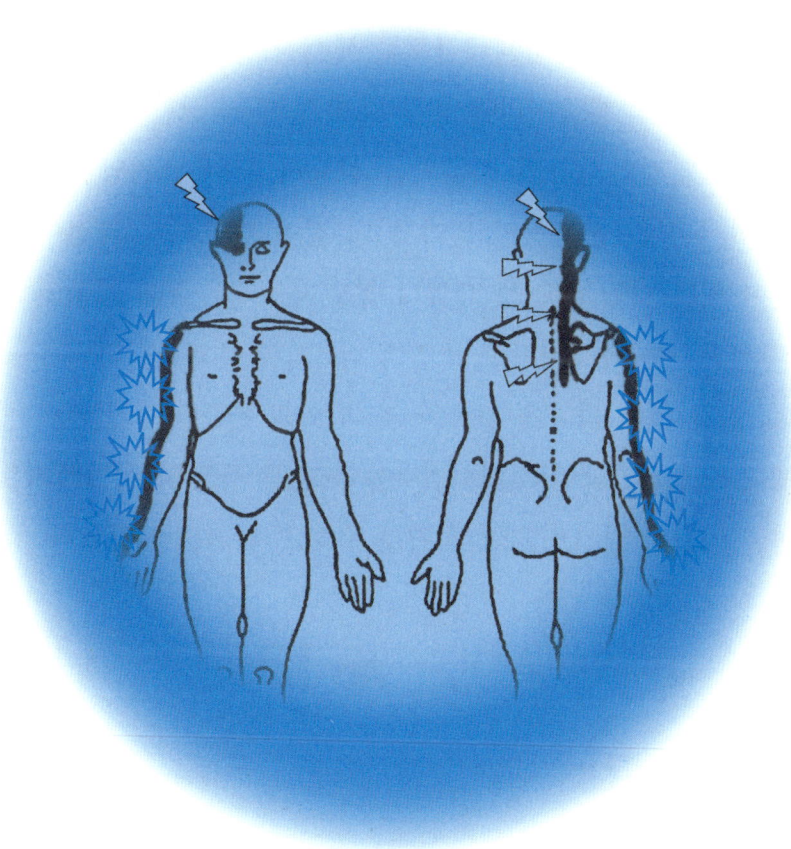

담 결렸다고 찾아온 외과 전임의

우리 병원 외과 전임의가 "**담이 결렸다.**"라고 말하며 진료실을 찾았다. 어제 아침 자고 일어났더니 왼쪽 견갑골 근처가 저리고 뻐근했는데 점점 심해져서 일상생활을 할 수 없다는 것이다. 파스를 바르고 안마를 받고 근육 이완제를 복용해도 소용이 없다. 상상할 수 있는 최고의 통증을 10이라고 할 때 9 정도의 통증을 느낀다고 한다. 여성이 자연분만할 때 느끼는 통증을 10점 만점에 7점으로 해서 기준을 잡으므로 10점 만점에 9점의 통증이라면 눈물 나게 아픈, 극심한 통증이다.

외과 전임의라면 전문의를 취득하고 나서 위암 치료나 간 이식 같은 전문적인 분야를 더 깊이 파고드는 과정이다. 살아 있는 사람의 간을 떼었다 붙였다 하는, 현대 의학의 최첨단을 걷는 과정이라고 보면 된다. 의학 문외한이라면 모를까, 첨단 현대 의학을 전공한 30대 외과 전문의의 입에서 실체가 모호한 "담이 결렸다."라는 표현을 들으니 신기하기도 하고 어이가 없기도 해서 허락을 구하고 녹취를 시작했다.

"선생님, 담이 결렸다고 하셨는데 담이 뭐라고 생각하세요?"

"흠, 글쎄요. 그냥 NON-SPECIFIC(비특이적으로)하게 MUSCLE(근육) 쪽에 뭐 이렇게 SPASM(경련)된다든지 뭐 그런 것에 의해 생기는 통증이라고 생각합니다."

　　외과 전문의답게 전문 용어를 사용했지만 한마디로 '근육이 뭉쳐서 아픈 것 같다.'라는 뜻이다.
　　견갑골 주변 근육이 뭉쳐서 극심한 통증이 온다고 믿었던 그 전임의는 주말을 지나면서 통증이 팔로 뻗쳐 와서 목 MRI를 찍었다. 목뼈 6-7번 목 디스크의 수핵이 왼쪽으로 흘러나와 7번 경수신경뿌리 쪽에 닿아 있는 것이 확인되었다. **전형적인 급성 목 디스크 탈출증**이었던 것이다**8.1** 참조.
　　급성으로 목 디스크가 탈출될 때 처음에는 디스크가 찢어지는 디스크성 통증을 느낀다. 견갑골 근처 근육이 뭉치고 아팠던 것이 바로 그것, 바로 견갑골 연관통이다. 담이 결렸다고 느꼈던 바로 그 통증이다. 그렇지만 찢어진 디스크 — 더 정확하게는 섬유륜 — 의 틈을 뚫고 수핵이 급격히 튀어나와 신경뿌리에 염증을 일으켰기 때문에 **디스크성 통증이 시작된 지 며칠 만에 팔로 가는 방사통이 생긴 것이다.**

근육 뭉침과 목 디스크의 연결 고리: 연관통

어느 날 아침 외과 전문의의 날갯죽지에 생긴 근육 뭉친 듯한 통증이 수핵이 탈출되려고 디스크가 찢어지는 디스크성 통증

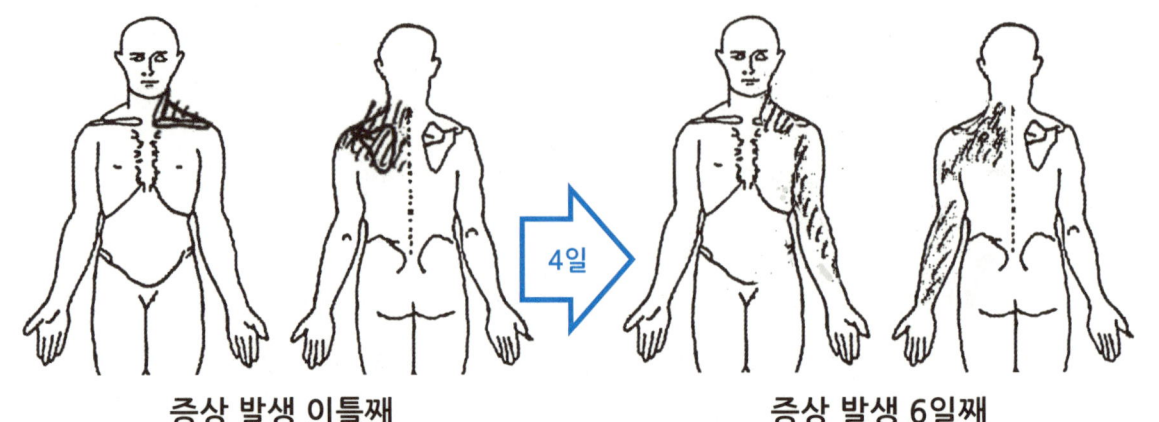

증상 발생 이틀째 → 4일 → 증상 발생 6일째

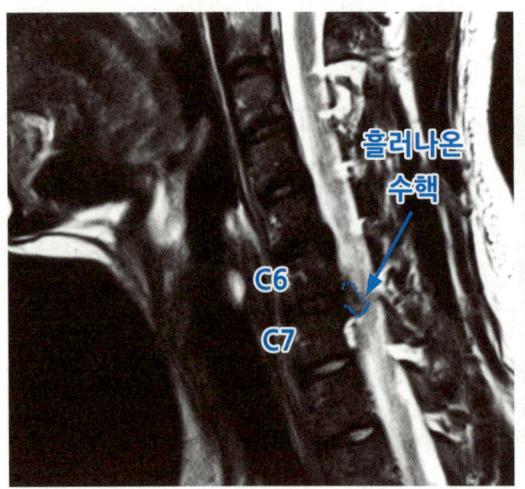

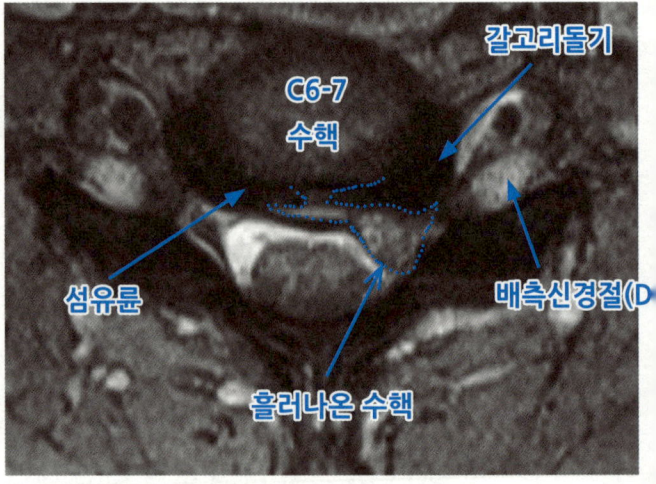

8.1 왼쪽 견갑골 주변 근육이 뭉치고 아픈 것을 '담 결렸다.'고 믿었던 외과 전임의의 통증 그림(위쪽)과 MRI 영상(아래쪽). 초기에는 견갑골 주변만 아팠다. 디스크 손상의 연관통(왼쪽 위)이었다. 며칠 지나면서 팔로 뻗쳐 가는 방사통(오른쪽 위)이 생겼다. 아래는 방사통이 생긴 후 촬영한 MRI 영상이다. 6-7번 목 디스크의 뒤쪽으로 수핵이 흘러나와 있는 것(점선)을 볼 수 있다. 이 부분을 가로단면으로 보면(오른쪽 아래) 동그란 디스크 가운데 있는 수핵이 뒤쪽 섬유륜을 찢고 흘러나와(점선) 배측신경절과 신경뿌리에 매우 가깝게 닿아 있음을 알 수 있다.

으로 판명된 이 마당에 **근육 뭉침과 목 디스크가 무슨 상관인지 짚고 넘어가자.**

1954년 미국 샌프란시스코에 있는 캘리포니아주립대학교 버트럼 파인스틴(Bertram Feinstein) 교수는 그의 수업을 받는 75명의 의대생과 3명의 실험실 조교를 대상으로 지금으로서는 상상조차 하기 어려운 인체실험을 한다.[58]

먼저 척추 주변 근육에 주사기를 찔러 6퍼센트의 고농도 식염수를 주사하고는 통증이 느껴지는 부위를 인체 해부도에 그리게 했다. 어떤 심부 조직을 자극하면 어느 부위에서 통증이 느껴지는지를 확인해 보려는 의도였다. 의대 교수가 멀쩡한 학생과 조교의 등 근육에 바늘을 찔러 일부러 아프게 하는 실험을 한 것이다. 요즘이라면 '취약한 피험자'를 대상으로 하는 실험이라 연구윤리위원회의 허가조차 받지 못했을 것이다.

엽기적인 실험이었으나 매우 의미 깊은 결과가 나왔다. 척추뼈 주변 근육에 고농도 식염수를 주사하여 자극을 가하면 자극 부위만 아픈 것이 아니라 그로부터 멀리 떨어진 다른 부위에서도 통증을 느끼는 것이었다. 예를 들어 3번 목뼈 옆을 자극하니 목의 옆쪽과 승모근에서 통증을 느끼고 6번 목뼈 주변 근육을 자극하면 그보다 아래쪽인 흉추 1번 근처와 견갑골 주변에 둔한 통증이 생겼다. 피부 근처 얕은 통증이 아니라 뼛속에서 느껴지는 깊은 통증이었다. **바로 5장에서**

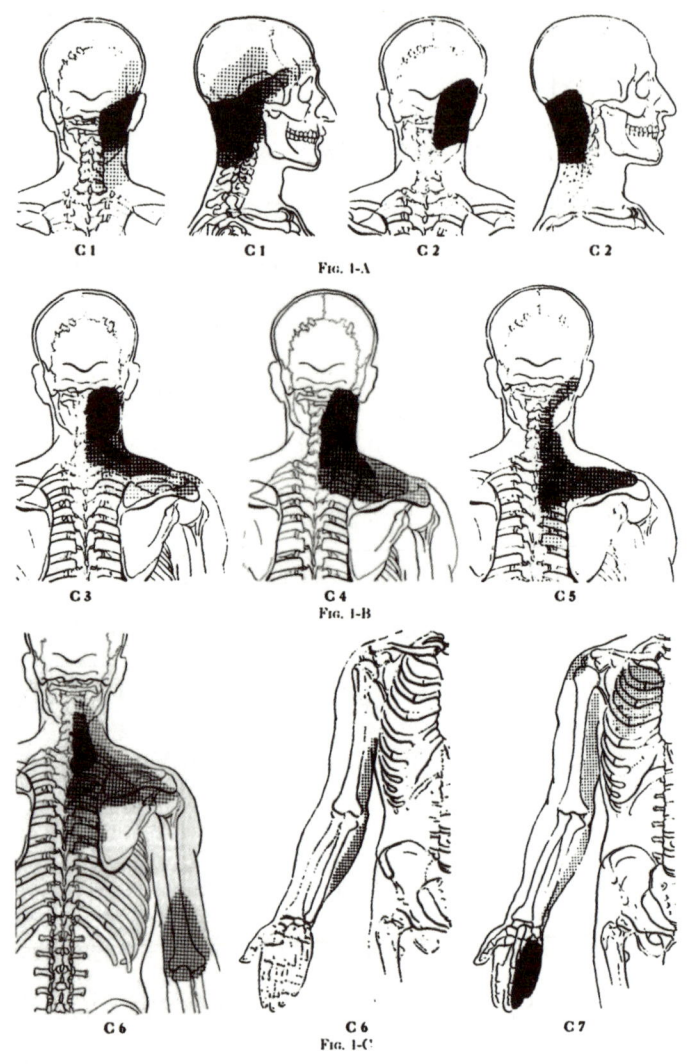

8.2 파인스틴 교수는 자신이 가르치던 의과대학생들을 모아 척추뼈의 극돌기 바로 옆 깊은 근육에 고농도 식염수를 주사하고, 그때 생기는 연관통의 위치를 그림으로 표시하도록 했다. 실험에 참여했던 학생들은 자극했던 각 목뼈 레벨을 C3, C4,···, C6 등으로 표시했다.

설명한 연관통이 생긴 것이다8.2 참조.

파인스틴 교수의 의대생들을 대상으로 한 인체 실험은 '연관통'의 존재를 증명하는 역사적인 연구였다. 연관통의 존재뿐만 아니라 연관통이 생기는 기전까지 밝혀진 상황에서 그의 논문을 다시 들춰 봤던 이유는 다음과 같은 문장을 찾기 위함이었다.

"대부분의 경우 **깊은 압통**이 유발되었다. …… 근육 속에서 깊은 압박에 가장 심한 불편감이 느껴졌고 그 부위에는 **근육 경련(근육 뭉침)이 관찰**되었다. 이들은 대부분 자극 부위로부터 어느 정도 떨어진 곳에 있었다. 예를 들면, **6번 목뼈 옆을 자극(식염수 주사)하면 항상 극상근, 극하근, 이두박근에서 근육 경련이 보였다.** 이 근육들은, 일부라도, 6번 척수 신경의 지배를 받는다.

"*Deep tenderness* was present in most cases. …… The greatest discomfort upon deep pressure was felt in *muscles which also exhibited spasm.* These were often situated at some distances from the point of stimulations. For example, *an injection at the level of the sixth cervical segment was fairly consistently accompanied by spasm of the supraspinatus, infraspinatus, or biceps.* It will be noted that each of these muscles derives supply, its part at least, from the sixth cervical segment of the spinal cord."

앞의 문장을 찬찬히 해석하면 척추주변근을 고농도 생리 식염수로 자극하면 **그로부터 멀리 떨어진 위치에 있는 근육에서 통증과 압통(누르면 아픈 현상)이 발생되고 근육 뭉침이 관찰되었다.** 자극한 척추주변근과 같은 레벨의 척수신경의 지배를 받는 근육에서 이런 현상이 발견된다는 것이다. **식염수로 자극받은 부위가 6번 경수 신경뿌리의 지배를 받는다면 6번 경수 신경뿌리의 지배를 받는 다른 근육들에서 연관통과 압통이 생기고 그 근육들이 뭉치더라**는 것을 관찰했던 실험이었다.

연관통이 통증뿐만 아니라 압통과 근육 경련까지 만들 수 있음을 알 수 있다. 근육이 뭉치고 담이 결리는, 우리가 늘 만나는 증상이 목 디스크 손상으로 인한 연관통 때문이라는 뜻이다.

앞에서 나온 담 결린 외과 전임의는 디스크가 찢어지면서 생긴 연관통이 어깻죽지에서 느껴지고 근육이 뭉쳤던 것이다. 디스크가 찢어졌다는 사실을 알 수 없었기 때문에 어깻죽지에 근육이 뭉치는 '담'이 들었다고 생각한 것이 분명하다.

'담'이란 대체 무엇인가?

목 디스크 손상으로 인한 어깻죽지나 목덜미의 통증을 '담'이라고 생각하는 경우가 대단히 많다. 필자가 보기엔 분명히 목 디스크로 인한 증상인데 '담'이라고 강력히 주장하는 분들을 설득하는 것이 제일 어렵다. 신념이 어찌나 강한지 마치 17세기 로마 교황청을 상대로 지동설을 설명하는 갈릴레오가 된 듯한 느낌이다.

'담'을 사전에서 찾아보니 담병(痰病)이라고 해서 "몸의 분비액이 큰 열(熱)을 받아서 생기는 병을 통틀어 이르는 말"이라고 한다. 서양 의학을 전공한 필자로서는 도통 감이 잡히지 않는 설명이다. 그래서 이 용어가 일상생활에서 사용되는 경우를 토대로 필자 나름대로 재정의해 보았다. '담'을 신봉하는 분들은 필자의 정리가 맞는지 한번 체크해 주시면 감사하겠다.

'담'이란 아래와 같은 특징을 가진다.
- 다친 기억이 없고 **특별한 이유도 없이**
- 비교적 **급성**으로
- 손이나 팔보다는 **목덜미, 윗등, 어깻죽지** 등의 체간 쪽에
- 피부 쪽보다는 **근육이나 뼈**가 있는 깊숙한 부분에

- **근육 뭉침**을 동반하는 둔통이 있고
- 둔통 때문에 **움직임에 장애**를 겪는 증상

이번에는 목 디스크 손상으로 생기는 디스크성 목 통증에 대해서도 한번 정리해 보자.

'디스크성 목 통증'의 특징은 아래와 같다.
- 대부분 **특별한 외상 없이** 저절로 생긴다. 지속적이고도 은근한 힘을 오랫동안 받아서 생기기 때문이다.
- 반복적이고 지속적으로 디스크 손상을 받지만 당장은 모르다가 **갑자기** 증상이 나타난다.
- **목덜미, 윗등, 어깻죽지,** 날개뼈, 앞가슴, 뒷머리, 턱관절 등에 통증이 발생한다.
- 피부보다는 **근육 혹은 뼈** 쪽으로 연관통이 발생한다.
- 연관통이 있는 부위의 **근육에 경련**이 오고 누르면 아프다(압통).
- 연관통으로 인한 근육 경련과 통증으로 목을 돌리거나 팔 힘을 쓰는 데 **장애**를 보인다.

이렇게 정리하고 보니 신기하지 않은가? **'담'의 증상이 어찌나 목 디스크 손상의 증상과 똑같은지 깜짝 놀랄 정도이다.**

특별한 이유 없이 아팠다가 특별한 치료 없이 저절로 해소되는 양상도 '담'의 전형적인 특징이다. 사람들이 '담'이라는 자가 진단을 남용하는 이유가 바로 **단기간에 저절로 해소되는 특징 때문이리라.** '아, 지금은 담이 들어 움직일 때마다 아프고 불편하지만 담이 저절로 떨어지면 곧 나을 거야.'라는 생각으로 꿋꿋하게 잘 견딜 수 있는 것이 사실이다. 젊을 때 겪는 초기 목 디스크 손상은 수시간 혹은 며칠 만에 저절로 씻은 듯이 낫는다. 자연경과도 이른바 '담'과 똑같다.

우리가 알고 있는 **'담'이라는 병은 디스크 내부가 살짝 손상될 때 느끼는 통증**인 것이다. 그럼 그동안 '담'이라는 막연하고도 정체불명의 진단명이 그토록 만연했던 이유는 무엇일까?

첫 번째 이유는 현대 의학에서 디스크 내부가 손상될 때 어떤 증상이 나타나는지 잘 모르고 있었다. '디스크에는 신경 분포가 거의 없어 내부 손상만으로는 통증이 유발되지 않는다.'라는 확고한 믿음이 오랫동안 학계를 지배했던 까닭이다. 목 디스크 손상이 어떤 통증을 유발하는지에 대한 연구는 1950년대 말부터 2000년대 중반까지 시대를 앞서가는 선각자들에 의해 수 편의 논문[35, 37-40]으로 발표되었으나 이들 연구가 널리 알려지지 않았던 것이다.

두 번째 이유는 디스크 손상에 대해 현대 의학에서 내놓은 대책이 너무 과했기 때문이다. 우리 몸의 모든 기관과 조직 들이 그러하듯이 디스크 또한 아무리 많이 찢어지고 부서

져도 손상으로부터 스스로 회복된다 229쪽 '찢어진 디스크, 재활용 안 되겠는가?' 참조.

그럼에도 불구하고 현대 의학적 치료는 **디스크 손상의 자연 치유의 과정을 등한시하였다.** 손상이 심해도 시간이 지나면서 잘 아물면 큰 불편 없이 다시 사용할 수 있는데도 불구하고, 손상된 디스크를 제거해 버리는 방향으로만 발전했다. 디스크 손상에 대한 치료 방법이 너무나 심각하다 보니 아주 가볍게 앓고 지나가는 초기 디스크 손상을 의학적으로 설명하기 위해 '디스크 손상'이라는 진단을 붙이는 데 강한 저항감이 있었던 것으로 보인다.

어차피 저절로 좋아진다면 그것이 '담'이건 '디스크 손상'이건 무슨 상관이 있을까? 맞는 말이다. 조만간 저절로 호전될 텐데 어떤 진단명을 붙이든 아무런 상관이 없다. 문제는 그 후다. 어떤 진단이 붙느냐에 따라 담이 떨어지고 나서 그 젊은이가 살아가야 할 60~70년이 좌우된다. **'담'**이라고 여겼던 그 둔통이 디스크 손상 때문이라는 인식이 되어야만 더 이상 디스크 손상이 진행되지 않도록 예방하는 조치를 스스로 취할 수 있기 때문이다. 당장은 큰 차이가 없겠지만 10년만 지나도 '담'이라고 생각했던 사람과 '디스크 손상'이라고 정확히 진단을 받았던 사람은 목 디스크의 너덜너덜함이 크게 다를 것이 분명하다.

'담'이냐 '디스크 손상'이냐는 진단의 문제가 아니라 우

리 몸이 보내는 신호를 어떻게 인식하는지에 대한 문제이다.
'담'이면 어떻고 '덤'이면 어떠랴. '뚧'이라고 부른들 어떠하리. 그 증상을 '디스크 손상' 때문이라고 인식만 한다면 여한이 없겠다. **'뚧'이라고 쓰고 '디스크 손상'이라고 읽으면 된다.** 백 보 양보해서 **'뚧'**을 **'뚧'**이라고 읽어도 '디스크 손상'이라고만 인식하면 된다. '담', '뚧', 혹은 '목 디스크 손상'을 대하는 올바른 태도를 아래에 정리해 본다.

- 디스크 상처는 **저절로 아문다.** 더 이상 손상되지 않도록 스스로 잘 관리만 하면 된다.
- 디스크 상처는 **저절로 아문다.** 디스크를 낫게 한다고 수백만 원짜리 치료를 해야 한다는 생각을 버려라.
- 디스크 상처는 **저절로 아문다.** 다쳐서 아픈 디스크를 제거해야만 한다는 생각을 버려라.

잘 관리하려면 어떻게 해야 하냐고? 책을 좀 더 읽어 보시라.

능형근 통증의 추억 1

지난 10년간 능형근이 아파 온갖 치료를 다 해 봤다는 40대 남성이 있었다. 능형근이란 날개뼈(견갑골)와 흉추 사이에 있는 능형(菱形, rhomboid, 마름모꼴)의 근육으로 이두박근, 삼두박근 같은 근육에 비해 일반적으로 잘 알려지지 않은 근육이다 8.3 참조. '능형근' 같은 전문 용어를 일상적으로 구사하는

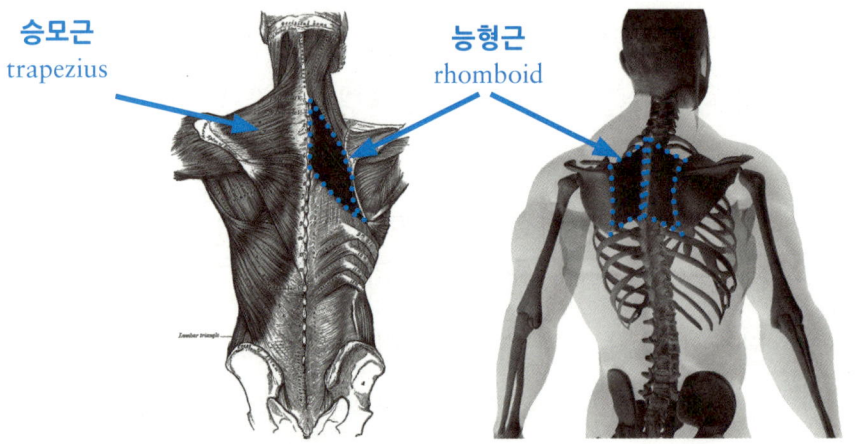

8.3 능형근의 해부학적 위치. 왼쪽 해부 그림에서 사람을 뒤에서 보면 윗등에 승모근이라는 큰 근육이 있다. 그 승모근 아래에 능형근(그림에서 점선 속 진한 회색 근육)이 위치한다. 해부 그림의 오른쪽은 능형근을 제외한 모든 근육을 제거한 모습이다. By Mikael Häggström, used with permission.

경우는 자신의 증상에 대해 매우 진지하게 공부를 열심히 했거나 아니면 어디선가 잘못된 개념으로 줄기차게 '세뇌'받고 있을 가능성이 높다.

능형근의 통증이 능형근 자체의 문제가 아니라 **목 디스크 손상으로 인한 연관통**임을 외부에서 찍어 온 MRI 8.4 참조를

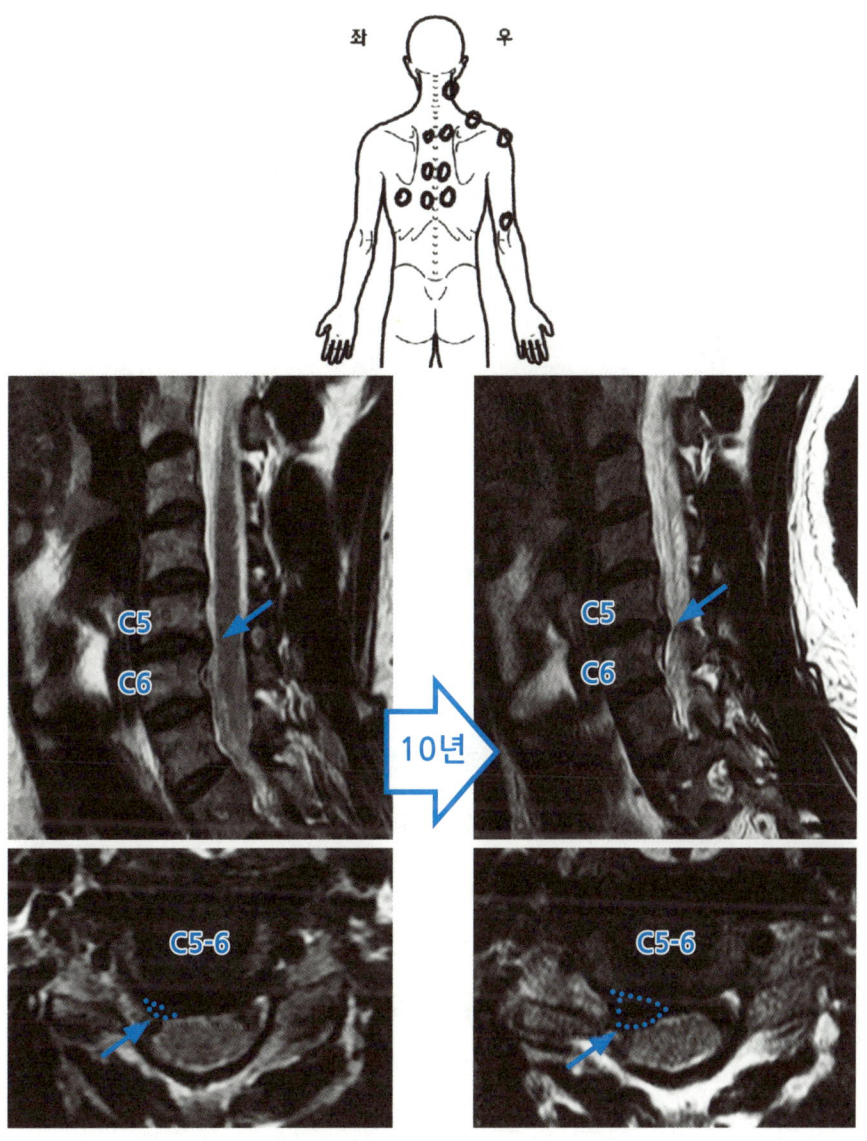

8.4 2006년 7월에 비해 2016년 6월에 촬영한 MRI 사진에서 5-6번 목 디스크 탈출(점선 폐곡선)이 더 심해진 것을 알 수 있다. 화살표가 가리키는 곳이 더 불룩해져 있다. 능형근 문제라고 굳게 믿고 스트레칭 등 갖은 치료를 10년간 받았으나 한 번도 나은 적이 없었다고 한다. 맨 위쪽 그림은 통증부위를 손으로 직접 그린 것이다.

보면서 침이 튀도록 설명하였다. 10년 전에 비해 5-6번 목 디스크에서 탈출이 더 심해졌다는 것도 같이 확인하였다. 능형근 문제라고 굳게 믿고 스트레칭 등 갖은 치료를 10년간 받았으나 한 번도 나은 적이 없었다고 한다. 목 디스크에 나쁜 스트레칭 2권 14장의 '마라 1 - 목 스트레칭 하지 마라' 참조을 줄기차게 해 온 것이 분명하다. 좀 알아듣는 듯한 표정이다.

워낙 오랫동안 심한 통증이 있었기에 목 신경뿌리에 경막외 스테로이드 주사를 맞게 되었다. 주사 직후 시술대에서 일어나면서 미심쩍게 묻는다. "이렇게 하면 능형근 통증도 없어질까요?" '열공설'보다 '세뇌설'의 가능성이 더 높아 보인다.

아쉽게도 **두 차례의 정확한 경막외 스테로이드 주사에도 불구하고 통증이 나아지지 않았다. 신경뿌리 염증은 별로 없었다는 뜻이다. 디스크 손상으로 생긴 연관통만 느껴지는 상황이다.** 더 이상의 염증 치료는 의미가 없고 장기간에 걸친 '척추위생'이 필요한 상태이다. 오랜 기간 나쁜 운동으로 디스크에 손상을 가했으므로 다른 환자들보다 더 오랜 기간 지속적인 목 디스크 관리, 즉 척추위생이 필요할 것이다.

능형근 통증의 추억 2

능형근 통증을 주장하는 또 다른 남성이 있었다. 매우 긍정적인 태도를 보이는 건장한 체격의 30대 중반 전문직 종사자로 1년 6개월 전에 스키를 타다가 넘어져 잠깐 정신을 잃었다고 한다. 6개월 전부터 서서히 심해지는 목 통증과 오른쪽 능형근 부위의 통증8.5 참조으로 고생하고 있다. **목을 뒤로 젖힐 때, 스트레스 받을 때 더 심해진다.** 온갖 혹세무민하는 치료를 다 받았는데 목 통증은 좋아졌으나 능형근 통증은 그대로다. 능형근 안쪽이 찌르듯이 아파 앉아 있기 힘들다. 가만히 있을 때는 10점 만점에 2점, 앉아서 업무에 집중하면 7점까지 통증이 올라간다. 당연히 업무가 불가능하다.

MRI를 보면 5-6번 목 디스크는 가운데에서 왼쪽으로 치우쳐서 가볍게 튀어나와 있고 6-7번 목 디스크는 오른쪽 신경뿌리 쪽으로 밀려 나와 있다. 오른쪽으로 삐져나온 6-7번 목 디스크 탈출이 능형근 통증의 주범(主犯)일 가능성이 높다. 통증이 심하고 강도 높은 업무가 예상되는 상황이라 급하게 오른쪽 6-7번 신경공으로 경막외 스테로이드 주사를 시행하였다. 주사약이 신경뿌리에 묻을 때 평소에 느끼던 오른쪽 능형근 통증이 그대로 재현되었다. 시술 후 1~2주에 능형근 통증은 거의 사라졌다.

무슨 뜻인가? **똑같은 능형근 통증이지만 이번에는 신경**

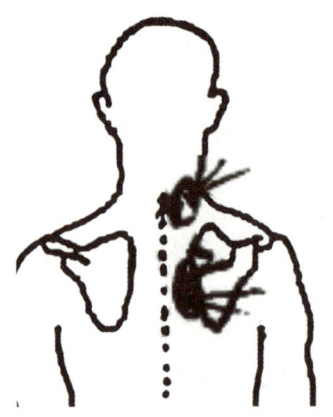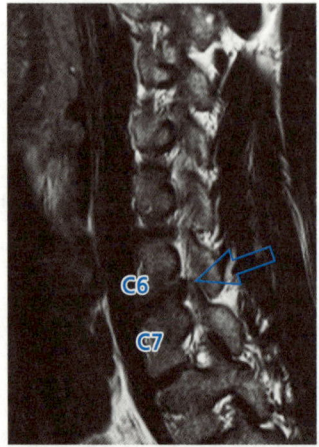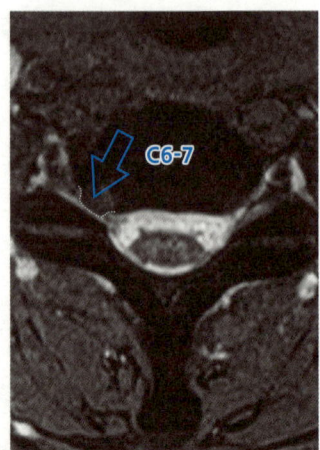

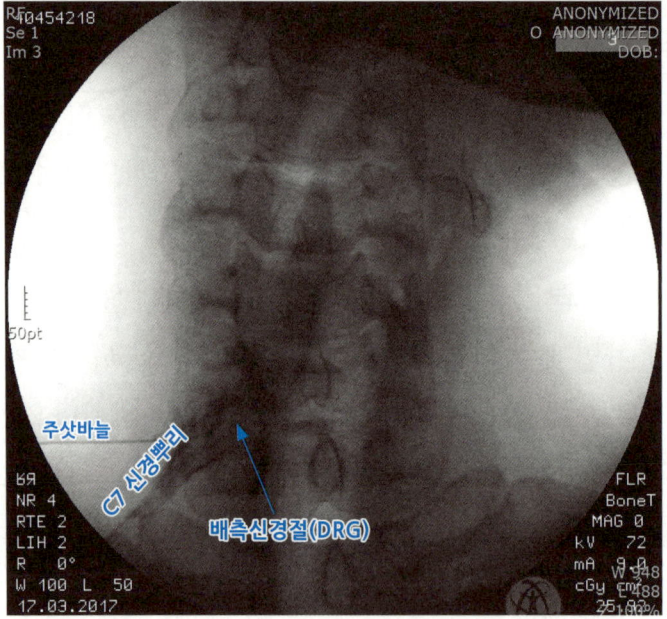

8.5 능형근 통증 때문에 회사 업무를 처리할 수 없다고 찾아온 30대 중반 남성 환자의 통증 그림, 목 MRI 영상과 경막외 스테로이드 시술 영상. 6-7번 목 디스크가 오른쪽 신경뿌리가 지나가는 쪽으로 밀려 나온 것(화살표와 점선 곡선)을 볼 수 있다. 경막외 스테로이드 주사를 놓을 때(아래) 오른쪽 능형근에서 심한 통증이 재현되었다.

뿌리의 염증이 크게 기여했던 것이다. 이제 신경뿌리 염증은 해소되었으니 찢어진 디스크만 잘 붙이면 된다. 척추위생에 집중해야 한다는 뜻이다.

능형근 통증의 추억 3

웨이트트레이닝에 푹 빠져 있는 24세 의대생. 여름방학을 맞아 하루 세 시간씩 고강도 트레이닝 중이다. 근육을 늘리기 위해서는 회를 거듭할수록 무게를 늘려 막판에는 신음 소리가 날 정도로 최대 강도로 근육에 자극을 주어야 한다. 역기를 목뒤에 놓고 하늘 높이 들어 올리는 운동(전문 용어로 '비하인드 넥 프레스, shoulder press behind neck'라고 한다)으로 어깨와 윗등 근육을 심하게 학대한 다음 날 목과 윗등이 뻐근하다. 운동이 제대로 먹혔다고 좋아하는 것도 잠시, 오른쪽 견갑골 안쪽 통증이 예사롭지 않다. 염치를 무릅쓰고 실습 때 뵈었던 재활의학과 교수님을 찾아간다.

윗등 몇 군데 만져 보신다. 견갑골 바로 안쪽에 심한 압통(눌러서 아픈 현상)이 느껴졌다.

"롬보이드(rhomboid)가 뭉쳐서 그런 거야. 며칠 지나면

금방 풀려서 안 아프게 될 거야."

롬보이드(rhomboid)? 글자 그대로 마름모꼴 근육, 즉 '능형근'이다. 교수님 말씀대로 며칠 지나면서 언제 그랬냐는 듯 통증은 말짱하게 없어졌다.
세월이 흘러 그 의대생은 전문의가 되었고 "능형근이 뭉쳤다."라며 찾아오는 환자들에게 그 통증이 목 디스크 때문임을 설파하면서 진땀을 흘린다. 그러던 어느 날 시사주간지의 요청으로 「나의 목 디스크 탈출기」라는 글을 쓰면서 본인의 목 디스크 손상의 병력을 되짚어 본다.

'내 목 디스크 통증이 언제부터 시작된 거지?'라는 물음으로 생각을 더듬던 중 불현듯 본과 4학년 여름방학 때 느꼈던 능형근 통증의 추억이 되살아난다.

"아, 그때 능형근 근육이 뭉쳤던 것이 목 디스크가 찢어지기 시작한 신호였구나!"

필자의 이야기다. '능형근 통증의 추억' 완결판이다. 필자가 의과대학 다닐 때 겪은 '능형근 통증의 추억'이 훗날 어떻게 발전했는지를 알고 싶은 사람은 이 책의 마지막 부분에 나오는 **'속 – 나의 목 디스크 탈출기(백년목 개정증보판 뒷이야기)'** 를 읽어보기 바란다. 단, 다소 충격적인 내용이 포함되므로 임산부나 심약한 분들은 조심하시라.

심한 방사통으로 고생하던 의대 교수

의과대학에서 연구 활동이 눈부신 교수님이 어깻죽지로부터 오른쪽 팔로 뻗쳐 내려가는 통증으로 도움을 요청한다. 논문을 쓰려고 **컴퓨터 작업을 할 때 마우스를 잡으면 손이 저리고, 밤에는 잠에서 깰 정도로 어깻죽지가 아프다**고 한다. MRI에서는 5-6번 목 디스크에서 오른쪽으로 탈출이 보인다 **8.6 참조**. 전형적인 방사통이다. 비스테로이드성 진통제로 2주간 염증 치료를 시도했으나 호전이 없어 신경뿌리에 경막외 스테로이드 주사를 수차례 맞고 호전된 경우였다.

통증이 어느 정도 해결되고 나서 궁금증이 생겼다. 그토록 심한 통증이 아무런 전조증상도 없이 갑자기 찾아왔을까? 극심한 방사통이 올 것이라는 것을 미리 예측할 수 있는 어떤 조짐은 없었을까? 미리 예측할 수 있었더라면 최악의 상황은 피할 수 있었을 텐데.

과거 의무기록을 뒤져 본다. 심한 방사통으로 시술받기 전에도 수차례 진료를 받았던 기록이 있었다. 진료 때마다 그렸던 통증 그림을 순서대로 살펴보니 극심한 방사통을 느낀 것이 2009년 7월이었는데 이미 5월부터 어깻죽지에 통증이

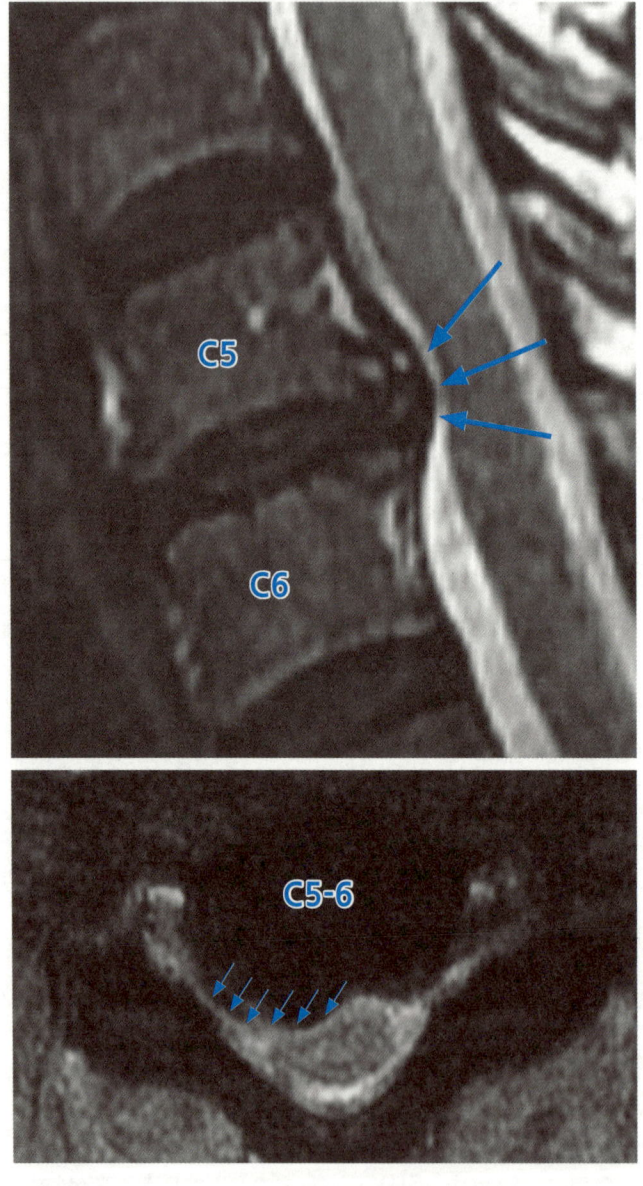

8.6 전형적인 방사통을 보인 서울의대 교수의 MRI 영상. 5-6번 목 디스크가 오른쪽으로 튀어나온 것(화살표)이 확인된다.

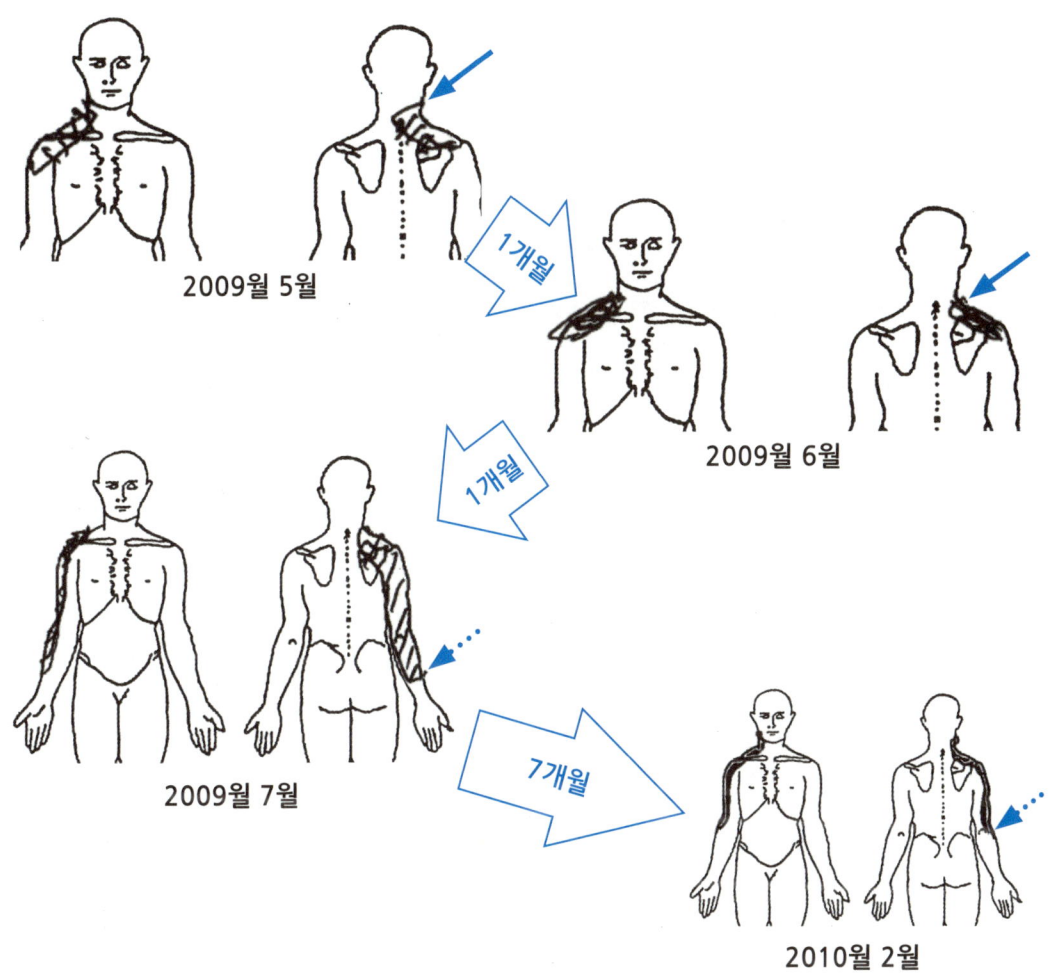

8.7 심한 방사통으로 치료를 받았던 서울의대 교수의 시기에 따른 통증 양상. 209년 7월 목 디스크 탈출증이 생겨 심한 방사통을 느끼기 전 5월과 6월에는 승모근 부위 통증만 있었다. **같은 승모근 부위 통증이라도 5월에 비해 6월에는 통증이 좀 더 어깨 쪽으로 내려오는 것이 보인다(직선 화살표 비교). 병이 좀 더 깊어지는 것을 알 수 있다.** 7월에 극심한 통증을 겪고 염증이 빠지면서 2010년 2월에는 팔 통증의 부위가 줄어들고 점차 어깨 쪽으로 올라가는 **양상이다(점선 화살표 비교).** 전형적인 '디스크성 목 통증 ⇒ 디스크 탈출증 ⇒ 디스크성 목 통증'의 패턴을 보인다.

있었음을 알 수 있었다**8.7 참조**. **심한 방사통이 생기기 전에 목과 승모근에서 디스크성 목 통증과 연관통이 있었던 것이다. 디스크가 심하게 탈출되어 극심한 방사통이 오기 전에 디스크가 조금씩 찢어지는 것을 알려 주는 가벼운 디스크성 목 통증이 있었는데 그 중요성을 알아차리지 못했던 것이다.** 이때 잘 관리해서 더 이상 찢어지지 않도록 했더라면 어땠을까 하는 아쉬움이 많이 남는다.

8.7을 보면 2009년 5월과 6월경, 목 디스크가 손상되는 초반에는 승모근 연관통만 느꼈다가 7월에 접어들면서 목 디스크 상처가 깊어져, 섬유륜 속에 있던 수핵이 찢어진 섬유륜을 뚫고 밖으로 튀어나오는 디스크 탈출증이 되면서 심한 방사통으로 팔까지 뻗어 가는 강한 통증을 유발했던 것을 알 수 있다. 흥미로운 것은 2010년 2월, 방사통이 치료되면서 아래 팔까지 내려갔던 통증이 위팔 쪽으로 올라가는 양상을 보인다.

허리 디스크 탈출증 전후에 보이는 말초화와 중심화의 현상이 목 디스크 탈출증 때도 똑같은 양상으로 나타난다는 뜻이다.『백년허리 진단편』 109쪽 그림 3.10 '좌골신경통이 시간에 따라서 변하는 양상' 참조.

목 디스크 탈출증과 디스크성 목 통증의 협주곡

'담 결렸다'고 믿었던 외과 전임의의 통증 양상을 자세히 들여다보면 처음에는 목덜미와 어깻죽지가 아팠다가 며칠 지나면서 팔 쪽으로 통증이 뻗쳐 나오는 것을 알 수 있다. **처음에 느낀 목덜미와 어깻죽지 통증은 목 디스크가 찢어지면서 생긴 디스크성 목 통증의 연관통이고 며칠 후 팔로 뻗치는 통증은 신경뿌리의 염증 때문에 생긴 방사통이다.** 신경뿌리의 배측신경절에 수핵이 묻어 염증이 생길 때까지는 시간이 걸리기 때문이다. 이처럼 손상된 디스크에서 오는 연관통과 신경뿌리 염증 때문에 생기는 방사통은 시기에 따라 잘 어울려 지내는 이웃사촌이다.

시험이 끝없이 반복되는 의대생들에게는 '족보'라는 게 있다. 중요한 항목이라 시험에 출제될 확률이 아주 높은 항목들을 뜻한다. 필자가 학생 때는 연관통과 방사통을 구분하는 것이 족보였다. 이론적으로는 확연히 다르다.

방사통은 말 그대로 쭉 뻗쳐 간다. 신경뿌리 중 가장 예민한 배측신경절의 염증 때문에 생기는 통증이라서 그렇다. **주로 디스크 탈출증 때문이다.**

연관통은 병이 생긴 곳에서부터 멀리 떨어진 부위가 아프다. 상관없는 부위의 통증 전달 통로가 척수에서 서로 합쳐지면서 뇌가 아픈 부위를 구분하지 못해서 생기는 것이다. 주로 **디스크가 찢어져 디스크성 통증이 생길 때 많이 본다.**

족보를 달달 외워서 시험 볼 때는 척척 답을 썼지만 실제 목이나 허리 디스크 문제로 생긴 통증을 보면서 이것이 방사통인지 연관통인지 구분하는 것은 보통 어려운 것이 아니다. 그 이유는 무엇일까?

첫째, 디스크로부터 나오는 디스크성 통증의 연관통과 배측신경절에서 나오는 방사통이 서로 겹치는 부분이 있다. **목에서는 어깻죽지와 견갑골 쪽이다. 목 디스크 자체가 손상되어 연관통이 생길 때나 디스크가 탈출되어 방사통이 생길 때 가장 흔히 통증을 느끼는 부위가 어깻죽지와 견갑골 주변이다** 183쪽 **5.7참조**.

따라서 이 부위에 통증이 있으면 이것이 디스크의 내부만 손상된 것인지 아니면 손상된 디스크 틈새로 수핵이 흘러나와 배측신경절까지 염증을 일으켰는지 알기가 어렵다.

두 번째 이유는 디스크 자체 손상으로 인한 연관통과 디스크 탈출로 인한 방사통이 동시에 존재하는 경우가 많기 때문이다. 디스크 자체 손상이나 탈출이나 모두 디스크가 손상되는 과정이다. **디스크 탈출증, 즉 수핵이 섬유륜을 뚫고 흘러나오려면 반드시 디스크가 찢어져야 한다. 입을 벌리지 않고 밥을 먹을 수 없는 것과 같은 이치이다.** 따라서 디스크 탈출증에는 섬유륜 손상으로 인한 디스크성 목 통증도 대부분의 경우 동반된다.

MRI 영상으로는 거의 정상이라도 눈에 보이지 않는 아주 작은 디스크 손상이 있다면 방사통이 생길 수 있다. 미세한 틈으로 수핵이 흘러나와 배측신경절에 염증을 만들기 때문이다. 디스크 탈출증과 디스크성 목 통증은 서로 밀접하게 연관되어 있다. 마치 바이올린과 피아노의 협주곡과 비슷하다.

협주곡, 그게 무슨 말인가? 바이올린과 피아노를 협주할 때는 시기에 따라 두 악기가 동시에 연주되기도 하고 한 악기만 연주되기도 한다. 목 디스크 병도 어떤 때는 디스크 탈출증이나 디스크성 목 통증만 따로 느껴지다가 어떤 때는 두 가지 통증이 동시에 느껴지기도 한다는 뜻이다. 전형적인 협주 패턴은 **디스크성 목 통증 ⇒ 디스크 탈출증 ⇒ 디스크성 목 통증**이다 **8.7 참조**. 이런 패턴을 보이는 이유는 다음과 같다.

- 디스크 손상이 시작되어 진행되면서 디스크 자체 손상으로 인한 디스크성 통증과 이에 대한 연관통을 한동안 느낀다. **디스크성 목 통증.**
- 그러다가 손상이 커지면서 수핵이 탈출되면 방사통을 느낀다. 통증의 강도와 불편함의 정도가 확 심해진다. **디스크 탈출증.**
- 시간이 지나면서 신경뿌리 특히 배측신경절의 염증이 줄어들면서 다시 초기에 느낀 디스크성 통증과 연관통을 가지고 오랜 기간 지내게 된다. 수핵이 탈출되면서

생긴 섬유륜의 상처가 아물어 가는 통증이다. **디스크성 목 통증.**

엄밀하게는 디스크 탈출증이 있으면 당연히 디스크성 목 통증이 백그라운드로 깔린다. 탈출되려면 디스크가 찢어져야 하기 때문이다. 방사통이 워낙 심하게 아프기 때문에 백그라운드에 깔린 디스크성 목 통증이 잘 느껴지지 않을 뿐이다.

변형된 패턴도 얼마든지 있다. 예를 들면, 디스크성 목 통증만 5~10년 계속 느끼는 사람도 있다. 디스크가 손상되었다가 아물었다가를 반복하지만 탈출은 생기지 않은 것이다. 디스크 탈출증 증세, 즉 방사통만 오래 느끼는 사람도 있다. 신경뿌리 염증이 없어질 만하면 또 탈출이 일어나는 것이 반복되기 때문이다.

각 단계가 어느 정도 시간이 걸릴지 또 어떤 패턴으로 반복될지는 정말로 천차만별이다. 두 가지의 통증이 공존하는 기간이 대단히 길 수도 있다. 공존하는 동안 어떤 때는 디스크성 목 통증이 더 세게 느껴지고 어떤 때는 방사통이 세게 느껴지기도 한다. 이런 엎치락뒤치락하는 양상이 하루에도 여러 번 일어난다. **결코 감미롭지 않은 목 디스크 탈출증과 디스크성 목 통증의 협주곡 감상이 쉽지 않은 이유다.**

그렇지만 연관통과 방사통을 구분하는 것은 매우 중요하다. 목 디스크가 어떤 상태인지에 따라 치료 원칙이 달라지기 때문이다. 예를 들면, 신전동작을 할 때 디스크성 통증을 느끼면 신전을 지속해도 되지만 방사통을 느낀다면 신전의 범위를 줄여야 하는 것이다 2권 15장의 '하라 1 – 경추 신전동작을 하라' 참조. 자동차가 움직이지 않을 때 엔진 고장인지 트랜스미션 문제인지를 알아내는 것과 같다.

방사통과 디스크성 목 통증의 동시 상영

요즘은 보기 어렵지만 예전에는 동시 상영 극장이 있었다. 입장권 하나를 사서 들어가면 두 편의 영화를 연속해서 볼 수 있는 극장이었다. 말은 동시 상영이지 두 영화를 동시에 보는 것은 아니었다. 예를 들면, '바람과 함께 사라지다'를 보고 나서 '고교얄개'를 보는 것이다.

　　디스크성 목 통증과 방사통을 동시에 느끼는 경우도 적지 않다. 8.8에 나오는 20대 후반 남성은 통증 그림에서 오른쪽 머리와 눈, 목덜미와 어깻죽지에 느끼는 디스크성 목 통증과 오른쪽 팔의 위에서 아래로 뻗쳐 엄지손가락까지 가는 방사통을 정확히 그렸다. **방사통과 디스크성 목 통증의 동시 상영이다.** 그렇지만 동시 상영의 영화가 순차적으로 상영되는 것과 똑같이 디스크성 목 통증과 방사통의 동시 상영도 시간차가 있다. 이 환자의 경우는 **아침에 일어나면 오른팔이 많이 저린 방사통을 주로 느끼다가, 낮에 운전을 할 때는 오른쪽 머리에 연관통을 느끼**

는 양상이었다.

　환자가 그린 통증 그림과 MRI 영상 소견을 연관 지어 보면 두 가지 통증을 유발하는 부위가 다름을 알 수 있다. **방사통을 일으키는 배측신경절과 디스크성 통증을 일으키는 섬유륜 상처를 자극하는 자세가 각각 다르기 때문이다.**

　목 디스크 문제로 고통받는 사람은 방사통과 연관통을 구분하는 것이 문제 해결의 출발점이 된다는 사실을 명심해야 한다.

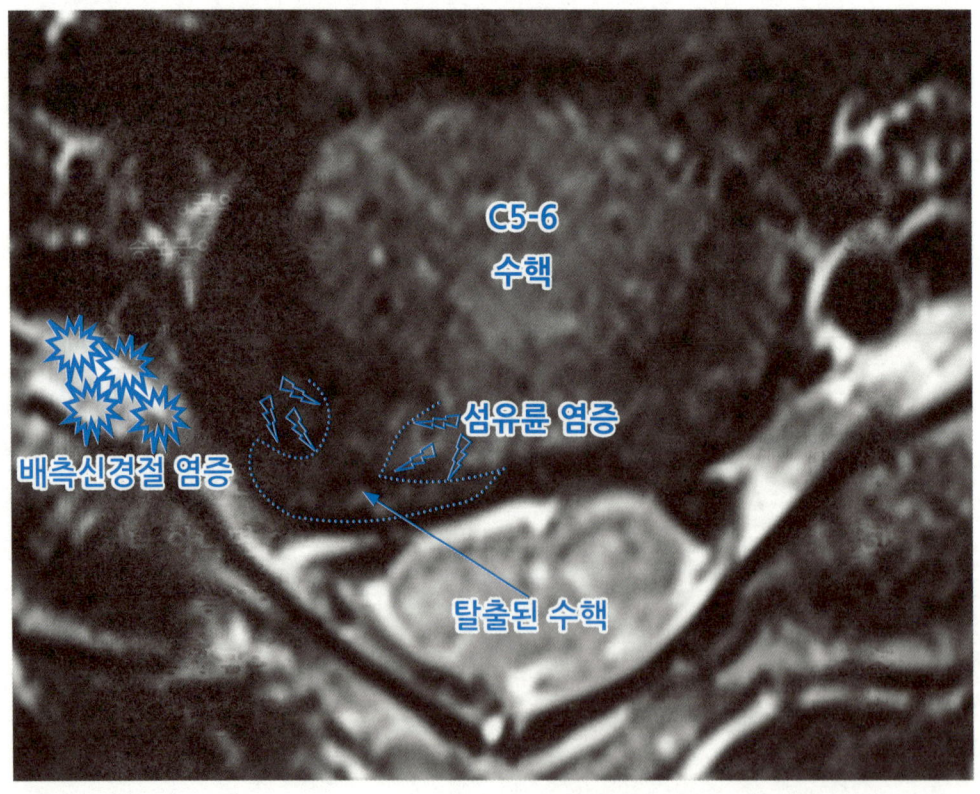

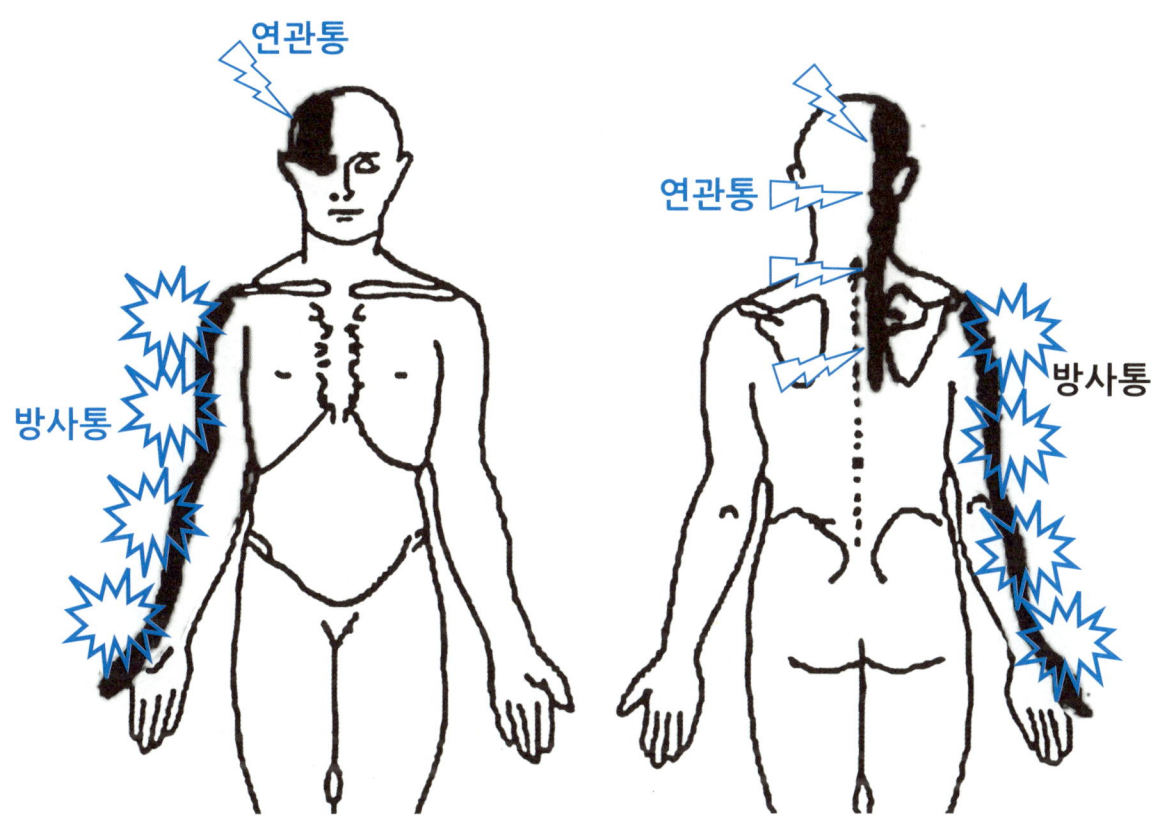

8.8 방사통과 디스크성 목 통증의 동시 상영. **5-6 목 디스크 탈출로 인한 방사통과 디스크성 목 통증**을 겪으면서 고생하는 20대 후반 남성. 왼쪽의 MRI 영상을 보면 수핵이 터져나오면서(점선 곡선) 섬유륜 염증(번개 표시)과 배측 신경절 염증(폭발 표시)을 동시에 일으킨 상황이다. 위쪽의 통증 그림을 보면 어떨 때는 방사통(폭발 표시)을 더 심하게 느끼고 어떤 동작에서는 디스크성 목 통증의 연관통(번개 표시)을 더 강하게 느끼는 양상이었다. 염증이 생긴 배측신경절과 섬유륜 상처에 자극이 가해지는 자세와 동작이 조금씩 다르기 때문이다. **시시각각으로 달라지는 목 디스크 증상으로부터 방사통과 연관통을 구분하는 것이 문제 해결의 출발점이다.**

요점 정리

1 목 디스크 내부 손상은 디스크성 목 통증을 일으킨다.

2 디스크성 목 통증은 목 통증과 연관통으로 표현된다.

3 '담'이라고 알고 있는 통증은 목 디스크 손상에 의한 디스크성 목 통증의 연관통이다.

4 디스크성 목 통증의 연관통은 어깻죽지 근육의 통증, 뭉침, 압통(누르면 아픈 증상)을 유발한다.

5 목 디스크 속의 수핵이 탈출되는 디스크 탈출증이 되면 신경뿌리 염증으로 방사통이 생긴다.

6 디스크 손상의 상태에 따라 연관통과 방사통이 따로 나올 수도 있고 어우러져 나올 수도 있으며 시간차를 두고 생기기도 한다.

7 목과 어깻죽지, 팔의 통증이 있을 때 연관통과 방사통을 구분하는 것이 진단과 치료의 핵심이다.

9장
오늘도 방황하는 목 디스크 진단

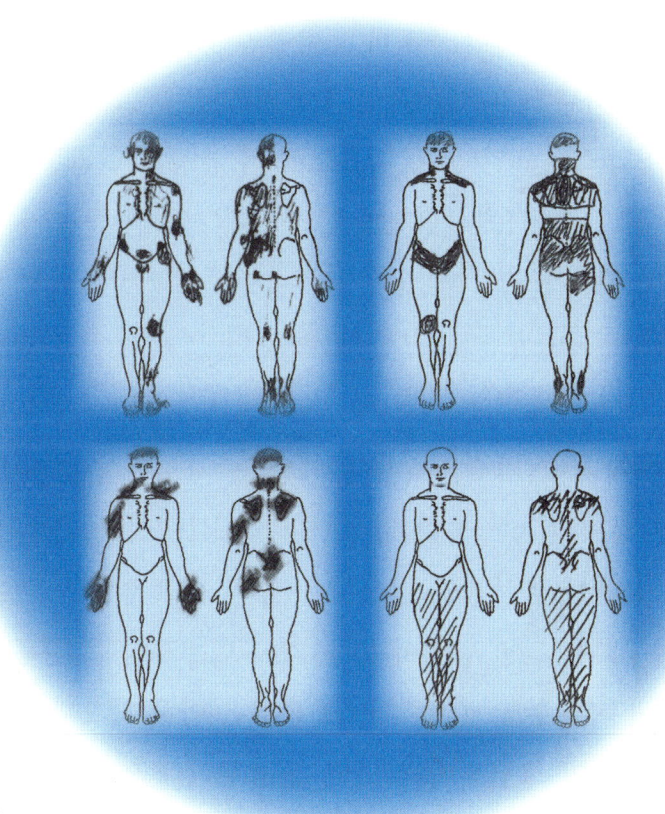

참으로 어려운 목 디스크 병의 진단

40대 중반 여성 환자가 6개월 전부터 고개를 돌리면 목이 아프면서 양쪽 윗등과 팔에 통증이 생긴다는 증상으로 진료실을 방문하였다. 많이 걸으면 증상이 심해지고 두통도 있고 눈이 침침하며 숨 쉴 때마다 오른쪽 쇄골과 겨드랑이에 통증이 느껴진다고 한다. 가지고 온 MRI를 보면 4-5번, 5-6번, 6-7번 목 디스크에 각각 경미한 돌출이 보이고 7번 목뼈에는 종판이 손상된 상태이다. **9.1**의 오른쪽에 있는 통증 부위 그림을 보면서 하나씩 따져 보자. 먼저 위쪽 통증 그림의 오른쪽 겨드랑이와 쇄골의 통증은 디스크성 목 통증의 연관통이라고 생각이 된다. MRI에서 3개의 디스크에 경미한 돌출이 있어 작게나마 목 디스크들이 찢어졌다는 뜻이고 7번 목뼈의 종판이 손상되었으므로 디스크성 목 통증이 생기는 것은 당연한 일이다.

    오른쪽 통증 그림, 즉 등 뒤에서 본 그림은 통증이 양쪽으로 뻗쳐 내려가는 듯한 양상이다. MRI에서 보여주는 목 디스크 상태는 방사통을 일으킬 만한 디스크 탈출은 아니라고 볼 수 있다. 그렇다면 **이 통증 역시 디스크성 목 통증으로 인한 연관통일 수도 있고, 디스크 손상은 아주 작으나 손상된 틈으로 수핵이 조금씩 흘러나와 신경뿌리에 염증을 일으켜 생긴 방사통일 수도 있다.** 목 디스크 손상에서 나오는 연관통이 팔까지 내려가는 경우는 흔하지 않으므로 후자일 가능성이 더 높아 보인다.

그렇다면 현재 이 환자의 모든 통증은 목 디스크의 문제, 즉 연관통과 방사통으로 설명할 수 있다. 그렇게 조목조목 설명하고 디스크 손상이 심하지 않으니 약이나 주사 없이 목에 좋은 자세로 치료해 보자고 했다. 환자의 대답이 놀랍다.

"지금까지 여러 병원을 다녔지만 제 목 디스크에 문제가 있다는 말을 들어 본 적이 없어요!"

잠시 어리둥절했지만 이내 상황이 파악되었다. 다른 병원의 자료를 보니 어깨 관절의 문제를 의심하여 어깨 MRI도 찍었고, 섬유근육통 등 목 디스크 병이 아닌 여러 가지 진단이 적혀 있는 진단서와 소견서가 수두룩하다.

왜 이런 일이 생길까? 그만큼 **목 디스크 손상으로 인한 통증을 진단하기가 어렵다는 뜻이다.**

목 디스크는 심인성이다?

목 디스크 병 진단이 얼마나 어려운지를 보여주는 또 다른 예는 목 디스크 때문에 생기는 통증의 원인을 심인성이라고 간

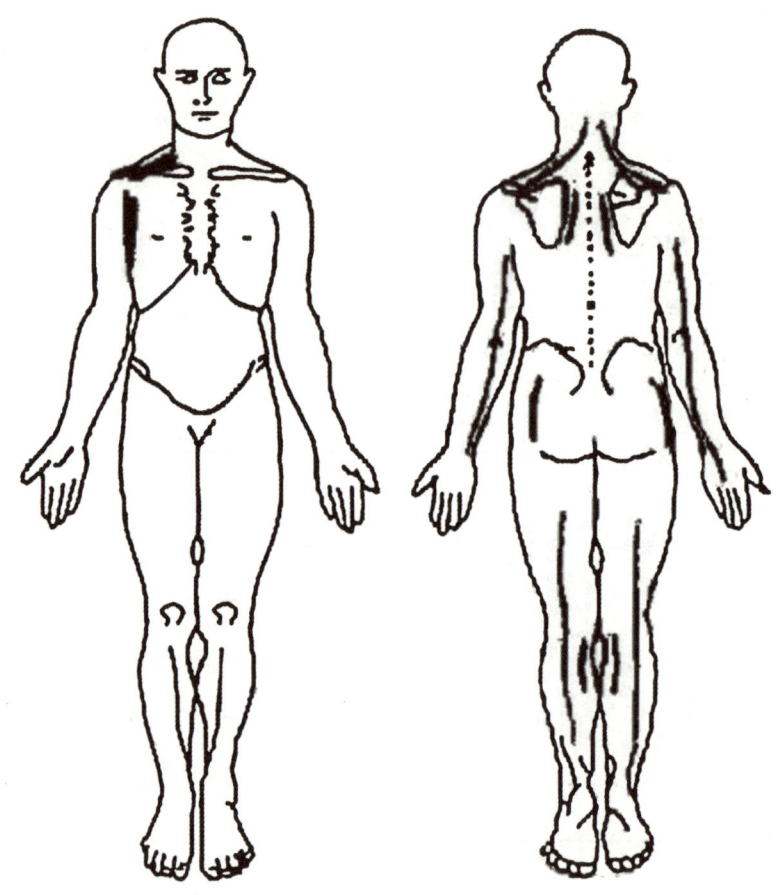

9.1 목과 팔 통증뿐만 아니라 두통, 쇄골, 겨드랑이 통증 그리고 눈도 침침하고 몸이 다 아픈 통증으로 진료실을 찾았던 40대 중반 여성의 통증 그림과 MRI 영상. 왼쪽의 통증 그림을 보면 양쪽 어깻죽지를 비롯하여 팔, 다리 등 온몸에 통증이 있음을 알 수 있다.
(다음 쪽 그림 설명으로 계속됨 →)

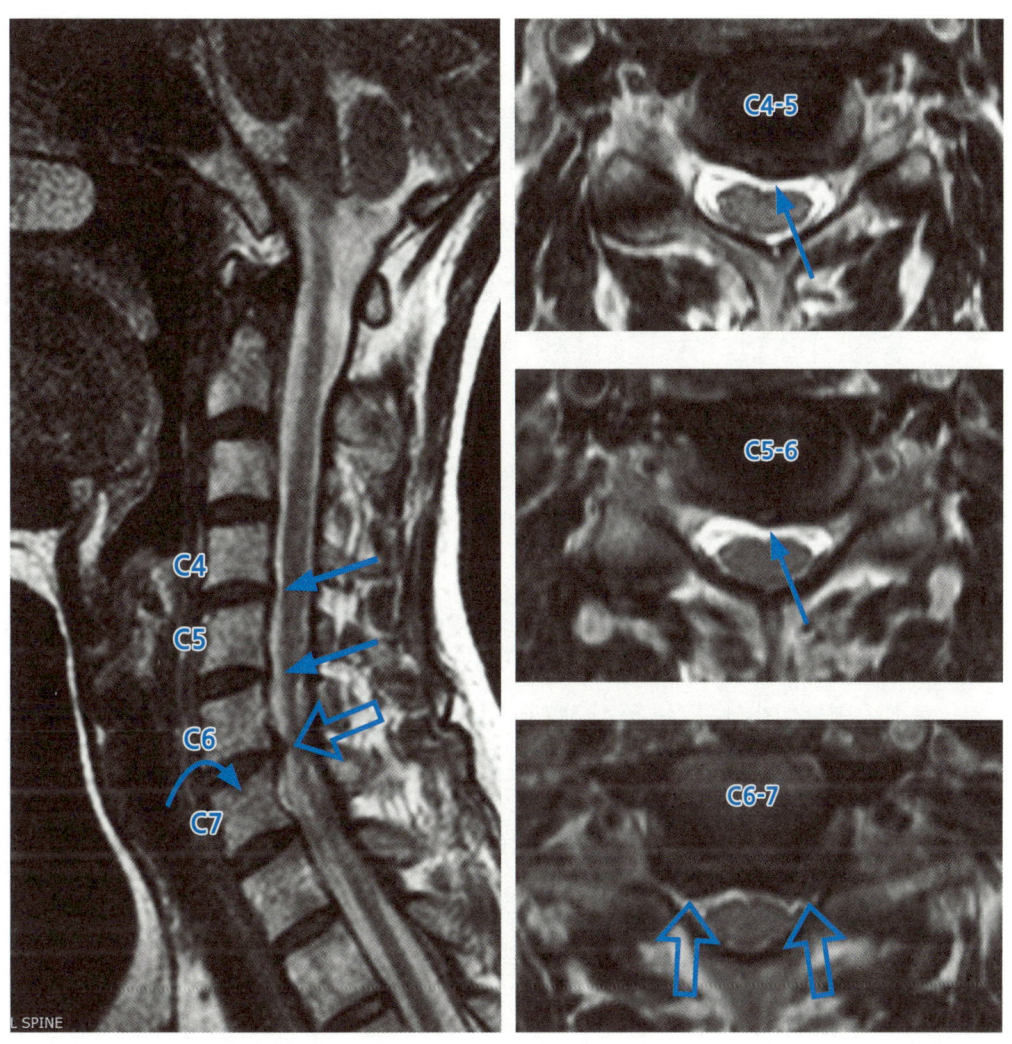

(→ 그림 설명 계속)
오른쪽의 MRI 영상을 보면 4-5, 5-6 목 디스크에 각각 경미한 돌출(화살표) 그리고 6-7 목 디스크에 탈출(속이 빈 화살표)이 보이고 7번 목뼈에는 종판이 손상(구부러진 화살표) 된 상태이다.

9장 오늘도 방황하는 목 디스크 진단

주했던 적도 있다는 것이다.

1990년대 초반에는 허리, 목, 어깨 통증 등의 근골격계 문제가 심리적인 스트레스 때문이라고 보는 시각이 대세였다. 예를 들면 노르웨이의 오타르 바셀리엔(Ottar Vasseljen) 교수는 육체 노동을 하는 사람들과 사무직 노동을 하는 사람들을 직접 인터뷰하고 나서 "목과 어깨에 통증을 겪는 것은 육체 노동이나 사무직 노동 등 신체 활동 강도와는 상관이 없고 단지 높은 심리적 긴장감 때문이다."라는 결과를 발표한다.[59]

스웨덴의 직업 건강 센터의 스테벤 린톤(Steven J. Linton)과 키티 캄벤도(Kitty Kamwendo)는 병원에서 근무하는 420명의 비서들을 조사해서 "정신적으로 스트레스를 많이 받는 환경에서 일하는 사람들이 그렇지 않은 경우보다 목-어깨 통증으로 고생할 가능성이 높다."라고 보고했다.[60]

이런 연구 결과들은 애꿎은 목 디스크 환자들을 "너는 일하기 싫어서 목과 어깨가 아픈 거야!" 혹은 "너는 업무에 불만이 있어서 그런 거야!"라고 매도하는 근거로 사용되었다.

목-어깨 통증의 원인을 목 디스크 손상의 증상으로 인식하지 못하고 심리적인 스트레스의 표현이라고 오인했던 이유는 목 디스크 병을 진단하기가 그만큼 어려웠기 때문이었다. 목 디스크 질환 진단이 왜 그렇게 어려운지 한번 자세히 들여다볼 필요가 있다.

목 디스크 병을 진단하기 어려운 이유

목 디스크 병의 진단이 잘 안 되는 이유는 크게 두 가지로 나눌 수 있다.

첫째, 목 디스크 병이 통증을 일으키는 기전이 명확하게 알려져 있지 않기 때문이다. **목 디스크의 후방 섬유륜이 찢어지거나 종판이 손상되면서 디스크성 목 통증이 생긴다**는 사실이 전문가들 사이에 널리 인정된 지 그리 오래되지 않았다. 물론 1950년대부터 몇몇 선각자들이 그 가능성을 주장했으나 여러 가지 실험을 통해 그것이 증명되고 학계에서 받아들여진 것은 2000년대 이후라고 볼 수 있다. 그나마 아직도 디스크성 목 통증을 인정하지 않는 전문가들이 많다.

목 디스크 탈출증에 의한 방사통에 대해서도 이해가 부족하다. 많은 전문가들이 **신경뿌리의 염증이 방사통의 전제조건**이라는 사실을 간과하고 있다. 오히려 염증보다는 압박이 더 중요하다고 믿는 전문가들이 많다. 그러다 보니 앞에서 이야기한 40세 중반 여성의 경우 신경뿌리를 압박할 만한 디스크 탈출이 없기 때문에 방사통이 생길 수 없다고 판단하게 된다. 그것은 틀린 생각이다. **섬유륜에 눈에 보이지 않는 작은 구멍만 있어도 수핵이 흘러나와 신경뿌리에 묻어 염증을 일으키고 방사통을 만들 수 있다. 신경뿌리를 누를 만한 큰 탈출이 없어도 방사통이 생길 수 있다**는 뜻이다.

반대로 **아무리 큰 디스크 탈출이 있어도 신경뿌리에 염증이 없으면 방사통이 생기지 않는다.**

둘째, 목 디스크 손상에 대한 영상 의학적 진단이 어렵다는 것이다. 디스크를 정확히 보여 주는 진단법은 자기공명영상 촬영, 흔히 말하는 MRI다. 뼛속 깊이 들어 있는 작은 물렁뼈를 여러 방향으로 잘라 속속들이 보여 주는 MRI 영상을 보면 신기하기 짝이 없다. 인간이 이룩한 과학의 발전에 혀를 내두르게 된다. 그러나 이 대단한 MRI가 척추 디스크 문제를 진단하는 데는 치명적인 한계가 있다.

MRI는 아주 작은 디스크 손상은 보여 주지 못한다. 섬유륜이 살짝 찢어져서 심한 디스크성 통증을 느끼지만 정작 MRI에는 별 이상 소견이 발견되지 못하는 경우가 흔하다. MRI의 또 다른 한계는 큰 손상은 잘 보이지만 그것이 '상처인지 흉터인지'를 구분하지 못한다. 디스크에 손상이 보이기는 한데 **방금 생긴 눈물 나게 아픈 상처인지 아니면 오래전에 생겼다가 지금은 무덤덤해진 흉터인지를 분간하기가 쉽지 않다는 것이다.** 『백년 허리 치료편』 300쪽 '상처와 흉터를 구분하지 못하는 MRI' 참조.

한마디로 말하자면 행복이 성적순이 아닌 것처럼 목 디스크 통증도 MRI 순이 아니다. **어떤 사람은 큰 디스크 탈출을 가지고 있어도 그것이 흉터라서 스스로는 아픈지 모르고 살아간다. 어떤 사람에게는 MRI에 보이지 않는 작은 손상도 무척 괴롭고 오래가는 통증으로 작용한다. 9.2**를 보자. 제일 왼쪽 사진은 평생 동안 목 또는 어깨가 아프지 않았던 20대 남성의 목 MRI 영상이고 바로 오른쪽은 가만히 앉아만 있어도 10점 만점에 8점 정도의, 어깨가 끊어질 듯한 통증을 느끼는 20대 여성 환자이다. 두 사람의 통증은 하늘과 땅이지만 MRI는 별 차이 없지 않은가? 그다음의 MRI는 한때 목 디스크 증상이 있었지만 지금은 아프지 않은 40대 후반 남성이고 제일 오른쪽은 50대 남성이 극심한 통증을 느낄 당시에 찍은 사진이다. **별로 안 아픈 사람의 목 디스크가 훨씬 더 험악함을 알 수 있다.**

결론은 **현존하는 최고의 영상 진단 장비인 MRI로도 목 디스크 병으로 인한 통증을 정확히 진단할 수 없다는 것이다.** 객관적인 검사 결과보다는 경험 많은 전문가의 주관적인 판단이 중요한 이유다.

만성 통증이라고 도매금으로 넘어가는 목 디스크 병

목 디스크 병에 대한 진단이 어렵다 보니 다른 병으로 진단되는 경우가 드물지 않다. 진단이 어려운 목 디스크 병에 가장 흔히 붙는 진단이 '만성 통증(chronic pain)' 혹은 '만성 통증 증후군(chronic pain syndrome)'이다. 목 디스크 손상은 한 번 생기면 그 통증이 6개월 정도 지속된다. 잘 회복되는 와중에

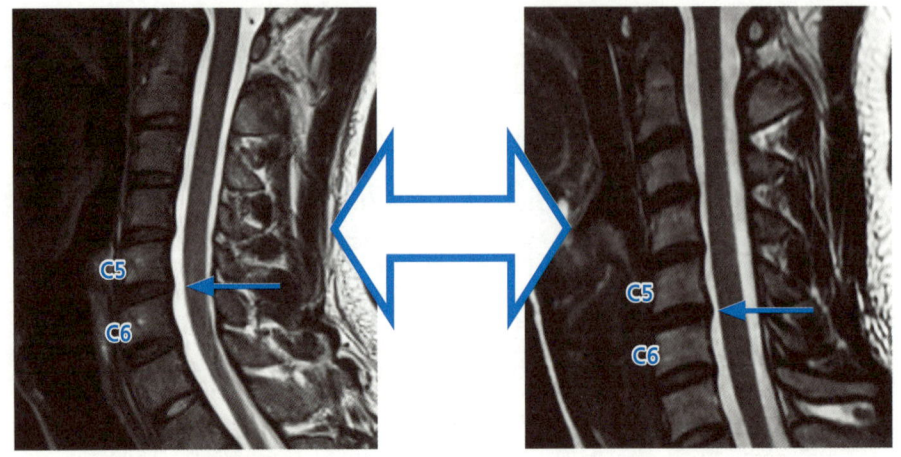

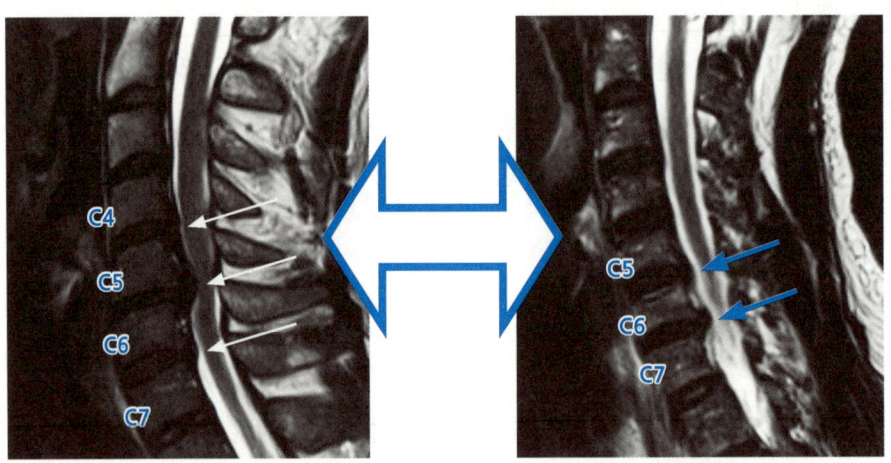

9.2 디스크 탈출의 크기는 비슷하지만 통증의 정도는 극명하게 달랐던 사람들. 위쪽의 두 사람은 아주 작은 디스크 돌출이 5-6번 목 디스크에서 보이는데 왼쪽은 무증상이고 오른쪽은 10점 만점에 8점의 심한 통증이 있었다. 아래쪽의 두 사람은 두 개 이상의 심한 목 디스크 탈출이 있었던 40대와 50대 남성. 왼쪽은 무증상이고, 오른쪽은 심한 통증이 있는 상태였다.

까딱 잘못하면 쉽게 추가 손상을 받는다. 통증이 차츰 나아지다가 몇 시간 보고서를 쓰고 나면 갑자기 더 아프게 되는 경우이다. 회복되는 와중에 추가 손상을 받으면 다시 통증이 심해지고 그때부터 또 6개월을 더 기다려야 회복된다. 이런 상황이 몇 번만 반복되어도 통증 지속 기간이 3~4년으로 늘어나게 된다. 그런데 **6개월이 경과한 통증은 만성 통증으로 분류하기 때문에 손상이 반복되는 목 디스크 통증을 '만성 통증'으로 진단하는 경우가 대단히 흔하다.**

목 디스크 손상의 자연경과를 잘 모르기 때문에 생기는 일이다. 감기에 걸리면 보름 정도 기침하다가 저절로 좋아진다. 떡가래를 썰다가 칼에 잘못 베인 손가락은 반창고를 잘 붙여 두면 2~3주 후에 아문다. 이것이 자연경과이다. 목 디스크 병의 자연경과는 감기보다, 손가락 상처보다 훨씬 길다. **왜냐하면 디스크와 같이 물렁뼈를 구성하는 연골세포는 신경세포와 더불어 우리 몸에서 가장 신진대사가 느리기 때문이다.** 7장에서 설명한 호주 정형외과 의사 오스티의 양 실험을 보면 디스크 손상이 치유되는 속도가 얼마나 느린지 알 수 있다. 디스크의 바깥쪽 섬유륜에 칼자국을 냈더니 18개월이 지나야 아물었다. 양의 디스크가 찢어졌다가 다시 붙는 데 1년 6개월 걸렸으니 양보다 평균 수명이 7~8배나 긴 인간은 그보다 훨씬 더 오래 걸릴 것이다.

통증이 오래가면 만성(=오래된) 통증으로 진단하는 게

당연하지 뭐가 문제냐고? 큰 문제가 있다. **왜냐하면 만성 통증은 단지 '오래된 통증'이라는 뜻만 있는 것이 아니라 '급성 통증을 일으키는 신체적 문제가 어느 정도 해결되었음에도 불구하고 중추신경계 속 신경회로의 변화 때문에 지속적으로 느끼는 통증'을 뜻하기 때문이다.** 통증에 대한 두려움, 우울 등 감정적인 요소가 많이 관여된다는 것이다.

목 디스크 손상은 **6개월 만에 낫지 않는 경우가 많다.** 6개월 이상 지속되는 목-어깨 통증을 '만성 통증'으로 분류하여 심리적인 스트레스 때문이라고 치부하면 저변에 깔린 디스크 손상에 대한 진단과 치료가 제대로 될 수가 없다. 맹장염에 걸려 배 아픈 아이 앞에서 무당굿 하는 것과 비슷한 상황이 연출된다.

몇 달 혹은 몇 년 동안 낫지 않는 윗등 통증, 팔 통증을 **'만성 통증'이라고 체념해서는 안 된다.** 목 디스크가 손상되었을 가능성이 높고, 찢어진 디스크가 회복될 만하면 다시 손상되고 있을 가능성 또한 대단히 높다. **목 디스크를 잘 아물도록 스스로 노력만 하면 그 지긋지긋한 만성 통증에서 벗어날 수 있음을 알아야 한다.** 큰돈이나 많은 노력이 드는 것도 아니다. 어두운 지하실의 전등 스위치를 켜듯이 인식의 전환이 필요하다.

근막 통증 증후군 – 너 정말 병(病) 맞니?

필자가 재활의학과 전공의 수련을 받던 1980년대 말에는 목덜미나 어깻죽지 근육이 뭉치고 뻣뻣하고 뻐근하여 짓눌리는 듯한 통증을 느껴 재활의학과 진료실을 찾은 환자들은 모두 "근막 통증 증후군(myofascial pain syndrome)"이라는 진단을 받았다. 통증을 느끼는 근육 속에 딱딱하게 근육이 뭉친 덩어리가 만져진다. 그 덩어리를 누르면 매우 아프고 통증이 다른 부위까지 뻗쳐 가는 현상을 보일 때 이를 통증유발점(trigger point)이라 불렀다. 이 부위에 주사 바늘을 찌르면 해당 근육이 강하게 튀고 이후에 통증이 차츰 줄어드는 것이었다. 따라서, 통증유발점에 주사 바늘을 찌르는 것이 주된 치료였다.

그런데 최근 필자의 진료실에서는 목덜미나 어깻죽지 근육이 뭉치고 뻣뻣하고 뻐근하여 짓눌리는 듯한 통증을 호소하는 경우는 십중팔구 디스크성 목 통증의 연관통이라고 진단을 받는다. 목을 이리저리 움직여 통증이 생기는지 확인하고 가져온 경추 MRI가 있으면 자세히 들여다봐서 목 디스크의 상처가 있는지를 확인하는 단계를 거친다. 치료는? 당연히 목 디스크 내부에 작은 상처를 잘 아물 수 있도록 나쁜 자세, 동작, 운동을 피하고 척추위생을 잘할 수 있도록 교육한다.

똑같은 증상과 병적 상황인데 그때는 근막 통증 증후군

이었고 지금은 디스크성 목 통증이라고 진단하는 것이다. 사실은 요즘도 많은 클리닉에서 근막 통증 증후군 진단을 내린다. 물론 통증유발점 치료도 자주 시행되는 치료이다. 그러나 필자는 오래전부터 근막 통증 증후군은 독립적인 병이 아니라 디스크성 목 통증의 연관통의 증상이라고 믿고 있다. 이유는 통증유발점과 근막 통증 증후군에 대한 개념이 의학계에 소개된 지 80년이 넘었고 그동안 수많은 연구가 시도 되었지만 아직도 이 병의 명확한 병리학적 근거를 찾지 못하고 있기 때문이다. **혈액 검사도 해 보고 통증유발점에 대해 세포외액 검사, MRI나 초음파 촬영, 근전도 검사 등도 해 보았지만 특별한 병적인 소견을 발견하지 못하고 있다.**[61, 62] **병의 원인이 확실하지 않다는 것이다. 손으로 통증유발점을 만지는 매우 주관적인 방법 외에 객관적이고도 엄밀하게 진단할 방법이 없다는 것이다.** 주사 바늘로 통증유발점을 치료하여도 몇 주 후면 똑같은 통증으로 진료실을 찾기를 반복하므로 근본적인 치료가 제대로 되고 있는지 심각한 의문을 가진다.

필자도 근막 통증 증후군이라는 현상과 통증유발점에 기계적인 자극을 가하여 통증을 줄이는 과정을 부인하지는 않는다. 그러나 **근막 통증 증후군은 디스크성 목 통증의 한 표현**이라고 본다. 243쪽에 기술한 파인스틴 교수의 의대생 대상 인체 실험의 결과에 따르면 **우리 몸의 깊숙한 부분에 통증을 일으키면 이와 연관된 부분의 근육에 통증이 생기고, 그**

근육이 뭉쳐 누르면 아픈 현상을 보이게 된다. **디스크 내부 상처가 우리 몸의 깊숙한 부분에 통증을 일으키면 이와 연관된 승모근, 능형근, 극상근, 극하근 등의 근육에 통증을 느끼고, 통증유발점이 생기는 것이다. 번개가 치면 천둥소리가 들리듯 목 디스크에 상처가 생기면 목덜미와 어깻죽지 근육에 통증유발점이 생기는 것이다.**

어느 수학 학원의 일타 강사가 그랬다던가? "하늘 아래 새로운 수학 문제는 없다"고. 근막 통증 증후군이 디스크성 목 통증의 한 표현이라고 보는 필자의 가설과 똑같은 생각을 가진 의학자를 문헌 검색에서 발견하였다. 호주 퍼스의 만성 통증 전문가인 존 퀸트너(John Quintner) 박사는 2015년 논문에서 근막 통증 증후군에 대한 중요한 연구 결과들을 정리하면서 **"압통유발점에 대한 진단이 불확실하고 치료 효과도 명확하지 않으므로 근막 통증 증후군의 가설은 기각되어야 한다"**라고 결론을 내린다. 이에 덧붙여 근막 통증 증후군의 압통유발점은 파인스틴 교수의 실험 결과를 근거로 하는 '**연관통과 압통**(referred pain and tenderness) **현상**'일 것이라는 가설을 제시하였다. 필자도 똑같은 생각이다. 논문을 읽다 격하게 소리 친다. "찌찌뽕!"

목덜미나 어깻죽지 근육이 뭉치고, 뻣뻣하고, 뻐근하여 짓눌리는 듯한 통증이 있고 그 부분의 근육이 뭉치고 누르면 아픈 현상은 분명히 존재하는 증상이다. 문제는 이를 통증유발점 때문에 생긴 근막 통증 증후군이라고 진단한다면 통증 유발점을 없애기 위해 주사 바늘로 찌르거나, 보툴리눔 독소를 주입하거나, 심한 스트레칭을 가하는 등의 치료를 하게 된다. **당장은 통증유발점이 없어지지만 며칠 혹은 몇 주가 지나면 똑같은 증상이 다시 살아나게 된다. 왜냐하면 통증유발점을 일으키는 근본적인 문제가 해결되지 않았기 때문이다.** 목 디스크의 상처가 그대로 남아 연관통을 일으키는 한, 통증유발점과 근막 통증 증후군은 낫지 않는다. 아래와 같은 실제 상황이 일어나는 것이다.

목덜미와 어깻죽지 통증이 심하여 클리닉을 찾은 50대 초반 여성 환자. 근막 통증 증후군으로 진단을 받고 통증유발점 주사 치료와 보툴리눔 독소 주사 치료를 수차례 받았다. 치료 과정에서 통증은 호전과 악화를 반복하였다. 지속적인 통증유발점 주사 치료를 받았음에도 만성 통증이 지속되어 해당 클리닉에서는 MRI를 촬영하여 목 디스크의 문제를 발견하고 목 디스크에 전극을 삽입하여 고주파를 흘리는 치료를 시도하였다. 그러나 통증 호전은 거의 없어 필자의 진료실을 찾았고 수개월 동안 지속적인 척추위생 교육으로 통증이 많이 호전되었다**9.3 참조**.

필자는 이렇게 생각한다. **디스크성 통증의 연관통을 우리나라 민간의학에서는 '담'이라고 진단하고 서양의학에서는 '통증유발점에 의한 근막 통증 증후군'이라고 진단한다고.**

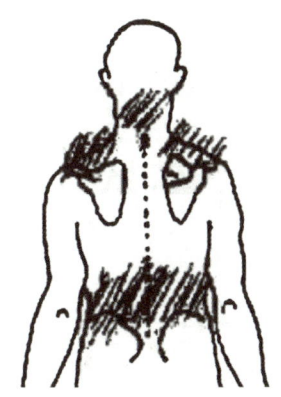
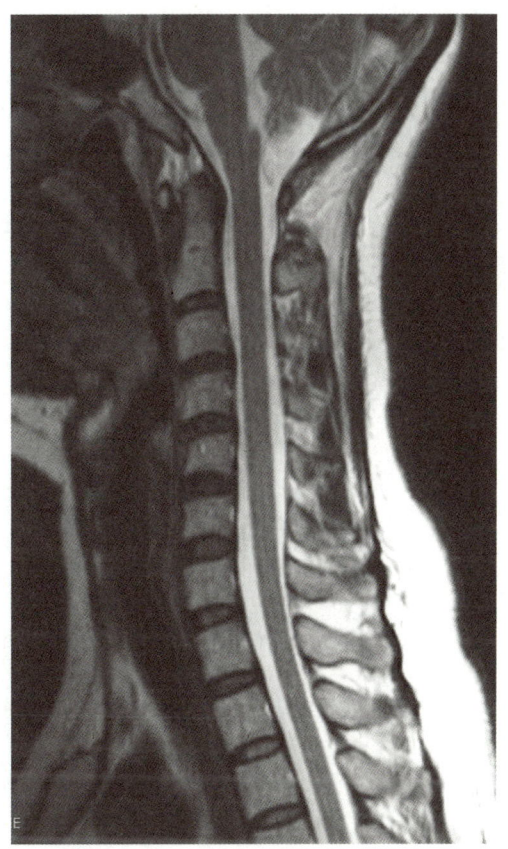
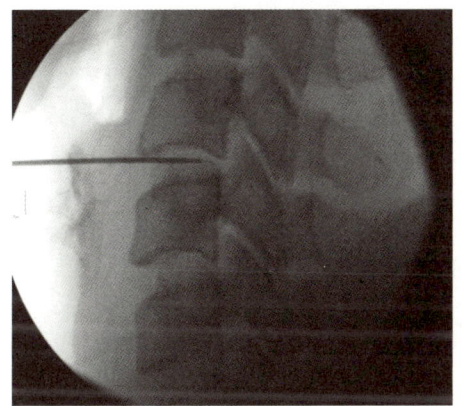

9.3 뒷목과 양쪽 어깻죽지의 근육 뭉침과 통증(왼쪽 위 통증 그림)으로 여러 전문의에게 진료를 받아 근막 통증 증후군 진단을 받고 통증유발점 주사를 여러 차례 맞았던 50대 초반 여성. 많은 전문의를 찾아다니는 과정에서 MRI상(오른쪽 사진) 목 디스크 손상이 별로 확연하지 않음에도 디스크 내장증으로 진단을 받아 수핵성형술(왼쪽 아래 영상)까지 받았다. 수핵성형술 이후에도 수년간 다양한 종류의 치료와 시술을 받았던 병력이 있었다. 디스크성 목 통증의 초기에 나타나는 뒷목과 어깻죽지 근육 뭉침과 통증이 근막 통증 증후군으로 진단되었던 것이다. 디스크성 목 통증의 진단과 이에 대한 적절한 치료 방법을 선택하는 것이 얼마나 어려운지를 알려주는 증례이다.

죽고 사는 병이 아니라 **어떻게 진단해도 상관은 없지만 "담"이나 "근막 통증 증후군"이 디스크의 상처 때문이라는 것을 아는 것이 중요하다. 디스크 상처가 잘 아물도록 자세, 동작, 운동만 조심하면 근본적인 치료가 가능하므로.**

섬유근육통 - 근막 통증 증후군의 온몸 버전?

섬유근육통(fibromyalgia)라는 병명이 있다. 3개월 이상 지속되는 만성 통증이 온몸을 침범하고, 피로감, 불면증, 인지기능 장애까지 초래하는 질환이다. 그러나 근막 통증 증후군과 마찬가지로 아직도 정확한 병태생리가 밝혀지지 않아 객관적인 진단 방법이 없다. 1970년 진단 기준이 처음 발표된 이후 1990년, 2010년, 2011년, 2016년, 2019년 등 여러 차례 진단 기준이 바뀌는 것[63]만 봐도 뭔가 객관적이고 과학적인 진단이 어렵다는 것을 알 수 있다. 여러 전문가들이 기술하는 **섬유근육통의 증상과 증후는 분명히 존재한다. 그러나 그 임상적 증상과 증후에 대한 객관적인 병리(病理)와 병인(病因)이 정확히 밝혀지지 않고 있다. 신기한 것은 섬유근육통의 임상 양상이 다발성 디스크 손상에 의한 디스크성 통증과 연관통의 증상과 너무나 흡사하다.**

섬유근육통의 진단 기준에 압통점을 찾는 기준이 확립된

적도 있고, 근막 통증 증후군이 섬유근육통과 관계가 깊다고 보는 학자들이 많은 만큼[62, 64, 65] **근막 통증 증후군의 전신(全身) 버전**이라고 보면 될 것이다. 즉, **디스크성 통증이 한두 개의 디스크에서 생기면 근막 통증 증후군이 되고 경추, 흉추, 요추의 여러 디스크가 오른쪽 왼쪽 모두 상처를 입으면 상하체와 좌우를 모두 침범하는 전신성 통증이 3개월 이상 지속하게 되고 그것이 섬유근육통으로 진단될 가능성이 아주 높다고 보는 것이 필자의 시각**이다. 아래의 실제 증례를 보자.

9.4는 10여년 전부터 온몸 여기저기 아픈 40대 후반 여성의 통증 그림과 영상 소견이다. 진통제를 오랫동안 복용하고 여러 병원을 찾아다니며 갖은 시술을 받았으나 통증은 호전 악화를 반복하는 양상이라 어느 대학병원에서 '섬유근육통' 진단을 받았다. 극심한 피로감을 느끼고 아침에 일어날 때 통증이 더 심해지는 양상이라 강직성 척추염과 같은 척추관절염의 가능성도 보였던 환자였다. 그러나 단순 방사선 소견, 뼈스캔이나 혈액검사에서 강직성 척추염의 소견은 보이지 않았다. 척추 MRI 영상을 얼핏 보면 **9.4 가운데 참조** 큰 문제가 없어 보이나 확대를 해서 자세히 보면 **9.4 오른쪽 참조** 경추(목), 흉추(가슴), 요추(허리)의 여러 디스크에서 작은 후방 섬유륜 손상이 관찰되는 양상이었다.

경, 흉, 요추의 여러 디스크가 손상되어 다발성 디스크성 통증과 연관통으로 온몸의 근골격계 통증이 생기며 찢어진

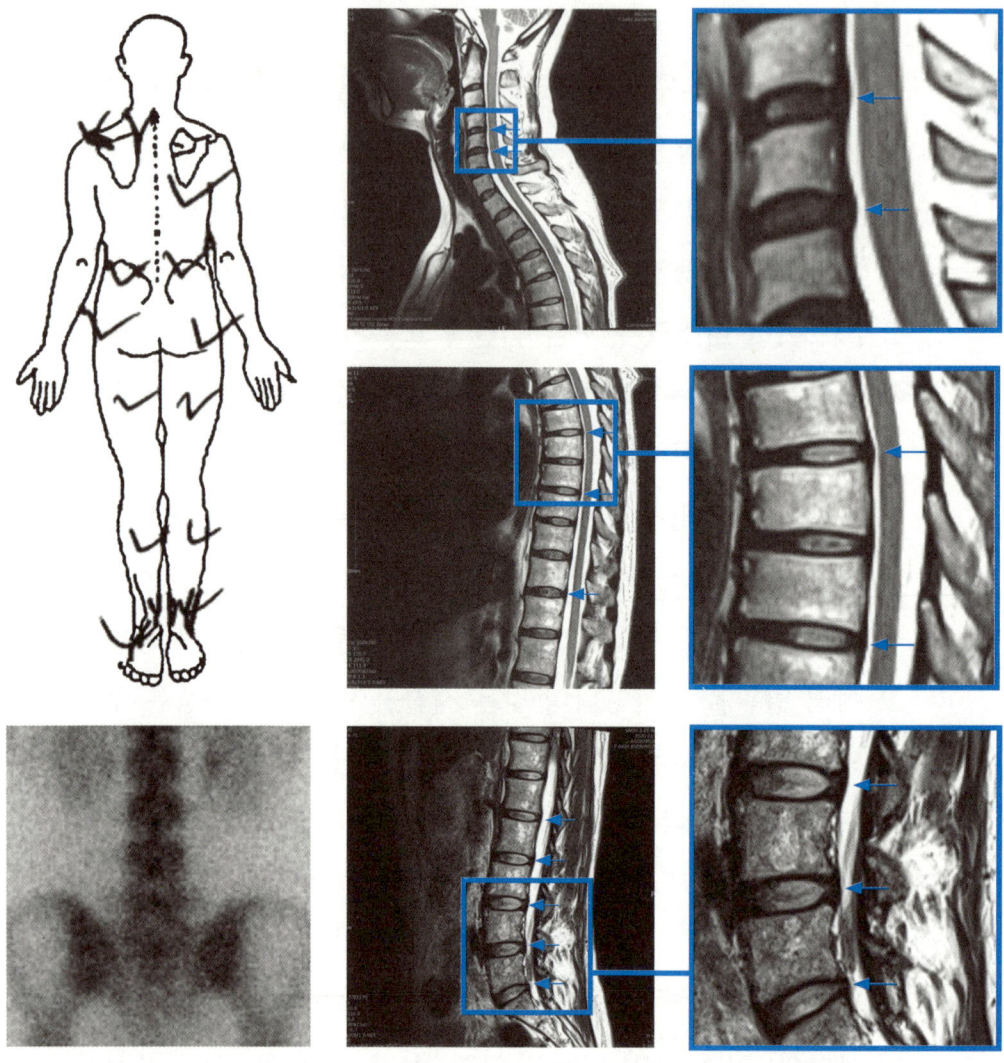

9.4 10년 넘게 전신을 침범하는 만성적인 근골격계 통증으로 '섬유근육통' 진단을 받고 오랜 기간 진통제를 복용하며 여러 가지 시술을 받았으나 악화와 호전을 반복하여 괴로움속에 살아가던 40대 후반 여성의 통증 그림과 영상 소견. 뼈스캔(왼쪽 아래)상 강직성 척추염과 같은 자가면역성 질환은 아닌 것으로 확인되었고 경추(가운데 위), 흉추(가운데 중간), 요추(가운데 아래) MRI 영상에서 여러 개의 디스크에 작은 후방 섬유륜 손상과 돌출이 관찰(화살표와 오른쪽 확대된 영상)되었다.

디스크가 아물었다가 다시 찢어지는 상황이 반복이 되면서 **10년 이상 만성적 통증을 일으키고 있었던 것이다.** 다행스럽게도 환자는 3개월간의 철저한 척추위생으로 요추전만과 경추전만 자세가 좋아지면서 전신성 통증이 많이 호전되었다. **10년 묵은 만성 통증이 나쁜 운동을 중단하고 좋은 자세를 유지하면서 해결된 것이다.**

환자가 겪는 온몸의 통증이 목, 가슴, 허리 디스크의 작은 섬유륜 손상에 의한 디스크성 통증의 연관통이라 환자가 척추 디스크에 나쁜 자세, 동작, 운동을 많이 하면 섬유륜이 더 찢어져 온몸에 연관통을 심하게 느끼다가 나쁜 자세, 동작, 운동을 적게 하면 찢어졌던 디스크가 아물면서 전신 통증도 호전된 것이었다.

이와 같이 오랫동안 낫지 않는 온몸의 고통을 원인도 모른 채 병명만 지어 둔 '섬유근육통'이라고 한통치지 말고 경, 흉, 요추의 다발성 디스크 손상 때문이라는 사실을 인정하면 10년의 고통을 3개월 만에 해결할 수 있는 실마리가 잡힌다.

오랫동안 온몸으로 통증을 느끼며 괴로워할 때 이를 정확한 병리(病理)와 병인(病因)도 모르는 섬유근육통이라는 막연한 진단에 의존하지 않아도 다발성 디스크성 통증과 연관통으로 얼마든지 설명이 된다는 뜻이다. 만성적 전신적 근골격계 통증을 '다발성 디스크성 통증과 연관통'으로 진단하면 통증의 원인-디스크 섬유륜의 손상-도 분명하고, 통증이 생기

는 기전-디스크성 통증과 연관통-도 분명해진다. 뿐만 아니라 찢어진 디스크만 잘 관리하여 다시 아물게 하면 그토록 괴로운 만성 통증을 근본적으로 치료할 수 있다.

목, 가슴, 허리의 척추 속에 찢어진 여러 개의 디스크를 어떻게 치료하느냐고? 2권 14장 '스위스 치즈 척추위생: 목 디스크 100년 동안 사용하는 방법'과 15장 '목 디스크가 운동을 만날 때 – 4마라 4하라'를 3회씩 정독하면 답이 나온다.

외삼촌, 이렇게 한번 해보세요!

9.5는 섬유근육통으로 진단받고 필자의 진료실을 찾았던 환자들이 첫 진료 때 기록한 통증 그림이다. 그림만 봐도 무시무시한 통증이다. 수년 동안 이런 통증을 가지고 산다면 그 고통은 얼마나 심할 것인가? 10년 이상 여러 진료과를 돌아다니며 온갖 치료를 다 받아도 전혀 낫지 않는다고, 점점 더 심해진다면서 진료실을 찾아 온 분도 있었다. 이 환자들은 모두 **임상 증상, MRI 영상, 자연경과 등을 통하여 다발성 디스크성 통증으로 확인**되었다.

다발성 디스크성 통증이 있는 경우 **척추위생을 열심히 하면서 디스크 상처가 아물 수 있는 충분한 시간이 지나면 일상생활을 할 때는 거의 아프지 않을 정도로 좋아진다.** 물론

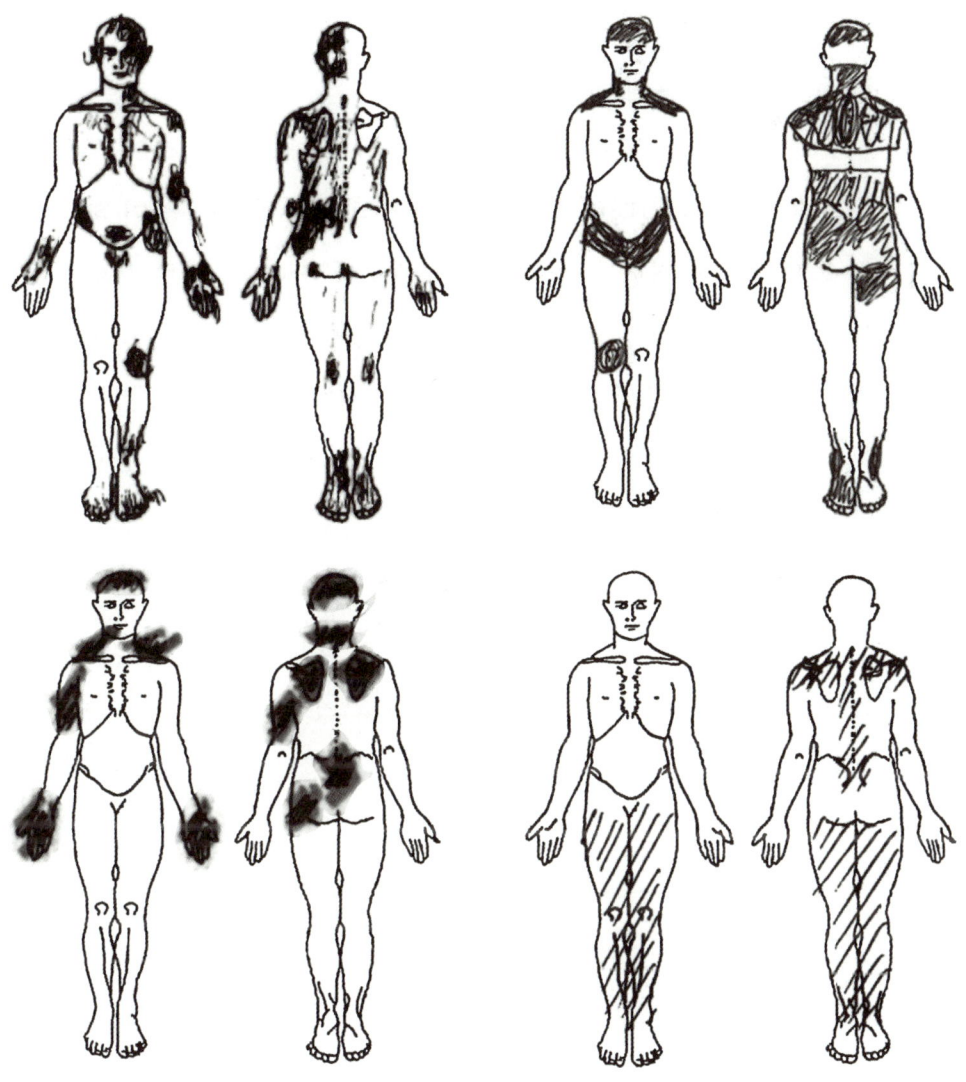

9.5 섬유근육통으로 진단받은 환자들의 통증 그림. 모두 다발성 디스크성 통증으로 확인되었다. 주변에 이런 통증을 가진 분들은 다발성 디스크성 통증이 아닌지 반드시 확인해 보는 것이 좋다. 허리와 목에 나쁜 자세, 동작, 운동만 피하면 쉽게 해결될 수 있기 때문이다.

강한 운동이나 노동을 하면 약한 디스크가 가볍게 손상되어 한동안 전신 통증이 찾아올 때도 있다.

따라서 혹시 **독자들 주변에도 이런 형태의 전신적인 통증을 가진 분이 있다면 다발성 디스크성 통증일 가능성이 매우 높으므로 철저한 척추위생을 권해보기 바란다. 따로 돈이 들어가는 것도 아니고 대단한 노력이 필요한 것도 아니다. 허리와 목에 나쁜 자세, 동작, 운동만 피하면 그 분들이 매일 먹고 있는 수많은 약과 수시로 받는 주사, 시술, 각종 치료 등을 차츰 끊을 수 있게 될 것이다.** 이 어찌 보람되지 아니할까? 어머니, 아버지, 이모, 고모, 삼촌, 혹은 직장 동료 중에 남모를 전신 통증으로 고생하며 허구한 날 이 병원 저 병원을 전전하는 분이 없는지 꼭 한번 확인해 보기 바란다.

목이냐, 어깨냐? 그것이 문제로다

2년 전부터 시작된 오른쪽 견갑골 통증으로 50대 여성이 진료실을 찾았다. 견갑골 쪽에 따가운 통증, 칼로 찌르는 통증이 심해 어깨 MRI를 촬영했더니 회전근개 힘줄에 찢어진 부분이 발견되어 8개월 전에 어깨 수술을 받았다. 그런데 아픈 것을 해결하려고 수술을 받았음에도 여전히 똑같이 아프다고 한다. 어찌된 영문일까? 외부 병원에서 가져온 영상을 보니 어깨에는 약간의 힘줄 손상이 있고 경미한 목 디스크 탈출이 보인다. 목과 어깨를 수차례에 걸쳐 이리저리 만져 보고서야 어깨의 병 때문이 아니라 목에 생긴 문제라는 것을 알게 되었다. 왜 이리 복잡한 것일까? **목에 병이 생겨도 어깨 근처가 아프고, 어깨에 병이 생겨도 어깨 근처가 아프기 때문이다.** 그러나 자세히 들여다보면 같은 '어깨 근처'라도 좀 다르다. **아픈 부위와 통증의 느낌이 다르다.**

목 디스크 내부 손상이 있을 때, 즉 디스크성 목 통증이 있을 때는 주로 목덜미, 어깻죽지, 승모근, 윗등이 아프다. 목 디스크 손상이 심해져 디스크 탈출증으로 진행되면 수핵이 흘러나와 팔로 가는 신경뿌리에 묻어 염증을 일으킨다. 그제야 비로소 팔에서 통증이 느껴진다. 팔의 근육 속이 욱신거리기도 하고 뼛속이 곪는 것 같기도 하고 피부를 바늘로 찌르거나 전기에 감전된 것 같은 느낌이 온다.

이에 비해 어깨 통증을 일으키는 병은 속칭 '오십견'이라고 하는 유착성 관절낭염(어깨 속의 관절막에 염증이 생겼다가 흉터가 생기면서 어깨가 굳어 가는 병, '동결견'이라고도 한다.), 회전근개 힘줄 손상 혹은 석회성 건염 등이다. 이런 병들로 인한 통증은 대부분 삼각근이 팔뼈에 붙는 부분(어깨보다 약간 아래, 위팔뼈의 위 3분의 1 부분)에 집중된다 **9.6 참조**. 왜냐하면 **어깨 병들은 정도의 차이가 있으나 공통적으로 어깨 관절막 속의 활액막에 염증을 만들어 관절막 통증을 일**

으킨다. **어깨 관절막 통증의 연관통이 어깨 바로 아래 부분으로 전달되기 때문이다.**

목과 어깨 병을 구별하는 또 다른 감별점은 어깨와 목을 움직여 보면 된다. 손을 뻗거나 팔을 들어 올리는 동작과 같이 **어깨를 움직일 때 통증이 심해진다면 어깨 병이고 목을 돌**

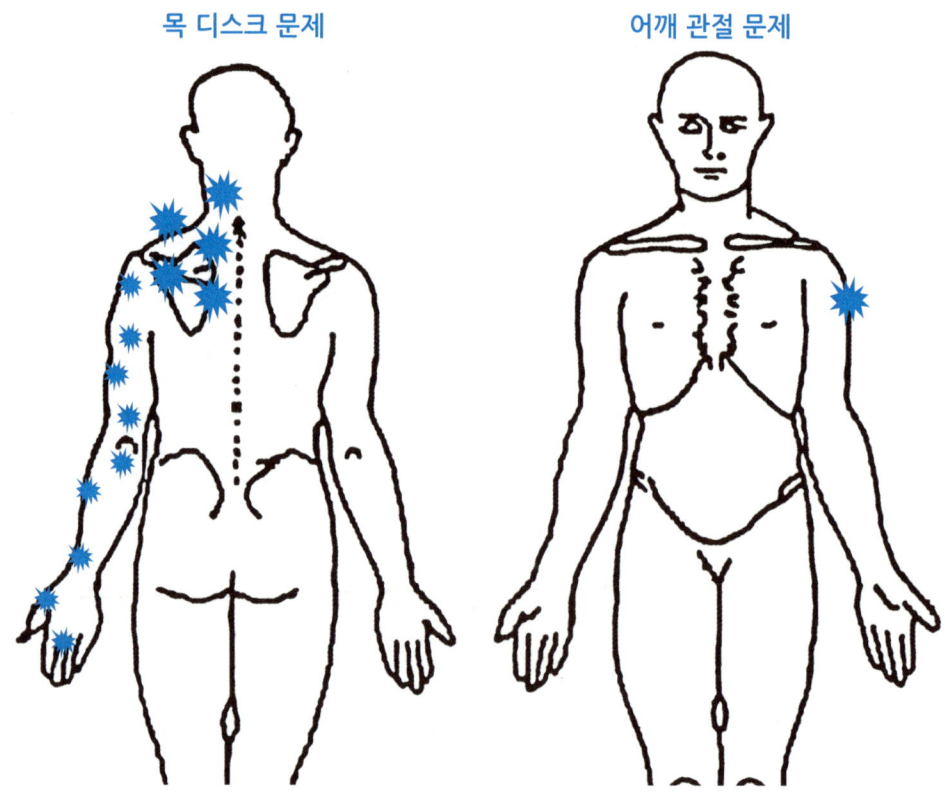

9.6 목 디스크 문제(왼쪽)일 때와 어깨 관절 문제(오른쪽)일 때 전형적으로 통증을 느끼는 부위를 폭발무늬로 표시하였다. 목 디스크 문제일 때 팔 통증은 반드시 오는 것이 아니라서 작은 폭발무늬로 표시하였다.

릴 때 아프면 목 병이다. 목을 뒤로 젖히면서 어깨가 아픈 쪽으로 고개를 돌릴 때 어깻죽지 통증이 심해지는 양상을 스펄링 증후(Spurling sign)라고 하여 목 디스크 탈출증의 전형적인 양상으로 손꼽힌다.

9.7과 같이 목을 뒤로 젖히고 아픈 쪽으로 돌리면 탈출된 목 디스크가 옆, 뒤쪽으로 밀리면서 염증이 생긴 신경뿌리가 지나가는 신경 구멍을 좁게 만든다. 신경뿌리가 눌리면서 통증이 더 심해지는 것이다. 스펄링 증후는 민감도는 낮고 특이도는 높다. **스펄링 증후가 보이면 목 디스크 탈출증일 가능성이 높지만 이 증후가 안 보인다고 해서 목 디스크 탈출증이 아니라고 말할 수는 없다**는 뜻이다. 목 디스크 탈출증이 있어도 스펄링 증후가 없을 때가 많다. 스펄링 증후는 신전동작과 연관이 높기 때문에 잘 숙지해 두는 것이 좋다.

어깨 병이나 목 병 모두 **밤에 잠을 자면서 더 통증이 심해지는 양상을 보인다. 수면 중 염증 부위가 부어 오르는 것(부종, 浮腫)이 가장 큰 원인이다.** 그뿐만 아니라 잠을 자다 보면 아픈 어깨를 깔고 옆으로 누울 수도 있고 목이 많이 구부려지거나 뒤로 젖혀질 수도 있다. 어깨 병이 있으면 전자의 자세에서, 목 병이 있으면 후자의 자세에서 통증이 유발된다.

또 다른 감별 지점은 어깨 병의 경우 아래팔이나 손까지 통증을 일으키는 경우는 거의 없다. 어깻죽지, 견갑골, 윗등 쪽에 통증이 생기는 경우도 매우 드물다. 즉, 목 병일 경우 어

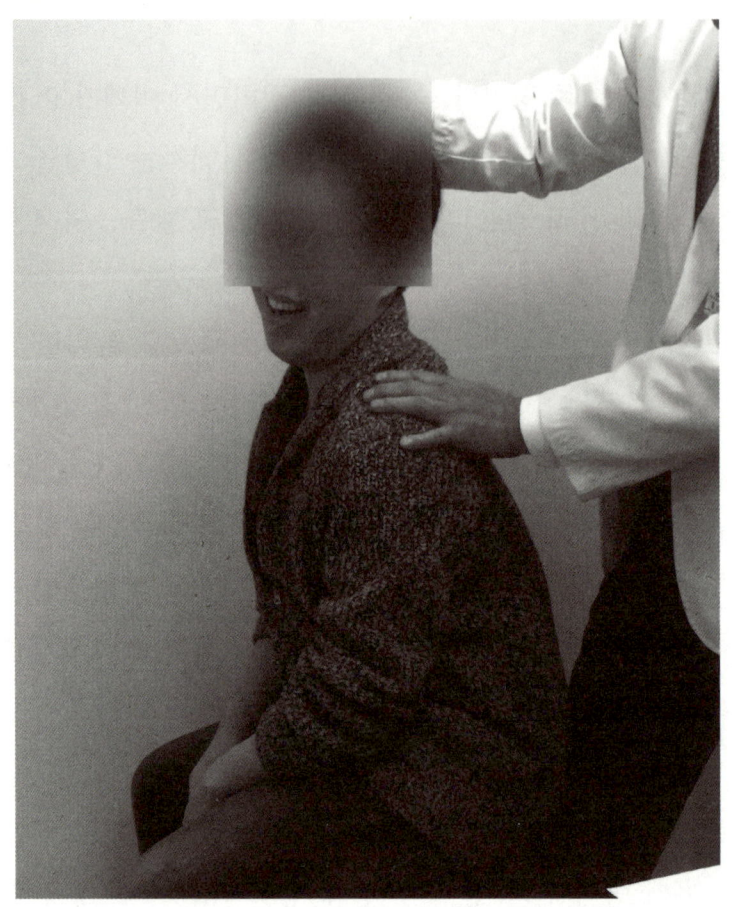

9.7 목 디스크 탈출증일 가능성을 시사하는 스펄링 증후. 고개를 아픈쪽으로 돌리면서 뒤로 젖히면 어깻죽지와 팔로 뻗치는 통증이 갑자기 심해진다. 사진의 환자가 입을 딱 벌릴 정도로 아파하는 것을 확인할 수 있다.

깨 병에 비해 훨씬 더 넓고 다양한 부위에서 통증을 유발할 수 있다. 이상의 내용을 종합하여 다음 쪽의 표로 정리하였다. **어깨가 아플 때 어깨 병 때문인지 목 병 때문인지 감별할 때 좋은 참고가 될 것이다.**

표: 목 디스크와 어깨 관절 문제의 비교

	목 디스크 문제	어깨 관절 문제
흔한 질환	디스크 내부 손상(내장증) 디스크 탈출증	유착성 관절낭염(동결견) 회전근개 힘줄 손상 혹은 석회성 건염
아픈 부위	목, 어깻죽지, 승모근, 윗등	어깨 바로 아래
통증 유발 동작	목을 뒤로 젖히거나 돌리기	팔을 들기 혹은 돌리기
수면중 통증	흔하다	흔하다
통증의 범위	넓다	좁다(어깻죽지, 견갑골, 아랫팔, 손 통증 드물다)

목 병과 어깨 병, 이렇게 다른 점이 많은데 왜 헷갈린다는 말인가?

어깨 병과 목 병의 전형적인 통증 양상만 보면 혼란스러울 이유가 없어 보인다. **어깨 바로 아래가 집중적으로 아프면 어깨 병이고 어깻죽지, 팔 전체, 손까지 아프면 목 병이라는 것이다.** 딱 부러지는 차이가 보이는데 왜 목 병인데 어깨 수술을 하는 일이 생기는 것일까? 진료실에서 가장 어려운 것이 어깨 병과 목 병을 감별하는 거라는데, 그것은 왜일까? 그것은 네 가지 이유 때문이다.

첫째, **비전형적인 임상 양상이 드물지 않기 때문이다.** 어깨 병일 때는 아래팔, 손, 어깻죽지 통증이 드물기는 하지만 전혀 없는 것은 아니다. 특히 유착성 관절낭염이나 석회성 건염이 매우 심할 때는 통증이 어깨 바로 아래를 벗어나 팔꿈치를 지나 아래팔까지, 심지어는 손가락까지도 아프게 된다. 견갑골 쪽이 아픈 석회성 건염도 드물지 않게 본다.

9.8는 유착성 관절낭염 환자들이 그린 통증 그림이다. 팔로 뻗치는 통증이라 얼핏 보면 목 디스크 탈출증으로 오인하기 십상이다. 이들은 목과 어깨를 움직여 봐서 어깨를 움직일 때 통증이 심해지는 것을 확인하여 감별이 가능했다. 그러나 목과 어깨를 움직여 봐도 감별이 어려운 경우가 있다. 예를 들면 어깨 병이 있는 경우 손을 등 뒤로 돌리는 동작 — 뒷짐을 지는 동작 — 때 통증이 심해지는 양상이 많은데 목 디스크 탈출증이 심해도 같은 양상을 보인다. 염증이 심한 신경뿌리가 당겨지면서 아프기 때문이다. 쉽지가 않다.

둘째, **어깨 병과 목 병이 같이 존재하는 경우가 많다.** 목 디스크 병은 정상 성인의 60퍼센트가 겪는 병이고 회전근개 힘줄 손상은 50대 이상 정상인의 30~40퍼센트가 겪는 병이다. 두 가지 병을 동시에 가지고 있을 가능성이 결코 낮지 않다. 자동차를 오래 타다 보면 엔진과 미션에 동시에 고장이 생길 수 있는 것과 동일한 이치다.

셋째, **한 가지 병이 다른 병을 불러온다.** 주로 목의 병이 어깨 병을 잘 일으킨다. 목 디스크 치료를 하고 몇 달 후 유착성 관절낭염이나 회전근개 힘줄 손상으로 다시 찾아오는 환자들을 흔히 본다. 그 이유는 명확하지는 않으나 목 디스크 탈출증 때문에 6번 혹은 7번 목 신경이 약해지고 그 신경의 지배를 받는 견갑골 주변 근육의 움직임이 둔해지기 때문이라는 해석이 있다. 이에 반해 어깨 병을 앓고 나서 그것 때문에 목의 문제가 생기는 경우는 흔치 않다. 만약에 생겼다면 그것은 우연히 같은 시기에 발생했을 가능성이 높다. 목(경추)이 어깨를 관장하는 상급 기관이기 때문이다.

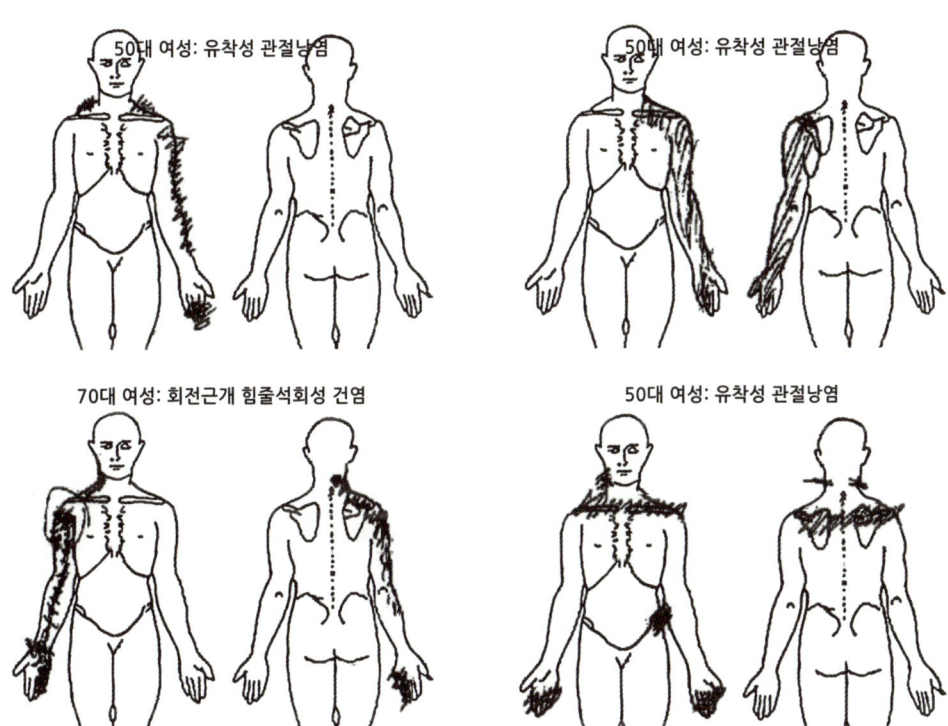

9.8 어깨 병으로 확진 받았던 환자들이 초기에 그렸던 통증 그림. 목 디스크 질환 때 보이는 통증이 여기서도 보인다. 169쪽 **5.2**에 나오는 목 디스크 탈출증과 내장증의 통증 그림와 매우 유사하다. 통증 부위만으로는 목 디스크병이라고 단정할 정도다.

넷째, **MRI 때문이다.** 목과 어깨 속을 훤히 들여다볼 수 있는 MRI 때문에 오히려 감별이 어렵다? 이런 궤변이 어디 있나? 그렇지만 사실이다. 2006년 영국 세인트마리병원 정형외과의 피터 레일리(Peter Reilly)는 「죽은 사람과 방사선과 의사는 거짓말을 하지 않는다(Dead men and radiologists don't lie)」라는 재미있는 제목의 논문을 출판한다. '시신을 해부해서 얻은 데이터와 방사선과 의사의 판독 결과가 신기하게도 일치'했기에 붙인 제목이었다. 그때까지 나와 있던 회전근개 힘줄 손상의 유병률에 대한 보고서들을 모두 종합해 보니, "어깨 통증이 전혀 없는 정상 성인의 26.2퍼센트에서 MRI상 회전근개 힘줄 파열이 있었고 시신 해부(당연히 어깨가 아픈지 안 아픈지 모른다)에서는 30.24퍼센트에서 파열이 있었다."라는 것이 논문의 요점이다. **눈여겨봐야 할 점은 대부분의 사람들은 회전근개 힘줄 파열이 있어도 어깨에 전혀 불편을 느끼지 않고 평생 살아간다는 것이다.**

무(無)증상 목 디스크에 대해서는 훨씬 더 일찍부터 보고되었다. 1987년 캘리포니아주립대학교 로스앤젤레스캠퍼스 의과대학 방사선과 루이스 테레시(Louis M. Teresi) 교수는 "목 관련 통증이 전혀 없는 100명을 MRI로 검사했더니 45~54세에서는 20퍼센트, 64세 이상에서는 57퍼센트에서 무증상 목 디스크 탈출증이 있다."라는 결과를 발표했다.[66] 그 논문의 첫 문장이 인상적이다.

"경추부 MRI는 다른 어떤 영상 검사보다 구체적인 해부와 병적 변화를 보여 주지만 그것들의 임상적 의미는 알려 주지 못한다.

Manetic resonance images of the cervical spine show anatomic detail and pathologic changes unlike any other imaging modality, but does not reveal their clinical significance."

MRI 기술이 개발되어 인류 최초로 살아 있는 사람을 스캔한 것이 1977년이었음을 생각하면 참으로 일찍부터 MRI의 한계를 꿰뚫어 보았던 선각자라 할 수 있다.

앞서 설명한 것처럼 **MRI는 관절과 척추의 병변을 아주 자세히 보여 주기는 하나 상처와 흉터를 구분하지 못한다** 『백년허리 치료편』 300쪽 '상처와 흉터를 구분하지 못하는 MRI' 참조. 따라서 어깨 통증으로 어깨 MRI를 찍었을 때 어깨 병(예를 들어 회전근개 힘줄 파열)이 보여도 그것이 정말로 지금의 불편함을 초래한 원인인지 아닌지를 알기가 쉽지 않다. 무증상 파열이 우연히 발견된 것일 수도 있기 때문이다.

앞에서 소개한 50대 여성이 바로 그런 경우이다. 목 MRI도 마찬가지다. **MRI에 보이는 목 디스크 탈출이 지금의 통증을 일으키는 '상처'인지 아니면 과거 모르고 지나간 통증의 '흉터'인지 알아내는 것이 참으로 중요하다.**

이 정도 듣고 나니 답답해진다. 비싼 돈 주고 찍은 MRI 때문에 더 헷갈린다니! **정답은 임상 증상과 MRI를 잘 종합하는 것이다.**

목의 문제와 어깨 문제를 감별하는 중요한 증후가 하나 더 있다. 바로 '배코디 증후(Bakody sign)'라는 것이다.

목 디스크 탈출증이 심해서 신경뿌리 염증으로 눈물 나게 아픈 사람들은 진료실에 **9.9**와 같은 자세로 들어온다. **팔을 자연스럽게 내리기만 해도 염증이 생긴 신경뿌리가 당겨서 엄청나게 아프기 때문에 유치원이나 초등학교에서 배운 적이 없는데도 손을 들어 뒤통수나 목덜미를 잡게 된다.** 독자들의 어머니나 아버지 혹은 오랜만에 만난 외삼촌이 이런 자세로 앉아 있으면 "목 디스크 탈출증 가능성이 높으니 빨리 병원에 가보시라"고 조언해 드리면 다음 해 새뱃돈을 두둑하게 챙길 수 있을 것이다.

어깨 병이 있을 때는 이 자세가 오히려 불편하다. 손을 어깨 위로 들기가 힘들기 때문이다. **어깨가 눈물 나게 아픈데 아픈 쪽 손으로 목덜미나 뒤통수를 잡아서 편해진다면 목 디스크 탈출증이 분명하다. 목을 건강하게 하는 치료에 전념하면 된다는 뜻이다.**

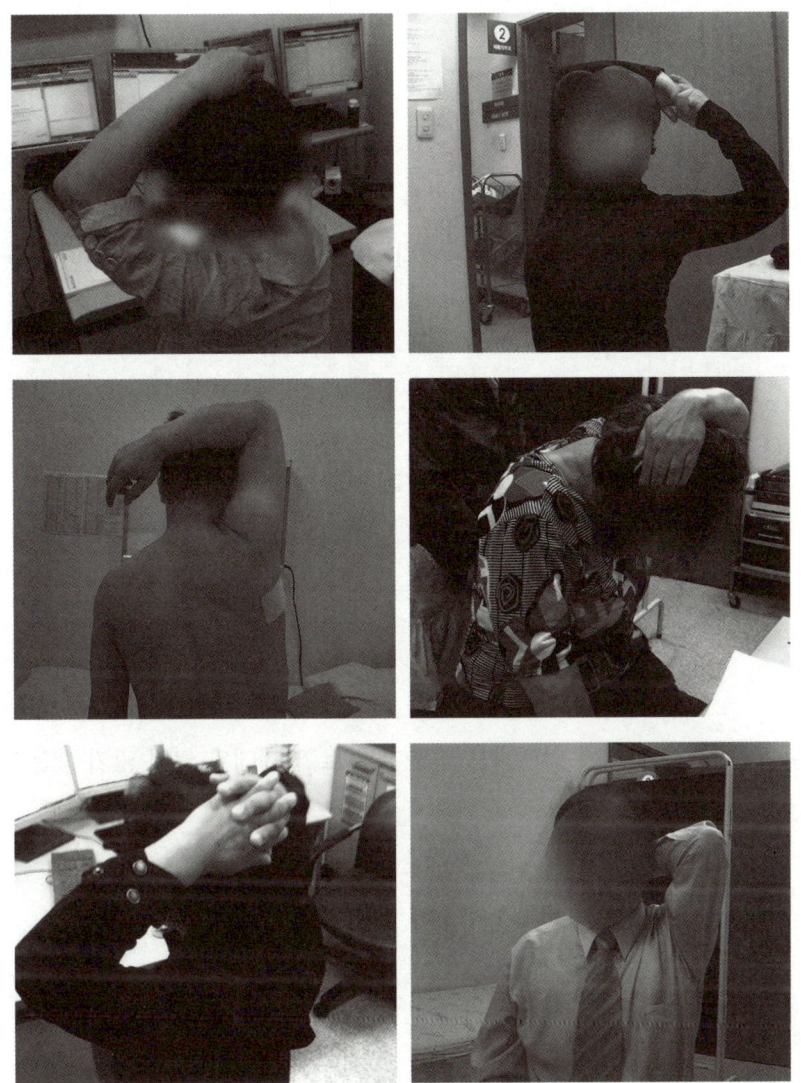

9.9 여러 목 디스크 탈출증 환자들이 마치 약속이나 한 듯 보여 주는 배코디 증후(Bakody sign). 심한 목 디스크 탈출증이 있을 때 누가 가르쳐 주지 않아도 통증을 줄이기 위해 취하는 전형적인 자세다. 사람마다 약간의 차이가 있는 것이 특징적이다.

요점 정리

1 목 디스크병의 진단이 쉽지 않을 때가 많다. MRI에 보이지 않는 작은 상처도 큰 통증을 일으킬 수 있다. 또 MRI에 보이는 큰 병변이 지금 아픈 원인인지 확인하기가 어렵다. MRI는 흉터와 상처를 구분하지 못하기 때문이다.

2 목 디스크병에 대한 정확한 진단을 위해서는 디스크 탈출로 인한 방사통과 디스크 내부 손상으로 인한 연관통을 정확히 이해해야 한다.

3 목 디스크병으로 인한 통증을 "심인성 질환"이나 막연한 "만성 통증", "근육 통증"이라고 진단하면 안 된다. 그러한 오진은 참으로 간단한 목 디스크 치료를 외면하도록 하여 치료가 제대로 되지 않기 때문이다.

4 근막 통증 증후군과 섬유근육통은 디스크 내부 손상 즉, 디스크성 통증의 표현일 가능성이 높다. 찢어진 디스크만 잘 붙이면 지긋지긋한 통증에서 쉽게 벗어날 수 있다.

5 목 병과 어깨 병의 구분은 통증의 위치, 통증을 유발하는 동작 등을 잘 살펴보면 된다. 그래도 구분이 어려운 경우가 드물지 않다. 이때는 경험이 많은 전문가의 도움이 필요하다.

9장 오늘도 방황하는 목 디스크 진단

나의 목 디스크 탈출기

백년목 초판 뒷이야기

마지막으로 필자가 겪었던 목 디스크 병의 경험을 공개한다. 의사들 중에 간혹 자신이 병을 앓고 치료했던 과정을 대중 앞에 내보이는 경우가 있다. 마치 자기 고백이나 신앙 간증을 하듯이. 얼핏 보면 의학적 전문 지식을 가진 사람이 겪은 내용이라 그 정확성이나 신빙성이 높아 보여 많은 사람들의 공감을 산다. 그런데 필자는 그런 식의 '의사들 투병기'에 상당히 회의적인 입장이다. '그건 당신 개인적인 경험일 뿐이다. 일반적인 상황에까지 적용될 거라는 보장이 있나?' 하는 생각이 들기 때문이다.

똑같은 병이라도 사람마다 증상, 자연경과, 치료 과정이 다른 법인데 의사 자신이 겪은 주관적인 상황을 자신이 의사라는 이유만으로 무책임하게 일반화하는 것은 옳지 않다고 본다. 의학은 엄정한 자연 과학의 기반 위에서 냉철하고 객관적인 판단 하에 수행되어야만 의미가 있다. 의미가 있다는 것은 많은 아픈 사람들에게 실제적인 도움이 될 수 있다는 뜻이다. 비록 의학 전문가라고 하더라도 자신의 주관적인 경험을 섣불리 일반화하는 순간 과학적 기반은 무너질 것이 분명하다. 진단과 치료의 정곡을 향하던 활시위가 흔들리게 되는 것이다.

필자는 대학 때부터 강도 높은 웨이트트레이닝을 하면서 척추와 관절에 손상을 많이 겪었다. 남부럽지 않은 허리와 목 디스크 손상과 탈출도 가지고 있다. 가벼운 디스크 탈출로 아프다고 호들갑을 떠는 지인들을 보면 '엄살 떨지 마라. 내 디스크 한번 볼래?' 하면서 야코를 죽인다. 필자가 『백년허리』를 출판하고 또 이번 『백년목』을 집필하게 된 것도 스스로가 고통을 겪어 봤기 때문에 디스크로 고생하는 사람들에게 정확한 정보가 필요함을 느낀 이유가 크다.

그렇지만 지난해 출판되었던 『백년허리』의 서문에 필자 자신이 겪었던 허리 통증에 대해서 좀 써 보라는 출판사 편집장의 권유가 그리 달갑지는 않았다. 공영 방송에서 『백년허리』를 주제로 특강을 했을 때 담당 피디도 같은 주문을 했다. 물론 내키지 않았다. 혹시 내가 주장하는 이론들이 '주관적 경험의 섣부른 일반화로 비춰지지 않을까?' 하는 걱정 때문이었다.

작년에 『백년허리』가 출판되고 나서 독자들의 반응을 보기 위해 인터넷을 들여다봤다. 책에 소개된 운동을 해서 큰 도움을 받았다는 댓글 바로 다음에 '악플'이 달린다.

"순 엉터리다. 신전동작을 따라 했더니 더 아프더라!"

아마도 주의 사항을 제대로 읽지 않았나 보다. 그런데 그다음 댓글이 인상적이다.

"이 책도 엉터리인가 보네. 진짜로 허리 아파 본 의사가 제대로 쓴 허리 책은 없나?"

잠시 생각에 잠긴다. 엄정한 과학적 사실에 근거한

정보만으로는 충분치 않다는 것인가? 저자의 주관적 질병 경험이 더 중요하다는 뜻인가? 아마도 독자들이 그동안 접했던 전문가들의 주장이 실제 상황과는 크게 달랐기 때문이 아닐까 하는 생각이 들었다. 다행스럽게도(?) 필자는 누구보다 심한 허리 통증을 앓았고 그 내용을, 내키지 않는 마음으로, 책의 서문과 공중파 방송에서 널리 알렸던 터다. 바로 다음 댓글이 이를 증명했다.

"이 책 쓴 아저씨도 허리 많이 아팠다는 것 같던데?"

나의 목 디스크 탈출기의 서두를 이렇게 장황하게 시작하는 이유는 필자의 디스크 탈출증 경험이 모든 목 디스크 환자에게 동일하게 적용될 것이라는 오해를 막기 위함이다. 사람은 누구나 각자의 유전적 특성이 다르다. 척추 디스크가 유전적인 요인에 크게 의존한다는 것은 앞에서도 언급했다 46쪽 '쌍둥이의 척추에서 찾은 비밀' 참조.

디스크 퇴행과 손상의 40퍼센트는 유전적으로 결정된다. 노화로 인한 영향이 10퍼센트인 것에 비하면 엄청나다. 30대 청년의 디스크보다 80대 노인의 디스크가 더 싱싱할 수 있다는 것이다. 생활 습관, 평소의 자세 등도 제각기 다르기 때문에 필자의 경험을 일반화하지 말고 '아, 이런 사람도 있구나.' 하는 정도로 받아들이시라는 뜻이다.

필자는 마흔이 넘어서까지 과도한 무게로 스쿼트 운동을 지속하면서 좌골신경통과 극심한 디스크성 요통을 겪었다. 4~5년 동안 허리를 고치기 위해 여러 가지 스트레칭과 근력 강화 운동을 하면서 통증은 점점 더 깊어졌다. 하루도 아프지 않은 날이 없이 살다가 2010년 이후 이 모든 것이 잘못된 허리 운동때문이라는 것을 깨닫고 완전히 중단했다.

　2011년은 요추전만과 자연복대를 유지하면서 서서히 허리 통증이 줄어들고 있을 때였다. 요즘 직장인들 누구나 그러하듯이 작은 노트북 하나 들고 시간만 나면 어디서라도 쭈그리고 앉아서 온갖 잡일을 처리하는 것이 일상이었다. 연구 계획서 마감이나 강의를 앞둔 날이면 13인치 노트북 컴퓨터 화면에 코를 박고 밤을 꼬박 새우면서 지냈다.

　그러던 어느 날, 아침에 일어나니 오른쪽 견갑골 부위와 견갑골과 척추 뼈 사이의 공간(능형근 부위)이 심각하게 아프기 시작했다. 피부 쪽이 아니라 근육 속 깊은 부위가 쿡쿡 쑤시면서 마치 근육이 곪아서 썩는 것 같은 느낌이었다. 목부터 시작하여 오른쪽 뒤통수도 땅겼다. 기침을 해도 아프고, 숨만 크게 들이마셔도 입이 딱 벌어지는 통증이 몰려왔다. 진통 소염제를 먹고, 베개를 바꾸고, 목에 좋다는 신전동작을 했다. 괴로움이 조금 경감되는 느낌이 들었다. 아무래도 안 되겠다 싶어 엑스선 사진을 찍어 봤다. 심한 일자목에 5-6번 경추 사이 공간이 확 줄었다 **E1.1 왼쪽**. 5-6번 목 디스크가 심하게 찌그러진 것이 분명했다. 며칠 후 MRI를 찍어 봤다. 3개의 목 디스크 탈출이 관찰되고 5-6번 목 디스크는 오른쪽으로 크게 튀어나와 척수를 누르고 있었다 **E1.1 오른쪽**. 내가 진료실에서 본 목 디스크 탈출증 중에서도 손꼽을 정도로 컸다. 아뿔싸! 예상은 했지만 이렇게 클 줄은 몰랐다. 팔, 다리 힘이 빠지지 않은 것만도 다행이었다. 소염제를 복용하고 신전동작을 꾸준히 하면서 서서히 통증이 사라졌다. 가까스로 한고비 넘겼던 것이다.

MRI 촬영 한 달 후 광주에서 열리는 전국 규모 학회에서 강의가 예정되어 있었다. 늘 그러하듯이 강의 준비는 당일치기다. 발등에 불이 떨어져야 혈중 아드레날린 수치가 최고조에 이르면서 짧은 시간에 최고의 효율로 강의 슬라이드를 만들 수 있기 때문이다. 남들의 방해를 받지 않

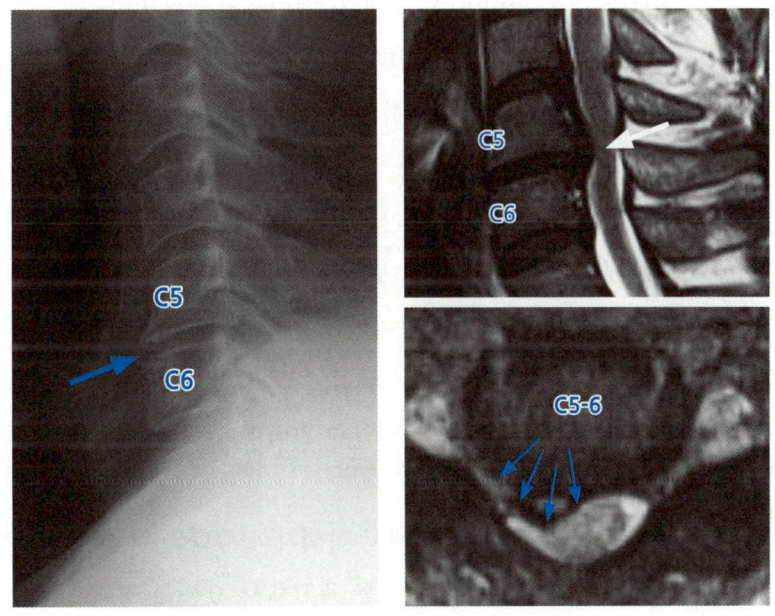

E1.1 왼쪽은 2011년 10월 말에 서서 찍은 엑스선 사진이다. 경추전만이 없어진 일자목이다. 5-6번 목 디스크가 있는 공간 (화살표 표시)이 매우 좁아져 있다. 오른쪽은 2011년 1월에 찍은 MRI이다. 5-6번 목 디스크가 크게 탈출된 상태(화살표)다.

는 야밤을 이용하는 것은 기본이다. 광주행 KTX에서 잠을 보충할 요량으로 날밤을 새우면서 슬라이드를 만들었다. 그런데 좀 이상했다. 과거와 달리 새벽 2시가 되니 어깻죽지가 무거워지면서 더 이상 작업을 할 수가 없는 것이었다. 일어서서 좀 걷다가 다시 앉아 작업하기를 수차례 반복하면서 대충 마무리했다. 당연히 몇 가지는 주제는 포기하고 강의 완성도를 낮출 수밖에 없었다.

2012년 초반 미국 재활의학회로부터 근골격계 재활의 향후 발전 방향에 대한 종설을 써 달라는 요청을 받았다. 영광스러운 일이었다. 오랜 시간 컴퓨터 앞에 앉아 이 생각 저 생각하면서 글을 썼다. 작년 광주 학회 이후로 노트북에 대형 모니터를 연결하여 목 부담은 줄었지만 미래를 전망하는 것도 어려운데 익숙지 않은 남의 나라 말로 글을 쓰려니 스트레스가 장난이 아니었다. 깐깐한 편집장의 주문에 글을 고쳐서 다시 보내고 받기를 수차례 반복하여 완성하고 나니 오른쪽 앞이마에 띵한 통증이 가시지를 않았다. '스트레스 받으면서 글을 쓰고 나니 편두통까지 오네.' 하면서 며칠간 약을 먹었던 기억이 난다. 그 후 큰 불편 없이 지냈다.

2012년 11월 말 부산에서 학회가 열렸다. 부산에서 여러 곳을 가 볼 요량으로 차를 운전해서 갔는데 정체가 워낙 심해 아침 7시 출발하여 오후 5시에 도착했다. 다음 날 아침 지난 1월에 겪었던 오른쪽 편두통이 다시 심해졌다. 감기 기운도 전혀 없이 고개를 움직일 때마다 심해지는 편두통을 가라앉히기 위해 며칠 동안 소염제를 복용했다. 이때까지만 해도 목 디스크 때문에 두통이 온다는 생각은 하지 못했다. 왜냐하면 목 디스크 탈출로 인한 방사통이나 연관통이 머리 쪽으로 가서 두통을 일으키려면 상당히 높은 레벨, 즉 2-3번 목 디스크나 3-4번 목 디스크 혹은 후관절에 문제가 있어야 한다고 알고 있었기 때문이다. 그런데 진료실에서 자세히 살펴보니 디스크 탈출이 가장 흔히 생기는 경추 5-6번 목 디스크나 6-7번 목 디스크에 문제가 있는 환자들 중에 편두통을 호소하거나 눈이 침하거나 턱관절 쪽 통증을 호소하는 사람이 드물지 않았다.

문헌을 다시 뒤져 보기 시작했다. 신경뿌리에서 유래되는 방사통이나 후관절의 연관통에 대한 연구에서는 5-6번 목 디스크, 6-7번 목 디스크에서 두통이 온다는 보고는 없었다. 그러나 디스크 자체의 손상에서 유발되는 연관통, 즉 '디스크성 통증'의 경우 5-6번 목 디스크나 6-7번 목 디스크에서도 두통이 생길 수 있음이 두 편의 논문에 보고되어 있었다 202쪽 '머리가 아픈데 목 디스크 때문이라고? 경추성 두통 – 특수 부위 연관통!' 참조. MRI 사진을 자세히 보니 6번 목뼈의 위 쪽 종판이 손상된 것이 보인다 E1.2 참조. 경추성 두통을 일으키는 디스크성 통증의 원인으로 강력히 의심하고 있다.

필자가 2011년 말부터 2012년 말까지 겪었던 일련의 증상을 정리하면 다음과 같다. 2011년 10월경 5-6번 목 디스크 탈출로 인해 신경뿌리의 염증으로 심한 방사통을 앓았다가 서서히 염증이 호전되었다. 신경뿌리 염증은 좋아져서 방사통은 없어졌지만 찢어진 디스크는 다 아물지 않

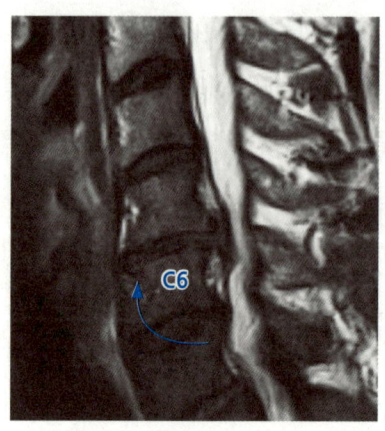

E1.2 필자가 겪은 경추성 두통의 원인으로 의심되는 6번 목뼈의 위쪽 종판 손상.

앉다. 2012년 장시간의 컴퓨터 작업과 운전으로 디스크 찢어진 부분에 스트레스가 가해져 디스크성 목 통증의 연관통을 머리에서 느꼈다. 이러한 일련의 목 디스크 손상의 시초는 의과 대학 4학년 때 겪었던 능형근의 통증이었음을 다시 깨닫는다 261쪽 '능형근 통증의 추억 3' 참조.

요즘은 필자의 생활이 곧 척추위생이다. 2011년 이후 2회 더 찍은 목 MRI를 보면 다행스럽게도 탈출된 디스크가 서서히 줄어들고 있는 것을 볼 수 있다 E1.3 참조. 철저한 척추위생의 결과라 생각된다.

심한 허리와 목 디스크를 겪으면서, 또 수많은 허리와 목 디스크 환자들을 만나고 치료하면서 필자가 바라는 한 가지 소원이 있다. 지금까지는 외국인들이 처음 한국에 와서 관광을 하고 나면 "한국 싸람들 참 친절해요!"라고 하는데 앞으로는 "한국 사람들은 참 건방져 보여요! 허리는

2011년 11월 8일   2013년 7월 17일   2014년 10월 8일

E1.3 나의 목 디스크 변천사. 시간이 지날수록 5-6번 목 디스크 탈출이 줄어드는 것을 볼 수 있다.

꼬장꼬장하고 가슴은 넓은데 늘 턱을 치켜들고 다니네요."라는 말을 들으면 좋겠다. 전 국민이 도도해지는 그날을 기대하며……

속(續)-나의 목 디스크 탈출기

백년목 개정증보판 뒷이야기

『백년목』 초판은 2016년 8월부터 시사주간지 『시사인』에 10회에 걸쳐 연재하였던 건강 칼럼이 뼈대가 되었던 책이라 앞서 나오는 『백년목』 초판의 뒷이야기도 그 연재물의 마지막 회 '나의 목 디스크 탈출기'를 토대로 구성되었다. 2017년 1월 『시사인』에 실렸던 '나의 목 디스크 탈출기'는 다음과 같이 호기롭게 끝을 맺었다.

"…… **10년 후 더 흥미진진하고 드라마틱한 탈출기를 쓸 일이 절대 없기를 바라면서** 독자 여러분께 작별을 고한다. 그 동안의 관심 감사합니다."

이제 척추위생을 제대로만 지킨다면 심한 목 디스크로 고생할 일은 없을 것으로 확신하는 맺음말이었다.

말이 씨가 된 것일까? 그로부터 꼭 7년이 지난 지금, 당시보다 **훨씬 더 흥미진진하고 드라마틱한 탈출기**를 쓰게 되었다. 필자 개인적으로는 매우 고통스럽고 힘든 과정이었지만 그 덕분에 목 디스크 손상의 기전에 대한 한 단계 깊은 이해를 할 수 있었고, 무엇보다도 독자들께 **전편보다 더 강력해진 액션, 아니 증상과 증후**를 보여드릴 수 있게 된 것을 위안으로 삼는다.

40대 초반부터 50이 넘을 때까지 필자가 겪었던 심한 허리 통증은 세상 어디 내놓아도 꿀리지 않을 정도로 심한 통증이었다. 이에 비해 목 디스크 증상은 그리 심하지 않앉다. 40대 후반부터 능형근 통증과 경추성 두통으로 몇 번 고생한 것이 전부였다. 극심한 방사통으로 오만상을 찌푸리며 진료실을 찾는 환자들을 보면서 필자가 겪은 목 디스크 증상은 명함을 내밀기도 힘들다는 사실에 매우 안도하였다. "허리는 남들보다 심하게 앓았지만 나이가 들어도 목은 그렇게 심각한 지경까지 가지 않네! 참 다행이다!"라는 생각을 하면서.

그러나, 누가 그랬던가? 끝날 때까지 끝난 것이 아니라고. 필자는 코로나19 확산이 시작되던 2020년 초에 한 번, 그리고 그 다음 해에 또 한 번 심각한 목 디스크 탈출증을 겪었다. 두 번 모두 극심한 방사통과 더불어 왼팔에 근육 마비를 초래할 정도의 심각한 증세였다. 첫 번째인 2020년식 목 디스크 탈출보다 두 번째로 찾아온 2021년식 탈출의 증세가 훨씬 더 심하였다. 목 디스크는 허리 디스크보다 속을 덜 썩인다고 안도했던 나 자신의 근시안적인 판단이 한심하였다. "10년 후 더 흥미진진하고 드라마틱한 탈출기를 쓸 일이 절대 없기를 바란다"라고 호기롭게 글을 맺었던 경솔함이 창피스럽다. 두 번의 심각한 목 디스크 탈출증의 전말은 아래와 같다.

때는 2020년 1월, 평생 겪어보지 못했던 코로나 팬데믹이 시작되었을 때 매번 북새통을 이루던 외래진료실이 갑자기 한산해졌다. 척추나 관절이 아파 병원을 찾았다가 언제라도 급사할 수 있는 전염병을 얻고 싶은 사람이 어디 있겠는가? 나라에서도 병원 방문, 아니 외부 활동을 최대한 자제하라는 명령을 내린 상황이었으니 외래진료 대기

실이 텅텅 비는 것은 당연한 일이었다. 당시 유튜브 채널 "정선근 TV"를 막 시작한 필자로서는 동영상 제작에 더 많은 시간을 할애하게 되어 컴퓨터 모니터 앞에 앉아 있는 시간이 더 길어지게 되었다. 하루에 최소 10시간은 컴퓨터 작업을 하였다.

그 와중에 3월 초 미국 올랜도에서 열리는 국제재활의학회(ISPRM: International Society of Physical and Rehabilitation Medicine)에 '힘줄 손상에 대한 줄기세포 치료'라는 제목으로 초청 강연을 하기로 예정되어 있었는데 코로나 팬데믹의 긴장이 급상승하던 와중이라 강력한 해외여행 제한조치로 출국을 하지 못했다. 그 대신 강의 동영상을 만들어 보내기로 했는데 서투른 영어로 강의 동영상을 만들다 보니 녹화, 수정, 재녹화를 수십 번 반복하였고 하루 10시간 이상 모니터 앞에 앉아 있기를 며칠 하였더니 어느 날 밤 왼쪽 어깻죽지와 팔이 심하게 아파왔다. **꿈결에 "이 팔 좀 잘라버리면 안 되나?"라고 원할 정도로 심한 통증이었다.** 침대 매트리스를 바꾸고, 베개도 바꾸면서 가만히 보니 연구실에서 사용하던 의자의 헤드레스트가 심상치 않다. 요추전만을 충분히 유지하면서 고개를 들면 의자의 헤드레스트가 뒤통수를 꾹 밀고 있는 형국이었다. 당장 헤드레스트를 뽑아버리고 며칠 지냈더니 극심한 통증은 좋아졌다. 돌이켜 생각하면 사무용 의자의 튀어나온 헤드레스트로 인한 구부리는 은근힘도 문제였지만 모니터를 오랫동안 쳐다보면서 생긴 응시독 은근힘도 디스크 탈출에 큰 역할을 했을 것이다.

방사통이 많이 사라져서 안도의 한숨을 내쉬던 중 체육관에서 운동을 하는데 왼팔 힘이 약해진 것을 발견하였다. 왼쪽 상체에 7번 경수신경이 지배하는 근육들, 즉 대흉근, 삼두근, 활배근 등의 근력이 확연하게 약해졌다. 평소 60킬로그램으로 시작해 90~100킬로그램으로 올리던 벤치프레스였는데, 20킬로그램 봉만 들고도 팔이 후들거렸다. 운동 후 샤워를 하면서 샤워 수건을 양손으로 잡고 등을 문지르려는데 왼팔로 수건을 당기기가 어려웠다. 왼손으로는 무거운 문을 밀어 열기 힘들 정도로 힘이 약해졌다. **근력 약화를 초래하는 심한 목 디스크 탈출증을 겪은 것이다.**

근력 약화가 생겼으니 수술적 치료까지 염두에 두고 MRI를 다시 찍어보았다 E2 참조. 오른쪽으로 크게 탈출되었던 5-6번 목 디스크는 2011년과 비슷하였다. 2014년도까지 조금씩 줄어들던 5-6번 목 디스크 탈출이 줄어들기 전 상태로 다시 돌아간 것이었다. 그러나 이번 증상은 왼팔의 방사통과 왼쪽 7번 경수신경의 지배를 받는 근육의 약화라 **왼쪽 7번 경수신경을 건드릴 만한 6-7번 목 디스크의 왼쪽 부분을 자세히 보니 2011년에 비해 탈출이 약간 심해져 있으나 결코 신경을 강하게 압박할 정도의 큰 탈출은 아니었다.** "이 정도로 근력 약화가 올 수 있나?"라는 의문이 들 정도로 흔히 볼 수 있는 가벼운 돌출 정도였다.

왼팔 힘이 약해졌으나 왼쪽으로 탈출된 디스크 덩어리가 크지 않아 기계적인 압박보다는 염증으로 인한 신경 손상의 가능성이 큰 상황이다. 수술이 도움이 될지 고민하

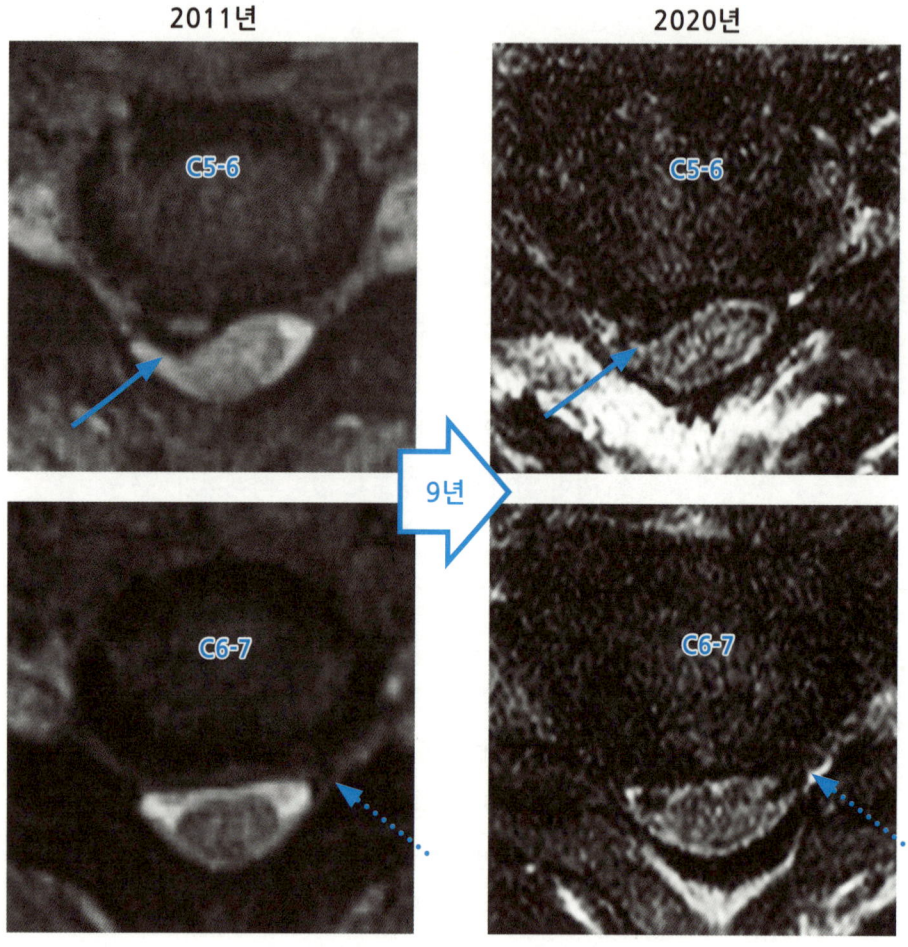

E2 오른쪽 어깻죽지에 약간의 근육통만 있었던 2011년에 비해 심한 왼팔 방사통과 근력 약화를 겪었던 2020년의 경추 MRI 비교. 2020년 MRI의 5-6번 목 디스크 탈출은 2011년과 거의 비슷한 정도로 오른쪽 탈출(실선 화살표)을 보인다. 그런데 왼팔의 방사통과 근력 약화를 초래한 원인으로 보이는 6-7번 목 디스크의 왼쪽 탈출은 2011년에 비해 2020년도에 약간 더 심해지기는 하였으나 신경뿌리를 압박하여 근력 약화를 초래할 정도로 큰 것은 아니었다.

던 중 통증은 거의 없어졌고 근력도 조금씩 호전되기 시작하였다. 일단 경과를 지켜보면서 기다려 보기로 했다. 다행스럽게도 근육 힘이 심하게 약해진 것에 비해 근육의 부피가 줄어드는 근위축은 거의 없었다. 대신 근육 경련이 심하여 가만히 앉아만 있어도 왼쪽 대흉근이 시도때도 없이 펄떡펄떡 뛰는 것이었다. 소위 말하는 속상수축(束狀收縮, fasciulation) 현상이다. 얇은 시술복을 입고 있으면 연구실 문을 열고 들어오는 후배 교수가 바로 알아볼 정도로 심한 근육 경련이었다.

3월 초 약화된 대흉근, 삼두근, 활배근의 근력이 첫 두 달 동안은 느리게 호전되었다. 당시 유튜브 채널 정선근TV에서 근력운동 시리즈를 발표하고 있었는데 턱걸이 운동(2020년 4월 4일 공개)과 팔굽혀펴기 운동(2020년 5월 2일 공개)을 촬영할 때 왼팔 힘이 약해 고생했던 기억이 난다. 턱걸이를 하나도 할 수 없는 상태였기 때문에 매달렸다가 천천히 내려오는 시범만 보였고 실제 턱걸이하는 영상은 수년 전 모 방송 프로그램에 나왔던 영상으로 대체하는 가슴 아픈 상황이었다. **다행스럽게도 3개월이 지나면서 근력이 돌아오기 시작하였고 2020년 하반기에는 거의 정상화되었다.**

근력 약화를 동반하는 심한 목 디스크 탈출증을 겪은 후 책상, 의자, 컴퓨터 모니터 등등에 대한 대대적인 정비 작업을 시작하였고 침대 매트리스와 베개도 바꾸고 철저한 척추위생을 지키며 코로나 시국을 견뎌냈다. 사회활동이 줄어 운동할 시간은 늘었고 코로나 바이러스를 요리조리 피해 가며 체육관도 꾸준히 다녔던 2020년 연말을 지내면서 몸은 완전히 정상화되었다. **경추의 디스크성 통증이나 방사통도 전혀 없고 근력은 동계 강화훈련을 통해 평소보다 더 강해졌다.** 2021년 1~2월 근력운동을 제대로 하면서 지난 10년간 비슷하게 유지했던 벤치프레스의 무게를 좀 더 올릴 정도였다.

2021년 설연휴를 전후로 『백년허리』 개정판 작업이 본격적으로 시작되었다. 2015년 말에 발간된 초판의 원고가 사실은 2013년에 완성되었던 것이라 8년 동안 쌓인 새로운 지식, 증례, 통찰 등이 적지 않았다. 8년 전에 쓰인 원고의 각 부분을 고치고, 추가하는 과정은 결코 쉬운 일이 아니었다. 새 건물을 짓기보다, 지어진 건물을 리노베이션하는 것이 더 어려운 것처럼 개정판 작업이 초판을 쓸 때보다 훨씬 더 힘들었다.

개정판 작업을 하는 동안 가끔씩 왼팔이 저리기 시작했다. 특히 **걸어서 출근할 때 초반 20분 정도는 얼굴이 찡그려질 정도로 팔이 저리다가 계속 걷다 보면 통증이 사라지는 날들이 자주 반복되었다.** 목 디스크 손상이 심해지고 탈출이 생기고 있다는 명확한 조짐임에도 불구하고 개정판 작업을 중지할 수도 없고, **스스로 열심히 지키는 척추 위생을 단단히 믿고 있던** 터라 중단 없는 전진을 계속하였다.

그러던 **어느 날 밤 또다시 왼팔을 잘라버리고 싶은 심한 통증을 느끼면서 잠을 몇 번 깨는 경험을 하였다.** 어쩔 수 없이 개정판 작업을 좀 늦추면서 며칠 지나는 동안 극심한 통증은 사그라들었다. 이때 겪은 방사통이 얼마나 괴로웠는지 3년이 지난 요즘도 방사통 조건반사를 겪는다.

방사통 조건반사… 필자는 글을 쓸 때 정적이 흐르는 것보다는 가사가 없는 연주곡을 들을 때 집중이 더 잘 된다. 『백년허리』 개정판 작업 때는 '아르페지오네 소나타'를 포함한 슈베르트의 연주곡을 모아 둔 플레이리스트를 반복해서 들으면서 글을 썼었는데 그 와중에 왼팔을 잘라버리고 싶은 방사통을 겪은 터라 **요즘도 '아르페지오네 소나타'를 들으면 왼쪽 뒷목부터 시작하여 어깻죽지와 팔에서 쓰라리고 뻐근한 방사통을 느껴 얼굴을 찡그리게 된다.** 파플로프의 개가 종소리를 들으면 침을 질질 흘리는 것과 같은 방사통 조건반사가 형성된 것이다.

작년과 마찬가지로 극심한 방사통이 잦아들던 시점에 7번 경수신경 지배근육들의 근력 약화가 다시 찾아왔다. 샤워할 때 등 문지르는 수건을 당기기 힘들어지고 무거운 문을 밀기 힘든 상황도 그대로 재연되었다. **꼭 1년 만에 근력 약화를 동반한 심한 목 디스크 탈출증이 재발한 것이다.**

왜 척추위생을 잘 지켰는 데도 재발했을까? 침대, 베개, 의자, 의자 등받이, 자동차 시트, 허리 쿠션, 모니터 높이 등등, 그 어느 하나 척추위생에 나쁜 요소가 없었는데… 도무지 종잡을 수 없었다. 그토록 오래 앉아 작업을 하였음에도 허리 통증은 전혀 재발하지 않았던 것을 보면 척추위생이 철저하게 지켜진 것은 확실한데…. 그때 문득

떠오른 생각이 '어쩌면 아무리 척추에 좋은 자세로 앉아 있어도 눈으로 무엇인가를 응시하면서 오랜 시간을 지내면 목 디스크가 손상되지 않을까?' 하는 생각이 들었다.

눈으로 모니터를 응시하면서 글을 읽고, 쓰고, 고치고, 또다시 읽기를 반복하는 동안 시야의 초점을 모니터에 맞추기 위해 머리를 일정한 위치에 고정하고 오랜 시간을 보내는 것 자체가 목 디스크에 해로운 영향을 준 것이 분명하다. **비록 척추위생을 잘 지켜 머리의 무게가 목 디스크를 누르는 압박을 최대한 줄였지만 그 압박을 0으로 줄일 수는 없는 노릇이므로 작은 압박도 워낙 오랫동안 디스크에 가해지니 목 디스크가 찢어질 수밖에… 장시간의 응시로 목 디스크 탈출이 온 증례가 보고 된 적이 있는지 문헌을 뒤져보았으나 아직은 찾지 못하였다.** 이른바 **응시독(凝視毒) 은근힘**, 아직은 가설 수준이라 기회가 된다면 이를 증명할 방법을 찾아봐야겠다. 가설에 대한 확실한 증명은 미루더라도 응시독 은근힘 때문에 목 디스크를 찢고 있는 많은 분들께 미리 알려드리는 것이 도리라 생각하여 **응시독 은근힘을 네 가지 은근힘에 포함하였다**110쪽 '네 가지 은근힘이 이끄는 목 디스크 파괴자들' 참조.

극심한 방사통과 더불어 근력 약화가 생겼기에 다시 MRI를 찍고 수술적 치료를 고려하려다가 작년에 겪은 증상과 워낙 비슷하고 작업의 강도를 줄이면서 통증은 많이 줄어들고 근력 약화가 진행하지는 않는 양상이었기 때문에 좀 더 지켜보기로 하였다. 컴퓨터 앞에 붙어 앉아 있는 시간을 가능하면 짧게 하고 자주자주 일어서서 창 밖도 쳐다보고, 연구실을 왔다 갔다 하기도 하였더니 방사통은 가끔씩 느끼는 정도로 줄었다.

통증은 줄었지만 **힘 빠짐은 작년에 비해 훨씬 더 심하였고 특히 근위축이 아주 심각하였다.** 대흉근과 삼두근의 근력은 오른쪽에 비해 10퍼센트 이하로 줄었고, 남부럽지 않던 왼쪽 대흉근이 종잇장처럼 얇아지고 삼두근이 줄어들면서 왼팔이 오른팔에 비해 확연하게 가늘어졌다. 이때는 만나는 사람마다 "몸이 많이 줄었네요!"라는 인사를 건네는 것이 다반사였다. 특히 필자를 왼쪽에서 보는 경우는 더 그랬다. 2021년 5월 이후부터 2022년 말까지 발표된 정선근TV의 동영상을 자세히 보면 왼쪽 앞가슴, 활배근 혹은 팔의 두께가 오른쪽에 비해 확연히 줄어든 것을 확인할 수 있을 것이다. 근 경련의 부위가 더 넓어졌다. 대흉근뿐만 아니라 삼두근까지 시도때도 없이 실룩거리는 상황이었다. **작년보다 방사통의 강도가 더 심했으므로 신경 손상의 정도도 더 컸을 것이고, 한 번 신경 손상을 받았다가 1년 만에 다시 재손상을 받았기 때문에 근력 약화와 근위축이 훨씬 더 심하게 온 것으로 보인다.** 기억하는 분들 계실지 모르겠지만 당시 유튜브 동영상에서 "『백년허리 개정판』을 집필하면서 내 몸을 좀 갈아 넣었다"라고 언급한 것이 바로 이 상황을 뜻하는 것이었다.

2020년의 근력 약화는 3개월 정도 만에 거의 정상적으로 회복되었는데 2021년에 재발한 근력 약화는 6~7개월이 지나도 큰 변화가 없었다. 더 약화되지는 않고 미미하게 호전되는 양상이었으나 2021년 연말이 되어도 오른쪽의 20~30퍼센트 정도의 근력밖에는 돌아오지 않았다. 단백질 보충제도 먹고 혹시나 신경재생이나 근력 강화에 악영향을 줄 수 있는 대사질환 약도 일시적으로 중지하였다.

체육관을 꾸준히 다니면서 근력운동을 열심히 하는 동안 아주 서서히 근력이 좋아지다가 2022년 말 근력이 확연히 호전되고 근육의 크기가 커지기 시작하였다. **신경 손상이 재발하여 근력 약화와 근 위축이 온 지 1년 반 만에 눈에 띄는 신경 회복이 보인 것이다.** 이 글을 썼던 2023년 2월 중순에는 반대쪽의 90퍼센트 정도로 회복된 상태였다. 글을 퇴고하는 2024년 4월 현재는 왼팔 힘이 오른쪽에 비해 95퍼센트 정도로 좋아졌다. 형편없이 얇아졌던 대흉근, 활배근, 삼두근의 크기도 오른쪽과 비슷해졌다. 그러나 젊을 때부터 왼팔 힘이 오른쪽보다 좀 더 강했다. 오른쪽의 110퍼센트 정도였다. 따라서 아직도 왼팔 힘이 완전 회복된 것은 아니다. 앞으로 완전 회복이 될지는 최대한 노력하면서 기다려보는 수밖에 없을 것이다.

근육을 키우는 노력도 필요하지만 또다시 목 디스크 손상을 받지 않는 노력이 더 중요해 보인다. 첫 번째 목 디스크 탈출에 비해 두 번째 탈출이 훨씬 더 강력한 통증과 근력 약화를 초래했던 것만큼 세 번째 재발은 두렵기 짝이 없다. 절대로 모니터 앞에 오래 앉아 있지 않으리라! 아무리 자세가 좋아도 모니터를 노려보는 시간을 가능하면 줄여 응시(凝視)가 목 디스크에 가하는 은근한 힘이 너무 오래 작용하지 않도록 조심 또 조심하리라! 다짐하고 또 다짐한다. 『백년목』 개정판이 1년 넘게 늦어진 이유이다.

필자의 목 디스크 탈출기를 발표하면서 독자들께 꼭 당부하고 싶은 점은 근력 약화를 동반하는 디스크 탈출증은 반드시 경험 많은 전문의의 진찰을 받아야 한다는 것이다. 필자는 스스로 증상의 변화를 확인하고 영상을 검토하여 적절한 결정을 하였지만 이 글을 읽는 **독자들은 절대로 혼자 판단하면 안 된다. 반드시 디스크 질환, 신경 손상, 그리고 신경 재생에 대한 많은 임상 경험과 깊은 통찰을 가진 전문가의 진찰을 받고 정밀검사를 받아야 한다. 그 소견에 따라 수술을 할지, 보존적 치료를 유지할지, 수술을 한다면 언제 할지를 결정하는 현명함이 필요하다.** 척추 수술의 결정은 결코 쉽지 않기 때문이다.

백년목 초판에 "나의 목 디스크 탈출기"를 실었으니 개정판에서는 "그 후 오래오래 행복하게 잘 살았다"라는 해피엔딩이 나왔어야 하는데 그렇지 못해 독자들께 죄송하다. 주인공이 위기에 처했지만 잘 헤쳐 나와서 그나마 다행이다. 주인공의 고난과 역경이 독자들께 조금이나마 도움이 된다면 그 또한 큰 의미가 있을 것이라 생각한다.

다음 번 탈출기에는 확실한 해피엔딩을 보여드리기 위해 절대 건강에 대해 자만하지 않을 것을 다짐한다.

참고문헌

1. Bland, J.H. and D.R. Boushey, Anatomy and physiology of the cervical spine. Semin Arthritis Rheum, 1990. 20(1): p. 1-20.
2. Mercer, S. and N. Bogduk, The ligaments and annulus fibrosus of human adult cervical intervertebral discs. Spine (Phila Pa 1976), 1999. 24(7): p. 619-26; discussion 627-8.
3. Izzo, R., et al., Biomechanics of the spine. Part I: spinal stability. Eur J Radiol, 2013. 82(1): p. 118-26.
4. Wei, W., et al., Straightened cervical lordosis causes stress concentration: a finite element model study. Australas Phys Eng Sci Med, 2013. 36(1): p. 27-33.
5. McAviney, J., et al., Determining the relationship between cervical lordosis and neck complaints. J Manipulative Physiol Ther, 2005. 28(3): p. 187-93.
6. Vasiliadis, E.S., T.B. Grivas, and A. Kaspiris, Historical overview of spinal deformities in ancient Greece. Scoliosis, 2009. 4: p. 6.
7. Battie, M.C., et al., 1995 Volvo Award in clinical sciences. Determinants of lumbar disc degeneration. A study relating lifetime exposures and magnetic resonance imaging findings in identical twins. Spine, 1995. 20(24): p. 2601-12.
8. Battie, M.C., et al., The Twin Spine Study: contributions to a changing view of disc degeneration. Spine J, 2009. 9(1): p. 47-59.
9. Caneiro, J.P., et al., The influence of different sitting postures on head/neck posture and muscle activity. Man Ther, 2010. 15(1): p. 54-60.
10. Radhakrishnan, K., et al., Epidemiology of cervical radiculopathy. A population-based study from Rochester, Minnesota, 1976 through 1990. Brain, 1994. 117 (Pt 2): p. 325-35.
11. Hansraj, K.K., Assessment of stresses in the cervical spine caused by posture and position of the head. Surg Technol Int, 2014. 25: p. 277-9.
12. 양창희 and 박병조, 「경추간판장애」, 50대에서 진료인원수 가장 많아. 2016, 건강보험공단.
13. Vasavada, A.N., et al., Gravitational demand on the neck musculature during tablet computer use. Ergonomics, 2015.

58(6): p. 990-1004.
14. Fedorchuk, C.A., et al., Impact of Isometric Contraction of Anterior Cervical Muscles on Cervical Lordosis. J Radiol Case Rep, 2016. 10(9): p. 13-25.
15. Lundberg, U., et al., Psychophysiological stress responses, muscle tension, and neck and shoulder pain among supermarket cashiers. J Occup Health Psychol, 1999. 4(3): p. 245-55.
16. Gunning, J.L., J.P. Callaghan, and S.M. McGill, Spinal posture and prior loading history modulate compressive strength and type of failure in the spine: a biomechanical study using a porcine cervical spine model. Clin Biomech (Bristol, Avon), 2001. 16(6): p. 471-80.
17. Farfan, H.F., et al., The effects of torsion on the lumbar intervertebral joints: the role of torsion in the production of disc degeneration. J Bone Joint Surg Am, 1970. 52(3): p. 468-97.
18. Bogduk, N. and B. McGuirk, Management of acute and chronic neck pain : an evidence-based approach. Pain research and clinical management. 2006, Edinburgh ; New York: Elsevier. viii, 188 p.
19. Radanov, B.P., M. Sturzenegger, and G. Di Stefano, Long-term outcome after whiplash injury. A 2-year follow-up considering features of injury mechanism and somatic, radiologic, and psychosocial findings. Medicine (Baltimore), 1995. 74(5): p. 281-97.
20. Borchgrevink, G.E., et al., Acute treatment of whiplash neck sprain injuries. A randomized trial of treatment during the first 14 days after a car accident. Spine (Phila Pa 1976), 1998. 23(1): p. 25-31.
21. Pearce, J.M., A brief history of sciatica. Spinal Cord, 2007. 45(9): p. 592-6.
22. Mixter, W.J. and J.S. Barr, Rupture of the Intervertebral Disc with Involvement of the Spinal Canal. New England Journal of Medicine, 1934. 211(5): p. 210-215.
23. Travers, R., Kelly, Michael (1905–1967), in Australian Dictionary of Biography. 1996, Australian National University.
24. Inman, V.T. and J.B. Saunders, Anatomicophysiological aspects of injuries to the intervertebral disc. J Bone Joint Surg Am, 1947. 29(2): p. 461-75.
25. Kelly, M., Is pain due to pressure on nerves? Spinal tumors and

the intervertebral disk. Neurology, 1956. 6(1): p. 32-6.
26. Smyth, M.J. and V. Wright, Sciatica and the intervertebral disc; an experimental study. J Bone Joint Surg Am, 1958. 40-A(6): p. 1401-18.
27. Olmarker, K., B. Rydevik, and C. Nordborg, Autologous nucleus pulposus induces neurophysiologic and histologic changes in porcine cauda equina nerve roots. Spine, 1993. 18(11): p. 1425-32.
28. Howe, J.F., J.D. Loeser, and W.H. Calvin, Mechanosensitivity of dorsal root ganglia and chronically injured axons: a physiological basis for the radicular pain of nerve root compression. Pain, 1977. 3(1): p. 25-41.
29. Kawakami, M., et al., Experimental lumbar radiculopathy. Behavioral and histologic changes in a model of radicular pain after spinal nerve root irritation with chromic gut ligatures in the rat. Spine (Phila Pa 1976), 1994. 19(16): p. 1795-802.
30. Olmarker, K., et al., The effects of normal, frozen, and hyaluronidase-digested nucleus pulposus on nerve root structure and function. Spine, 1997. 22(5): p. 471-5; discussion 476.
31. Levine, J.M., et al., Naturally occurring disk herniation in dogs: an opportunity for pre-clinical spinal cord injury research. J Neurotrauma, 2011. 28(4): p. 675-88.
32. Slipman, C.W., et al., Symptom provocation of fluoroscopically guided cervical nerve root stimulation. Are dynatomal maps identical to dermatomal maps? Spine (Phila Pa 1976), 1998. 23(20): p. 2235-42.
33. Burke, J.G., et al., Intervertebral discs which cause low back pain secrete high levels of proinflammatory mediators. J Bone Joint Surg Br, 2002. 84(2): p. 196-201.
34. Kuslich, S.D., C.L. Ulstrom, and C.J. Michael, The tissue origin of low back pain and sciatica: a report of pain response to tissue stimulation during operations on the lumbar spine using local anesthesia. Orthop Clin North Am, 1991. 22(2): p. 181-7.
35. Murphey, F., Sources and patterns of pain in disc disease. Clin Neurosurg, 1968. 15: p. 343-51.
36. Maiti, T.K., et al., Ralph Bingham Cloward (1908-2000): Spine Polymath. World Neurosurg, 2016. 89: p. 562-7.
37. Cloward, R.B., Cervical Diskography: A Contribution to the

Etiology and Mechanism of Neck, Shoulder and Arm Pain. Annals of Surgery, 1959. 150(6): p. 1052-1064.

38. Slipman, C.W., et al., Provocative cervical discography symptom mapping. Spine J, 2005. 5(4): p. 381-8.
39. Grubb, S.A. and C.K. Kelly, Cervical discography: clinical implications from 12 years of experience. Spine (Phila Pa 1976), 2000. 25(11): p. 1382-9.
40. Schellhas, K.P., et al., Cervical discogenic pain. Prospective correlation of magnetic resonance imaging and discography in asymptomatic subjects and pain sufferers. Spine (Phila Pa 1976), 1996. 21(3): p. 300-11; discussion 311-2.
41. Schellhas, K.P., et al., Cervical diskography: analysis of provoked responses at C2-C3, C3-C4, and C4-C5. AJNR Am J Neuroradiol, 2000. 21(2): p. 269-75.
42. Cote, P., J.D. Cassidy, and L. Carroll, The factors associated with neck pain and its related disability in the Saskatchewan population. Spine (Phila Pa 1976), 2000. 25(9): p. 1109-17.
43. Hagen, K., et al., The co-occurrence of headache and musculoskeletal symptoms amongst 51 050 adults in Norway. Eur J Neurol, 2002. 9(5): p. 527-33.
44. Leung, K.K.Y., et al., Cervicogenic visual dysfunction: an understanding of its pathomechanism. Med Pharm Rep, 2023. 96(1): p. 16-19.
45. Bhatt, J., et al., Cervical Spine Dysfunctions in Patients with Chronic Subjective Tinnitus. Otol Neurotol, 2015. 36(8): p. 1459-60.
46. Li, H. and N. Mizuno, Single neurons in the spinal trigeminal and dorsal column nuclei project to both the cochlear nucleus and the inferior colliculus by way of axon collaterals: a fluorescent retrograde double-labeling study in the rat. Neurosci Res, 1997. 29(2): p. 135-42.
47. McCormick, Z.L. and D.R. Walega, Cervical epidural steroid injection for refractory somatic tinnitus. Pain Pract, 2015. 15(2): p. e28-33.
48. Koning, H.M., Cervical Nerve Projections to the Auditory Pathway in Tinnitus. Int Tinnitus J, 2021. 24(2): p. 70-74.
49. Montazem, A., Secondary tinnitus as a symptom of instability of the upper cervical spine: operative management. Int Tinnitus J, 2000. 6(2): p. 130-3.
50. Wrisley, D.M., et al., Cervicogenic dizziness: a review of diagnosis and treatment. J Orthop Sports Phys Ther, 2000.

30(12): p. 755-66.
51. Crock, H.V., Internal disc disruption. A challenge to disc prolapse fifty years on. Spine (Phila Pa 1976), 1986. 11(6): p. 650-3.
52. Alemo, S. and A. Sayadipour, Sources and patterns of pain in lumbar disc disease: revisiting Francis Murphey's theory. Acta Neurochir (Wien), 2010. 152(9): p. 1555-8.
53. Hampton, D., et al., Healing potential of the anulus fibrosus. Spine (Phila Pa 1976), 1989. 14(4): p. 398-401.
54. Osti, O.L., B. Vernon-Roberts, and R.D. Fraser, 1990 Volvo Award in experimental studies. Anulus tears and intervertebral disc degeneration. An experimental study using an animal model. Spine (Phila Pa 1976), 1990. 15(8): p. 762-7.
55. Ahlgren, B.D., et al., Effect of anular repair on the healing strength of the intervertebral disc: a sheep model. Spine (Phila Pa 1976), 2000. 25(17): p. 2165-70.
56. Holm, S., et al., Experimental disc degeneration due to endplate injury. J Spinal Disord Tech, 2004. 17(1): p. 64-71.
57. Adams, M.A., M. Stefanakis, and P. Dolan, Healing of a painful intervertebral disc should not be confused with reversing disc degeneration: implications for physical therapies for discogenic back pain. Clin Biomech (Bristol, Avon), 2010. 25(10): p. 961-71.
58. Feinstein, B., et al., Experiments on pain referred from deep somatic tissues. J Bone Joint Surg Am, 1954. 36-A(5): p. 981-97.
59. Vasseljen, O., Jr., R.H. Westgaard, and S. Larsen, A case-control study of psychological and psychosocial risk factors for shoulder and neck pain at the workplace. Int Arch Occup Environ Health, 1995. 66(6): p. 375-82.
60. Linton, S.J. and K. Kamwendo, Risk factors in the psychosocial work environment for neck and shoulder pain in secretaries. J Occup Med, 1989. 31(7): p. 609-13.
61. Quintner, J.L., G.M. Bove, and M.L. Cohen, A critical evaluation of the trigger point phenomenon. Rheumatology (Oxford), 2015. 54(3): p. 392-9.
62. Plaut, S., Scoping review and interpretation of myofascial pain/fibromyalgia syndrome: An attempt to assemble a medical puzzle. PLoS One, 2022. 17(2): p. e0263087.
63. Sarzi-Puttini, P., et al., Fibromyalgia position paper. Clin Exp

Rheumatol, 2021. 39 Suppl 130(3): p. 186-193.
64. Duarte, F.C.K., et al., Re-Examining Myofascial Pain Syndrome: Toward Biomarker Development and Mechanism-Based Diagnostic Criteria. Curr Rheumatol Rep, 2021. 23(8): p. 69.
65. Phan, V., et al., Myofascial Pain Syndrome: A Narrative Review Identifying Inconsistencies in Nomenclature. PM R, 2020. 12(9): p. 916-925.
66. Teresi, L.M., et al., Asymptomatic degenerative disk disease and spondylosis of the cervical spine: MR imaging. Radiology, 1987. 164(1): p. 83-8.

백년목
1권 진단편: 내 목 통증 해석하기

발행일
2024년 6월 25일 개정증보판 1쇄

발행인: 김영미
저자: 정선근
편집: 김영미
북디자인: 김영미
그래픽 아트: 정수은(Sue Eun Chung)
자세 모델: 정기량(Ghyryang Chung)
그래픽 프로세싱: Alex San
교정/교열: 박재역

ISBN 979-11-974373-7-3 03510

가격 22,000원

언탱글링
출판등록 2021년 4월 1일 (제2021-000040호)
출판번호 974373
03185 서울시 종로구 새문안로2길 10
디팰리스 828
전화 (02) 723-2355
팩스 (02) 3210-2840
이메일 artisan@artisanseoul.com
홈페이지 www.artisanseoul.com

이 책은 저작권법에 따라 보호를 받는 저작물이므로 무단전제와 무단복제를 금합니다.

잘못된 책은 구입하신 서점에서 바꾸어 드립니다.

관련 유튜브: 정선근 TV

언탱글링(Untangling)은 도서출판 아티잔(Artisan)의 건강 및 생명과학 분야의 임프린트입니다. 언탱글링의 사전적인 의미는 '(엉킨 것을) 풀다' 혹은 '난제(難題)를 해결하다'는 뜻입니다. 언탱글링은 전문가들도 혼란에 빠지기 쉬운 복잡하고 어려운 건강 및 생명과학의 문제를 대중에게 쉽게 풀어 설명하는 출판과 미디어의 역할을 하고자 합니다.